国际旅行卫生

International Travel and Health

原　著　世界卫生组织

主　译　张　敏

译　者　（按姓氏拼音为序）

卜宏磊　何洪涛　李云峰　刘春芳　刘　君

刘智勇　吕昆仑　孟　菁　盛鸿颖　田　睿

王　冰　王俊贤　王康琳　徐翮飞　杨清双

张　敏　周　娴　周　心

北京大学医学出版社
Peking University Medical Press

GUOJI LUXING WEISHENG

图书在版编目（CIP）数据

国际旅行卫生/（瑞士）世界卫生组织原著；张敏等译.—北京：北京大学医学出版社，2012

书名原文：International Travel Health

ISBN 978-7-5659-0493-6

Ⅰ.①国… Ⅱ.①庞…②维…③张… Ⅲ.①旅游保健 Ⅳ.①R161

中国版本图书馆 CIP 数据核字（2012）第 284596 号

北京市版权局著作权合同登记号：图字 01-2013-1906

Published by the World Health Organization in 2012
Under the title International travel and health：situation as on 1 January 2012
© World Health Organization 2012

The Director General of the World Health Organization has granted translation and publication rights for an edition in Chinese to China International Travel Healthcare Association (CITHA)，which is solely responsible for the Chinese edition.

本书英文版书名为 International travel and health：situation as on 1 January 2012，由世界卫生组织于 2012 年出版。
©世界卫生组织 2012
经世界卫生组织总干事同意，本书可译为中文版。其中文版的出版权归中国国际旅行卫生保健协会（CITHA）拥有，中国国际旅行卫生保健协会对该中文版全权负责。

国际旅行卫生

主　译：张　敏
出版发行：北京大学医学出版社（电话：010-82802230）
地　址：（100191）北京市海淀区学院路 38 号　北京大学医学部院内
网　址：http://www.pumpress.com.cn
E - mail：booksale@bjmu.edu.cn
印　刷：北京瑞达方舟印务有限公司
经　销：新华书店
责任编辑：陈　然　**责任校对：**金彤文　**责任印制：**苗　旺
开　本：880mm×1230mm　1/32　**印张：**9.75　**字数：**289 千字
版　次：2013 年 4 月第 1 版　2013 年 4 月第 1 次印刷
书　号：ISBN 978-7-5659-0493-6
定　价：50.00 元

《国际旅行卫生》翻译委员会

译者序

当今世界，经济高度一体化，交通快速便捷，每年约有 10 亿人次国际旅行，2020 年更将高达 16 亿人次。也许旅行者还没有意识到，在领略异域风光、风土人情、美食佳肴的同时，健康风险也相伴而生…

旅途中，我们可能面临海拔、湿度、温度的急剧变化，感染致命性的细菌、病毒，食入不清洁的食品、水，被危险的昆虫和动物叮咬，遭遇意外伤害和暴力，婴幼儿、孕妇、老年人、有慢性疾病的人员等特殊人群尤其脆弱，"水土不服"很易生病。感染疾病的旅行者，一方面可能被迫中断行程，甚至命丧异国他乡；另一方面可以携带疾病，传播给家人、公众，造成严重的公共卫生危害。以艾滋病为例，1983 年人类首次发现艾滋病，短短 30 年，已经通过国际旅行，传遍全球各个地区，成为严重威胁世界人民健康的公共卫生组织（WHO）报告 2010 年全世界存活 HIV 携带者及艾滋病患者共 3400 万，新感染 270 万，全年死亡 180 万人。因此，旅行者应该了解国际旅行的健康风险，提前采取自我防范措施。

改革开放以来，我国的国际交往日益增多，旅游探亲、商务考察、出国留学、国际劳务、维和行动等形式的国际旅行发展迅速。2011 年中国出境旅游人数 7025 万人次，中国已成为许多国家的重要甚至第一大客源国；出国留学人数 34 万人次，连续 4 年增长比例超过 20%；仅在非洲，我国从事援建、投资贸易等活动的人数就多达 18 万人。从趋势上看，这些数字还会继续大幅增加，出入境人员对国际旅行的健康安全需求与日俱增。

发展旅行医学，预防和减少国际旅行健康危害，保护公众健康是国境卫生检疫工作职责。相对于欧美发达国家，我国旅行医学起步较晚，公众的旅行健康意识不足，国际旅行健康服务能力还有待提高。因此，开展旅行医学研究，提高公众的旅行健康意识，提升健康服务水平，既是国家质量监督检验检疫总局（国家质检总局）深入推进WHO《国际卫生条例（2005）》口岸核心能力建设，确保国门安全的重要措施，也是坚持以人为本，提升为民服务能力的有力抓手。

《国际旅行卫生》是 WHO 开发的重要技术文件之一，内容丰富、技术权威、适用范围广、可读性强，一直是世界各国旅行医学和公共卫生专业人员的重要工具书，也是广大国际旅行者自我健康保护的权威参考资料。作为口岸公共卫生主管当局，国家质检总局与WHO 密切合作，得到世界卫生组织的授权，组织全国检验检疫系统专业人员翻译本书的最新版本，旨在为国际旅行者提供专业健康提示，帮助我国卫生检疫工作者、临床医师、疾病预防与控制人员等了解世界旅行医学的发展动态和最新进展，掌握全球传染病疫情的变化趋势，为旅行者提供更具前瞻性和针对性的疾病防控指导意见。

我期待，本书能够进一步推动我国国际经贸和人员往来的持续健康发展，成为旅行社、航空公司、船务公司、交通及旅游等业界人士的标准参考书，成为国际旅行者旅途中的亲密伙伴和有益健康助手。

刘平均

国家质检总局副局长

二〇一二年十一月

原著前言

以职业需要、社会活动、娱乐休闲和人道主义为目的而进行的大人群的国际旅行，参与其中的人员数量正不断增加。许多人的行程比过去长，旅行速度比原来快，且这两方面的增长保持着继续上升的趋势。旅行者在陌生的环境中暴露于多种多样的健康危害中，而这些危害中的大部分，可通过旅行前、旅行中和旅行后采取的适当措施而降至最小。编写本书的目的是提供指导措施，以预防或减少与旅行者健康相关的不良后果。

本书主要针对医学和公共卫生方面的职业工作者，以便于他们向旅行者推荐预防措施。也力图为旅行社、旅行组织者、航空公司、船务公司等提供指引。我们尽可能将信息表格化以便于感兴趣的旅行者和非医学专业人士查阅。对于医学专业人士来说，因可以查阅其他辅助资料，所以本书只简要叙述了重要的信息。

本书希望就广泛的旅行相关重要问题给予指导意见。鉴于医学工作者、旅行行业和旅行者自己在规避健康风险方面的作用已有一定的认识，本书对旅行和旅行者相关的不同形式的健康风险提出了推荐措施。

虽然有证据显示，许多传统观光客和商务旅行者已采用了适当的预防措施或得到了恰当的治疗。但对回原居住国探望朋友和亲戚的移民人群仍应给予特别的关注，他们是与健康风险相关的高危人群。

在这一版本中，加入了"即将出发的旅行者"这部分内容（见第9章）和主要的感染性疾病的全球分布情况；更新了疫苗推荐表。相关章节经回顾后综述了当前可供选择的预防和治疗方法；修订了对旅行者有潜在健康危害的感染性疾病的相关信息，并就影响旅行者健康和幸福的负面因素给出了预防措施和信息；在疟疾相关章节中，对疟疾的化学药物预防和治疗的可选方案提供了更新信息。

本书的英文印刷版每年在修订后出版。英文网络版（见网址 http://www.who.int/ith）使信息得以持续更新，并提供了多种链接供查询有实用价值的信息，例如：国际间重要的疾病暴发流行新闻；实用型国家级旅行与健康信息网页链接；包含黄热病和疟疾流行状况、要求和推荐措施的交互式地图；高分辨率、更精确的疾病分布地图册等。我们的网站还设有名为"旅行最新更新信息"栏目，用以报告旅行卫生当前重要的进展信息。

原著致谢

Editors: Dr Gilles Poumerol and Dr Annelies Wilder-Smith

Assistants: Ruth Anderson, Sheila Nakpil and Christèle Wantz

The following WHO personnel made contributions in their fields of expertise:

Dr Jorge Alvar
Dr Hoda Atta
Dr Bruce Aylward
Dr Mauricio Barbeschi
Dr Eric Bertherat
Dr Gautam Biswas
Dr Léopold Blanc
Dr. Robert Bos
Dr Andrea Bosman
Dr Robert Butchart
Dr Keith Carter
Dr Claire-Lise Chaignat
Dr Yves Chartier
Dr Lester Chitsulo
Dr Eva Christophel
Dr Renu Dayal-Drager
Dr Neelam Dhingra-Kumar
Dr Philippe Duclos
Dr Chris Duncombe
Dr Mikhail Ejov
Dr Dirk Engels
Dr Rainier Escalada
Dr Socé Fall
Dr Olivier Fontaine
Dr Pierre Formenty
Dr Albis Gabrielli
Dr Bruce Gordon
Dr Max Hardiman

Dr Joachim Hombach
Dr Stéphane Hugonnet
Dr Kazuyo Ichimori
Dr Jean Jannin
Dr Georges Ki-Zerbo
Dr David Meddings
Dr Kamini Mendis
Dr Shanti Mendis
Dr François-Xavier Meslin
Dr Mark Nunn
Dr Otavio Oliva
Dr Peter Olumese
Dr Fernando Otaiza
Dr Margaret Peden
Dr William Perea
Dr Pere Perez Simarro
Dr Carmen Pessoa-Da-Silva
Dr Rakesh Mani Rastogi
Dr Aafje Rietveld
Dr Pascal Ringwald
Dr Cathy Roth
Dr Lorenzo Savioli
Dr Nikki Shindo
Dr Rudolf Tangermann
Dr Krongthong Thimasarn
Dr Marc Van Ommeren
Dr Yvan Velez
Dr Marco Vitoria

Dr Steven Wiersma

Dr David Wood

Dr Sergio Yactayo

Dr Taghi Yasamy

Dr Morteza Zaim

Dr Ghasem Zamani

WHO gratefully acknowledges the collaboration of the International Society of Travel Medicine, the International Civil Aviation Organization, the International Air Transport Association and the International Maritime Health Association.

WHO also gratefully acknowledges the collaboration of travel medicine experts and end-users of *International travel and health* who have provided advice and information for the 2011 edition:

Dr Paul Arguin, Chief, Domestic Response Unit, Malaria Branch, Division of Parasitic Diseases, Centers for Disease Control and Prevention, Atlanta, GA, USA

Dr Karen I. Barnes, Professor, Division of Clinical Pharmacology, Department of Medicine, University of Cape Town, South Africa

Dr Ron Behrens, Department of Infectious and Tropical Diseases London School of Tropical Medicine and Hygiene, London, England

Dr Anders Björkmann, Professor, Division of Infectious Diseases, Karolinska University Hospital, Stockholm, Sweden

Dr Bjarne Bjorvatn, Professor, Centre for International Health, University of Bergen, Bergen, Norway

Dr Deborah J. Briggs, Professor, Department of Diagnostic Medicine/Pathobiology, College of Veterinary Medicine, Kansas State University, Manhattan, KS, USA

Dr Geneviève Brousse, Département des Maladies Infectieuses, Parasitaires, Tropicales et Santé Publique, Groupe Hospitalier Pitié-Salpêtrière, Paris, France

Dr Mads R. Buhl, Senior consultant in Infectious Diseases and Tropical Medicine, Aarhus University Hospital, Aarhus, Danemark

Dr Suzanne Cannegieter, Department of Clinical Epidemiology, Leiden University Medical Centre, Leiden, Netherlands

Dr Eric Caumes, Professor, Département des Maladies Infectieuses, Parasitaires, Tropicales et Santé Publique, Groupe Hospitalier Pitié-Salpêtrière, Paris, France

Dr David Chadwick, Senior Lecturer in Infectious Diseases, The James Cook University Hospital, Middlesbrough, England

Dr Charles D. Ericsson, Professor, Infectious Disease Medicine, Internal Medicine, Houston, TX, USA

Dr Anthony Evans, Chief, Aviation Medicine Section, International Civil Aviation Organization, Montreal, Canada

Dr David O. Freedman, Professor of Medicine and Epidemiology, Gorgas Center for Geographic Medicine, Division of Infectious Diseases, University of Alabama at Birmingham, Birmingham, AL, USA

Mr Tom Frens, Managing Editor, Shoreland Inc., Milwaukee, WI, USA

Dr Maia Funk, Research Scientist, Division of Communicable Diseases, WHO Collaborating Centre for Travellers' Health, Institute of Social and Preventive Medicine, University of Zurich, Zurich, Switzerland

Dr Hansjakob Furrer, Professor, University Clinic for Infectious Disease, Bern University Hospital and University of Bern, Bern, Switzerland

Dr Alfons van Gompel, Associate Professor in Tropical Medicine, Institute of Tropical Medicine, Antwerpen, Belgium

Dr Catherine Goujon, Service de Vaccinations Internationales et Médecine des Voyages, Centre Médical de l'Institut Pasteur, Paris France

Dr Peter Hackett, Altitude Research Center, University of Colorado Health Sciences Center, Aurora, CO, USA

Dr Christoph Hatz, Professor and Head of Department, Division of Communicable Diseases, Institute of Social and Preventive Medicine, University of Zurich, Zurich, Switzerland

Dr David Hill, Professor and Director, National Travel Health Network and Centre, London, England

Dr Shigeyuki Kano, Director, Department of Appropriate Technology, Development and Transfer, Research Institute, International Medical Centre of Japan, Tokyo, Japan

Dr Phyllis E. Kozarsky, Professor of Medicine/Infectious Diseases, Director, Travel and Tropical Medicine, Emory University School of Medicine, Atlanta, GA, USA

Dr Ted Lankester, Director of Health Services, InterHealth, London, England

Dr Damien Léger, Chief, Exploration et Prise en Charge des Troubles du Sommeil et de la Vigilance, Hôtel Dieu, Paris, France

Dr Rogelio López-Vélez, Head Tropical Medicine, Infectious Diseases Department, Ramón y Cajal Hospital, Madrid, Spain

Dr Anne McCarthy, Director, Tropical Medicine and International Division of Infectious Diseases, Ottawa Hospital, General Campus, Ottawa, Canada

Dr Ziad A. Memish, Director, Gulf Cooperation Council States Center for Infection Control, King Abdulaziz Medical City, Riyadh, Saudi Arabia

Dr Marc Mendelson, Associate Professor and Head, Division of Infectious Diseases and HIV Medicine, University of Cape Town, South Africa

Dr Esperanza de Miguel García, Mental Health Department, University Hospital Virgen de las Nieves, Granada, Spain

Dr Deborah Mills, Travel Medicine Alliance Clinic, Brisbane, Australia

Dr Thomas P. Monath, Kleiner Perkins Caufield & Byers, Menlo Park, CA, USA

Dr Nebojša Nikolic, Medical Centre for Occupational Health Rijeka, Faculty of Maritime Studies, University of Rijeka, Rijeka, Croatia

Dr Eskild Petersen, Department of Infectious Diseases, Aarhus University Hospital, Aarhus, Denmark

Dr Lars Rombo, Infektionskliniken, Eskilstuna, Sweden

Dr Patricia Schlagenhauf-Lawlor, Senior Lecturer, Research Scientist, WHO Collaborating Centre for Travellers' Health, Institute of Social and Preventive Medicine, University of Zurich, Zurich, Switzerland

Dr Pratap Sharan, Professor, Department of Psychiatry, All India Institute of Medical Sciences, New Delhi, India

Ms Natalie Shaw, Secretary of the International Shipping Federation, London, England

Dr Mark Sobsey, Professor, Environmental Sciences and Engineering, University of North Carolina at Chapel Hill, NC, USA

Dr Gerard Sonder, Head, National Coordination Center for Travellers Health Advice (LCR), Amsterdam, Netherlands

Dr Robert Steffen, Professor and Head, Division of Communicable Diseases, WHO Collaborating Centre for Travellers' Health, Institute of Social and Preventive Medicine, University of Zurich, Zurich, Switzerland

Dr Victoria Sutton, Director and Professor of Law, Center for Biodefense, Law and Public Policy, Lubbock, TX, USA

Dr Dominique Tessier, Unité Hospitalière de Recherche et d'Enseignement sur le Sida, Centre Hospitalier de l'Université de Montréal, et Bleu, Réseau d'experts, Québec, Canada

Dr Claude Thibault, Medical Adviser, International Air Transport Association, Montreal, Canada

Dr Oyewole Tomori, Redeemer's University, Ogun State, Ikeja, Lagos State, Nigeria

Dr Jane Zuckerman, Medical Director, Academic Centre for Travel Medicine and Vaccines and WHO Collaborating Centre for Travel Medicine, Royal Free and University College Medical School, London, England

目　录

1
健康危害因素及相关注意事项：
一般注意事项

据世界旅游组织统计，2010 年全球商务、休闲和其他目的的国际到埠旅行者已达 9.4 亿。

在所有国际到埠的旅行者中，休闲、娱乐以及度假者所占比例略高于总数的一半（51％或 4.46 亿人次）。以商务和职业工作为目的国际旅行者约占 15％，另有 27％因特定目的而旅行，如探亲访友（VFR）、宗教活动和朝圣、医疗等。2010 年有略超过一半的旅行者乘飞机抵达目的地（51％），其余（49％）则通过地面旅行前往目的地——经公路（41％）、铁路（2％）或航海（6％）。随着时间的推移，航空旅行方式的比例正逐渐增大。

预计到 2020 年，国际到埠旅行者将达 16 亿人次。

由于健康需求和旅行方式的不同，国际旅行的健康危害因素也多种多样。旅行者既可能遇到海拔、湿度、温度的突然而剧烈的变化，也可能暴露于可致人患病的多种感染性疾病。此外，在那些食宿条件差，个人卫生和环境卫生状况不良，医疗服务落后和缺乏清洁饮水的地方，发生严重健康危害的风险会增加。虽然意外事故一直是导致旅行者生病和死亡的首要因素，但是保护旅行者防止罹患感染性疾病依然十分重要。

每个计划旅行的人都应该通过咨询了解旅行目的地的潜在风险，以及如何最好地保护自身健康，减少患病概率。提前规划，适当的预防措施，以及谨慎防范能够保护旅行者健康，减少意外和患病风险。虽然医学界和旅游业可以提供大量帮助和提出中肯的意见，但搜集信息、了解所涉及的风险、并采取必要的预防措施保证旅行健康，仍然是旅行者的首要责任（见 1.8）。

1.1 旅行相关风险因素

旅行者可能暴露的风险取决于下列关键因素：
—交通方式
—目的地
—旅行持续时间和旅行季节
—旅行目的
—住宿标准、食品卫生
—旅行者的行为
—旅行者的健康状况

除非旅行者原本就患有某种疾病，如果目的地的住宿条件、卫生和环境卫生状况、医疗保健和水质标准较高，旅行者的健康风险就较低，那些去大城市和旅游中心，住宿条件好的商务旅行者和游客即是如此；相反，如果目的地住宿条件差、卫生和环境卫生状况不良、缺乏医疗服务和清洁饮水，旅行者将面临严重的健康威胁。此规律也适用于下列人群：执行紧急救援任务的工作人员、开发机构的员工、去偏远地区探险的游客。在上述状况下，必须采取严格的预防措施防止患病。并应认真对待来自官方的旅行警告，因为其中很可能包含旅行和旅行保险的重要信息。

尽管有可能发生无法预知的自然和人为灾难，已知的或新出现的感染性疾病也常常无法预料，但目的地国家感染性疾病的流行信息对旅行者而言却仍然至关重要。旅行者和旅行医学业界人士应该对这些疾病的发生情况有所了解。那些本书未述及的国际旅行者面临的新的风险因素会在 WHO 的网站上发布（http：//www. who. int），应该定期予以关注。同样，关于安全和安保的最新风险信息也可从官方网站上获得（http：//www. who. int/ith/links/national＿links/en/index. html）。

交通方式、旅行持续时间、旅行者行为和生活习惯在确定旅行者

2

罹患感染性疾病的可能性方面非常重要，还有助于决定是否需要预防接种或抗疟用药。旅行持续时间也有助于确定旅行者是否要经受海拔、温度和湿度的剧烈变化或长时间暴露于大气污染中。

了解旅行目的和拟定的旅行方式对于分析旅行相关健康风险至关重要。但是，旅行者的行为也不可忽视，例如，在疟疾流行区的傍晚，没有采取防蚊措施就到户外可能会感染疟疾。在偏远地区旅行，容易接触到昆虫、啮齿动物或其他动物、传染源、污染的食物和水，又加上缺医少药，尤其危险。

无论去哪里，乘坐何种交通工具，旅行者都应该注意因饮酒、嗑药引致的意外事故，以及主要与公路交通和运动相关的伤害事故。

1.2　旅行前的医疗咨询

打算去发展中国家的旅行者在旅行前应向旅行医学门诊或医学人士咨询。咨询应在出发前4～8周进行，如果是长期旅行或去海外工作则宜更早。对于临时决定出行的旅行者——即使是出发当天进行咨询也有裨益（见9.1）。咨询内容应涵盖最重要的健康危害因素（包括交通事故），确定是否需要预防接种和/或抗疟用药以及识别旅行者需要的其他医疗项目。通常可向旅行者提供一个通用保健药盒，并可按需进行个体化配置。

去发展中国家或长期驻偏远地区的旅行者，建议进行牙科、妇科以及相应的适龄体检。这对患有慢性或反复发作的健康问题的旅行者尤为重要。强烈建议正在患病的旅行者向旅行医学门诊或医学人士进行咨询，以确保他们在旅行中复杂的潜在健康需求可以得到满足。应向所有旅行者强烈推荐：努力搜寻一份保函全面的旅行保险。

1.3　旅行相关健康风险评估

医学顾问在对旅行者进行个体风险评估的基础上给出相应建议，包括预防接种和其他医疗措施。风险评估应充分考虑到该人员患病的可能性及其严重性。风险评估的关键要素包括旅行者出发前的健康状况、目的地、旅行持续时间和旅行目的、旅行方式、住宿标准和食品卫生以及旅行期间的风险行为。

针对考虑到的具体疾病，还应进行下列评估：

——目的地适当的医疗服务、药物、应急治疗包、自我治疗药盒（如旅行者腹泻药盒）的可及性

——其他相关公共健康危害（如传染他人的风险）

收集风险评估用的这些信息需要详细询问旅行者。因此，列一份一览表或草拟清单有助于收集并记录下所有相关信息。因为预防接种往往是在不同的中心进行的，所以应给旅行者提供个人既往接种记录（即病人留存的记录），比如肌注狂犬病疫苗的记录。本章末尾给出了一览表的范例，旅行者个人可复制使用。

1.4 保健药盒和卫生间用品

应携带足够的医疗物品以满足旅行中的需要。

去那些健康危害较高的目的地旅行必须携带保健药盒，特别是去发展中国家和/或当地医疗可及性不明确的地方。保健药盒应包括治疗常见病的基本药物、急救用品以及其他物品，如注射器和针头（用于降低经血传播病毒的暴露风险）等可能需要并在某些情况下旅行者可自行使用的物品。

携带某些种类的处方药或特殊医疗用品还必须同时附有印有抬头的医生签字的医疗证明，证明旅行者的确需要这些药物或物品用于医疗之用。有些国家要求证明上不仅要有医生的签字还要有国家卫生部门的签章。

如果旅行目的地的卫生间用品的可及性情况不明，则应该携带充足的数量满足旅行之用。这些物品包括牙齿洁具、护眼用品（包括隐形眼镜）、护肤产品和个人卫生用品，包括冲洗狂犬病伤口用的碱性肥皂。

通用保健药盒中的物品

急救物品：

—黏性胶布

—抗菌伤口清洗液或碱性肥皂

—绷带

—剪刀

—安全别针

—滴眼液（润滑液）

—杀虫剂

—虫咬治疗药

—抗组胺药

—治鼻塞药

—口服补液盐

——般止痛药（如对乙酰氨基酚）

—无菌敷料

—体温计

—防晒霜

—耳塞

—镊子

—创可贴

根据目的地和个人需求需配备的额外物品：

—旅行前已有基础疾病的治疗用药

—止泻药（包括抗酸剂、抗动力药、口服补液盐及其使用说明书）

—治疗旅行者最常见感染（例如旅行者腹泻、皮肤和软组织感染、呼吸道和泌尿道感染等）的抗生素

—抗菌软膏

—抗真菌粉剂

—抗疟疾药

—蚊帐和处理织物的杀虫剂（衣服、蚊帐、窗帘）

—足够的安全套和避孕药

—无菌注射器和针头

—水消毒剂

—备用眼镜和/或备用隐形眼镜（及护理液）

—根据目的地和旅行持续时间可能用到的其他用品

1.5　有基础疾病和有特殊需要的旅行者

对于婴儿、儿童、孕妇、老年人、残疾人、免疫缺陷者以及那些原来就有健康问题的旅行者来说，旅行相关健康风险比一般旅行者要高得多。强烈建议这类旅行者寻求专业旅行卫生咨询（也可参见第 9 章）。

1.5.1　年龄

航空旅行中由于客舱压力的变化可能引起婴儿不适，因此出生 48 小时以内的婴儿禁止乘坐飞机。婴儿和儿童对海拔高度和紫外线的突然变化尤为敏感（见第 3 章），他们对预防接种和疟疾预防用药都有特殊要求（见第 6 章、第 7 章），在腹泻或呕吐引起体液损失，或者水分摄入不足时，他们比成人更容易脱水。

如果健康状况良好，上了年纪并不是旅行的必然禁忌证。老年人在长途旅行前应进行医学咨询。

1.5.2　妊娠

如果妊娠期间没有异常情况，孕妇身体状况良好，并且没有临近分娩，则不影响旅行。孕妇在孕 4～6 月旅行最为安全。针对终末妊娠和新生儿期，航空公司制定了一些限制性的乘机规定，建议旅行者直接向相关的航空公司了解具体情况。

孕期接受预防接种有一些禁忌，详见第 6 章。

如果孕妇感染疟疾或丙型肝炎（简称丙肝）有可能发生严重的并发症。怀孕期间应尽可能避免去这些疾病的流行区旅行。第 7 章给出了怀孕期间疟疾用药的专门建议。血栓栓塞综合征在孕期更常见。

孕期服药必须严格遵循医嘱。

妊娠期间不建议去海拔 3000 米（第 3 章）以上的地区或偏远地区旅行。

1.5.3 残障

如果旅行者健康状况良好，身体残疾并不是旅行的禁忌证。出于对残疾人需陪护旅行的关注，航空公司出台了一些相关规定（见第 2 章），旅行前应从相关航空公司了解详情。

1.5.4 基础疾病

患有慢性疾病的旅行者在旅行前应咨询医生。下列疾病可能增加旅行中的健康风险：

—心血管疾病

—慢性肝炎

—慢性感染性腹泻

—需要透析的慢性肾病

—糖尿病

—癫痫

—药物或 HIV 感染引起的免疫缺陷

—原有血栓性疾病

—重度贫血

—严重的精神病

—需要定期治疗的慢性疾病

—器官移植

—肿瘤

—慢性血液系统疾病

患慢性病的旅行者在旅行期间应携带必要的药物或医疗用品。所有药物，尤其是处方药必须存放在随身携带的行李中，使用原有包装并保持标识清晰。在托运行李中另外准备一套药品作为丢失或失窃时的保障。随着航空安全措施的加强，尖锐物体或超过 100ml 以上的液体需办理托运。

　　旅行者应将其医生的姓名和联系方式，病情和治疗情况，药物详情（包括药品通用名）和处方剂量等信息，与其他旅行文件放在一起随身携带。这些信息还应以电子方式储存，如存放在安全的数据库中以备远程检索。还应随身携带医生的证明文件以证明旅行者使用药物或其他医疗用品的必要性（如注射器），备海关人员和/或安保人员询查。

1.6　旅行保险

　　强烈建议旅行者例行购买一份综合性旅行保险。按照常规，保单中应该申明保全所有可能出现的健康相关问题。旅行者应明白在海外就医往往只能在私人诊疗机构，价格可能很贵。在医疗条件不理想的地方，万一发生事故或患病还可能需要紧急遣返。如果在海外死亡，运送尸体回国的代价昂贵且过程复杂。建议旅行者：①检索居住国和目的国之间有无医疗保健协议等信息（参见 http://www.who.int/ith/links/national _ links/en/index.html）；②针对健康风险明显、医疗费用昂贵或者医疗条件较差的地方，获取一份综合性旅行健康保险。健康保险应涵盖路线的变更、健康原因导致的紧急遣返、住院治疗、预防保健或意外事故以及死亡时的尸体回运等项目。旅行者应在问题发生时就与相关方讨论索赔事宜，而不要等到旅行结束后。

　　旅行社和包价旅游承办方通常可提供旅行健康保险的相关信息，并应向旅行者推介旅行保险的重要性和益处。应注意，现在有些国家将适当的健康保险证明作为入境的条件。同时，某些旅行保险商要求提供预防接种和/或疟疾预防用药证明作为同意治疗或遣返的条件。旅行者应知晓获取援助和赔偿的程序。保险证明的副本和具体联系方式应与其他旅行文件一起放在手提行李中。

1.7　旅行行业专业人士的作用

　　包价旅游承办方、旅行社、航空公司和海运公司都对保护旅行者的健康负有重任。旅行者在前往和在境外游览过程中尽量不发生问题，这符合旅行行业的利益。可以利用出发前联系的机会告诉旅行者将要去的每个国家的具体情况。旅行社或包价旅游承办方应向旅行者提供下列相关健康指导（或者获得这些信息的途径）：

- 到健康风险较高的地方尤其是发展中国家旅行，建议旅行者在定出旅行计划后立即咨询旅行医学门诊或从业医生。咨询最好在出发前 4～8 周进行
- 建议即刻启程的旅行者也应在出发前一天或当天到旅行医学门诊或从业医生处进行咨询
- 告知旅行者目的地存在的任何影响个人安全的特殊状况，并建议采取适当预防措施，包括定期检索官方网站（http：// www. who. int/ith/links/national _ links/en/index. html）
- 鼓励旅行者购买一份综合性旅行健康保险并提供可用的政策信息
- 告知旅行者获得援助和赔偿的程序，特别是旅行社或公司负责投保时

1.8 旅行者的责任

旅行者可以从医疗和旅游业专业人士那里获得大量的信息，用于预防在国外遭遇健康问题，但旅行者应自始至终对他们自己的健康和安宁负责，同时还要防止把感染性疾病传播给他人。旅行者的主要责任如下：

—审视自己的旅行决定

—了解并承受旅行相关风险

—适时寻求健康咨询，最好在出行前 4～8 周

—依从推荐的预防接种、其他处方药物和保健措施

—出发前周密计划

—携带保健药盒并了解其用途用法

—购买足够的保险

—在旅行前、中、后采取卫生预防措施

—就随身携带的所有处方药、注射器等物品获取一份医生证明

—关注同行儿童的健康和安宁

—采取预防措施防止在旅行中和旅行后将感染性疾病传播他人

—返回时应向从业医生全面报告患病情况，包括近期所有旅行情况

—尊重所到国家及其人民

—性行为要负责，避免无保护的性交

本章末附有可供旅行者参考的自查清单范例，其中列明了旅行前应自查的项目。

1.9　旅行后的医学检查

如果回国的旅行者与下列情况相关，应建议他们进行医学检查：

—从疟疾流行或可能流行的国家返回时有发热症状，应对可致发热的疟疾进行排查。

—患有慢性疾病，如心血管疾病、糖尿病或慢性呼吸系统疾病，或服用过抗凝血剂

—返回数周后生病，特别是出现发烧、持续性腹泻、呕吐、黄疸、泌尿系统疾病、皮肤病或生殖道感染

—旅行中接受过抗疟疾治疗

—旅行中可能暴露于某种严重的感染性疾病

—在发展中国家停留 3 个月以上

旅行者应向医疗人员提供最近的旅行信息，包括目的地、旅行目的和持续时间。经常出差的旅行者应给出最近数周和数月的所有旅行细节，包括旅行前的预防接种和服用的疟疾化学预防药物。

注意：从疟疾流行地区回国后发烧属于急诊范畴，发烧的旅客应立即就医，并说明他们可能感染了疟疾。

（卜宏磊 译　张敏 校）

扩展阅读

Keystone JS et al., eds. *Travel medicine*, 2nd ed. London, Elsevier, 2008.

Steffen R, Dupont HL, Wilder-Smith A, eds. *Manual of travel medicine and health*, 2nd ed. London, BC Decker, 2007.

UNWTO tourism highlights. Madrid, World Tourism Organization, 2009 (available at http://www.unwto.org/facts/eng/highlights.htm).

Zuckerman JN, ed. *Principles and practice of travel medicine*. Chichester, Wiley, 2001.

旅行者旅行前自查清单一览表

获取信息

根据即将前往的目的地，了解以下信息：

- 当地及相关地区的风险（分别查询城市、丛林或乡村的风险信息）
- 不同形式的住宿情况（酒店、露营）
- 居留时间
- 海拔高度和气温
- 人身安全问题（比如：当地是否存在冲突事件）
- 医疗设施的可及性
- 空气污染情况

疾病预防

预防接种：尽早联络最近的旅行医学中心或医生，最好在出发前4~8周实施。

疟疾：获得疟疾风险信息，预防蚊子叮咬，必要的预防用药和应急储备，携带蚊帐和杀虫剂。

食品卫生：食用完全煮熟的食物，喝瓶装或盒装的冷饮并确保封口处没有破损。开水是安全的，但如果无法煮沸饮用水，可以使用合格有效的过滤器和/或消毒剂。

地方疾病详情：参考本书有关章节，或者检索 http://www.who.int 和官方网站（http://www.who.int/ith/links/national_links/en/index.html）。

警惕与下列各因素相关的事故或问题

- 交通（出发前获得并携带血型卡片）
- 动物（了解有毒的水生或陆地生物和其他可能携带狂犬病病毒的动物）
- 过敏（戴医疗警示手镯）
- 日晒（戴墨镜和防晒霜）
- 运动

接受下列检查

- 医学检查——根据停留时间长短获得相关处方药，根据医生建议准备合适的保健药盒
- 牙科检查
- 其他特殊情况的检查（例如怀孕、糖尿病等）

保险

购买保全适当的海外医疗保险，涵盖事故、疾病、医疗遣返等保全内容。

出发前旅行健康记录

姓：		名：	
出生日期：		现居住国：	
旅行目的：	□观光 □商务 □非政府组织和其他类别旅行 □探亲访友 □朝圣		
特殊活动：	□居住：例如，野营、露宿 □运动：例如，潜水、打猎、高原跋涉 □冒险：例如，蹦极、跳跃、激流漂筏运动		
出发日期和停留时间：			

将访问的地点

国家	城镇	乡村地区	日期
		是　否	从　到
		是　否	从　到
		是　否	从　到
		是　否	从　到
		是　否	从　到

病史

预防接种记录，包括儿童时期的免疫和接种日期详情

目前健康状况：

目前罹患的发热性疾病：

慢性病：

最近或目前的就医记录，包括当前的药物治疗情况和其他非处方药服用情况：

过敏（例如鸡蛋、抗生素、磺胺药、蜜蜂/黄蜂等）：

女性：　　□目前正怀孕　　　□计划 3 月内怀孕　　　□目前正值哺乳期

焦虑或抑郁史：
　　　　　　　□如果是，给出具体医治情况：

神经系统疾病（例如癫痫、多发性硬化症）：

心血管系统疾病（例如栓塞、安装起搏器）：

深静脉血栓：
艾滋病病毒抗体检测阳性？

（卜宏磊 译　张敏 校）

2

旅行方式：
健康关注点

航空和航海旅行都会使旅客暴露于某些可能影响健康的因素中。为了方便广大读者，本章尽量少用技术术语。医疗专业人员如果需要更详细的信息，请参考航天医学协会的网站（http：//www.asma.org）和国际海事健康协会（http：//www.imha.net/）的网站。

2.1 航空旅行

近年来航空客流量持续攀升，旅客中的"空中飞人"现在占相当大的比例。长途航班的数量已见增长。根据国际民用航空组织的估计，航空客流量在 2006—2020 年间将翻番。

航空旅行，尤其是长途飞行，旅客可能暴露于某些影响健康和安宁的因素中。原先就有健康问题和那些正在接受治疗的旅客更容易受到影响，因此在出行前应及时咨询医生或旅行医学诊所。如果旅行者精心计划，并在飞行前、飞行中和飞行后采取一些简单的预防措施，就可以最大限度地降低航空旅行的健康风险。现将影响航空旅行者健康和安宁的各种因素综述如下。

2.1.1 客舱气压

尽管飞机客舱是加压的，但在巡航高度舱内气压仍低于海平面大气压。通常，巡航高度在 11 000～12 200 米（36 000～40 000 英尺），此时客舱内气压相当于海拔 1800～2400 米（6000～8000 英尺）的大气压。低压导致血液中载氧量减少（缺氧）和胀气，但健康旅客通常能耐受客舱内的这种低气压。

氧气和缺氧

客舱空气中含有的氧气对健康的旅客和机组人员是足够的，但是由于客舱气压相对较低，此时血液的载氧量比在海平面时的载氧量要低。有健康问题的旅客，尤其是患心肺疾病和血液疾病，如贫血（特别是镰状细胞贫血），对这种低氧水平（缺氧）的耐受性就差。如果预先安排航空公司在飞行中提供一个额外的氧气袋，这些旅客就能够安全出行。不过，因为各国和航空公司之间的规定和做法不同，强烈建议这些旅行者，特别是那些想自带氧气的旅行者，根据旅行计划提前咨询有关航空公司。航班上需供氧的旅客通常被额外收取费用。

胀气

飞机在起飞爬升时，客舱气压下降导致体内气体膨胀。同样，飞机降落着陆时，客舱内压力变大导致气体压缩。这些变化可能对体内气体滞留的部位产生影响。

在飞机爬升过程中，由于空气从中耳和鼻窦中外逸，旅客经常会感到耳朵中"啪啪"作响，这种现象一般来说是正常的。当飞机下降着陆时，为了平衡压力，空气又流回到中耳和鼻窦像中。如果没有回流，就会感到耳朵或鼻窦像被塞住了一样，并可致疼痛。吞咽、咀嚼或打哈欠（俗称"清理耳朵"）通常会缓解不适感。一旦发现这些方法不能解决问题，应尽快捏鼻闭口（瓦氏动作）进行一次短促有力的呼气，通常会有所帮助。对于婴幼儿，喂食或给一个安慰奶嘴以刺激吞咽可减轻症状。

耳、鼻和鼻窦感染者因内外压力差无法平衡，而导致疼痛和损伤。应避免飞行，如果必须飞行，在临近起飞时和降落前使用可缓解充血的滴鼻液会有所帮助。

飞机爬升时，由于腹部气体膨胀可致不适，但通常很轻微。

某些手术（如腹部手术）和其他治疗或检查（如治疗视网膜剥离）可能会使空气或其他气体进入体腔。近期接受过此类治疗的旅行者应咨询旅行医学医生或为其治疗的医生，确定术后何时适于空中旅行。

2.1.2 客舱湿度和脱水

客舱湿度较低，通常在 20％以下（家居湿度通常超过 30％）。低湿度可能导致皮肤干燥，眼睛、鼻子和嘴巴不适，但不构成健康危害。使用皮肤保湿乳液或盐水喷鼻液可以滋润鼻腔通道。戴框架眼镜而非隐形眼镜可以减轻或防止眼睛的不适。现有证据没有显示低湿度会导致体内脱水，因此饮水不必比平常增多。然而，由于咖啡因和酒精有利尿作用（可增加尿量），在长途飞行中减少这些饮料的摄入是明智之举。

2.1.3 臭氧

臭氧是氧气在上层大气发生变化的一种形式，可在客舱供气时随着新鲜空气一起被吸入机内。在老式飞机上，曾发现客舱内的臭氧水平有时会导致肺、眼睛和鼻腔组织过敏。臭氧可被加热分解，大部分臭氧通过为客舱提供压缩空气的引擎压缩机（用于压缩和加热空气）时就被除掉了。此外，大多数现代长途喷气客机都配备了消除残留臭氧的设备（催化转化器）。

2.1.4 宇宙射线

宇宙射线是来自于太阳和外太空的辐射。由于地球大气层和磁场的天然防护作用，在低海拔地区宇宙辐射水平较低。地球上的人群一直暴露在由土壤、岩石和建筑材料发出的自然背景辐射和到达地球表面的宇宙辐射中。

受到地球磁场形状和极地上空大气"扁平化"的影响，极地上空的宇宙辐射比赤道地区强度要高。虽然飞机在巡航高度受到的宇宙辐射水平比海平面要高，但研究显示这对飞机乘客和机组人员没有任何显著的健康影响。

2.1.5 晕动病

除了出现严重的颠簸，很少有旅行者晕机。晕机者应在颠簸幅度较小的客舱中部要一个座位，并准备好呕吐袋，每个座位都备有呕吐袋可随时取用。他们应就飞行前预防用药问题咨询其医生或旅行医学医生，还要避免在飞行前 24 小时内和飞行中饮酒。

2.1.6　静止久坐、循环问题和深静脉血栓形成（DVT）

肌肉收缩是促进血液在静脉中流动的一个重要因素，特别是对腿部而言。长时间不动，尤其是坐姿时，可导致血液在腿部汇集而引发肿胀、僵硬和不适。

众所周知，久坐不动可能是导致深静脉血栓形成的一个因素——也就是所谓的"深静脉血栓形成"或 DVT。研究表明，乘汽车、公共汽车、火车或飞机长途旅行时，长时间不动可导致 DVT 的发生。世界卫生组织（WHO）开展了一项大型研究——世卫组织全球旅行危害因素研究（WRIGHT），以期发现静脉血栓栓塞的风险是否因航空旅行而增加，并确定危害程度和其他危害因素的影响，以及对预防措施的效果开展研究。流行病学研究表明，长途飞行之后（超过 4 小时），静脉血栓栓塞形成的风险增加了 2～3 倍，其他旅行方式，只要是久坐不动也有类似风险。随着旅行时程增加或在短期内多次乘坐航班，风险也会增加。按绝对值计算，平均每 6000 名旅客在长途飞行后就有 1 名形成静脉血栓栓塞。

大多数 DVT 病例血栓很小，不会出现任何症状。血栓在机体内能逐渐溶解，不会造成长期影响。较大的血栓可能引起腿部肿胀、触痛、酸痛和疼痛等症状。少数情况下，部分血栓可能脱落，随着血流运行卡在肺部造成肺栓塞，可导致胸痛、气短，在严重的情况下甚至造成猝死。肺栓塞可在腿部血栓形成数小时甚至数天后发生。

旅行中 DVT 的发病风险可伴随其他风险因素而增加，包括：

—既往 DVT 或肺栓塞病史

—家族近亲中有 DVT 或肺栓塞病史

—使用雌激素疗法即口服避孕药（"药片"）或激素替代疗法（HRT）

—妊娠

—近期做过手术或外伤；尤其是腹部、骨盆和腿

—癌症

—肥胖

—某些遗传性凝血异常

DVT 的发生在老年人中更常见。有些研究人员认为吸烟和静脉曲张也可能是风险之一。

建议有这些风险因素的人及时（在登机前 4 小时或更早）向他们的医生或者旅行医学诊所征询专门的医疗建议。

DVT 预防的注意事项

坊间推荐给 DVT 高风险旅行者的大部分预防措施未经证实，有些甚至可能有害。有效的预防措施目前正在深入研究之中。此处向旅客提出一些一般性建议。

- 长途飞行中在客舱来回走动可减少静止不动的时间，但有时不易做到。而飞机突然颠簸可能会导致身体受伤，所以应综合考虑（在客舱内活动带来的）利弊。每隔 2～3 小时去上一次厕所也是个好办法。
- 很多航空公司在飞行过程中建议旅客在座位上进行活动。活动小腿肌肉可刺激循环，缓解不适、疲劳和僵硬，并可减少 DVT 形成的风险。
- 手提行李不应放在限制腿脚活动的地方，衣服要宽松舒适。
- 考虑到副作用明显且效果不好，建议旅客不要特意服用阿司匹林来预防旅行中 DVT 的发生。
- 那些 DVT 高风险的旅行者可接受专门治疗，并应向他们的医生征求进一步的建议。

2.1.7　潜水

因为客舱内的低气压可导致减压病（通常称为"屈肢症"），所以潜水员在潜水后应避免立即乘飞机。建议他们在最后一次潜水至少12 小时以后再乘飞机；如果是多次潜水或需要分段减压到水面的潜

水，间隔则应延长至 24 小时。旅行者应征求潜水学校专家的意见。和潜水急诊热线电话一样，潜水员警报网络（http://www.diversalertnetwork.org/medical/faq/Default.aspx）是极好的信息资源，其中有一很好的专栏，涵盖了一些常被问及的潜水问题。

2.1.8 时差反应

时差反应是一个术语，用来描述人体的"生物钟"和 24 小时（昼夜）节律被打乱时出现的症状。当跨越多个时区，如从东往西飞或从西往东飞时就会发生紊乱。时差反应可导致消化不良、肠胃功能失调、全身不适、白天嗜睡而夜晚失眠、身体倦怠和精神不振。旅途本身的劳累和时差反应往往交织在一起。当身体适应新的时区时，时差反应逐渐消失。

时差反应不可避免，但可设法减轻其影响（见下文）。旅行者如需严格按时服药（例如胰岛素、口服避孕药等），则应在旅行前向医生或旅行医学诊所征询医疗建议。

减少时差反应的常用措施：

- 在出发前和中长途飞行中要尽可能好好休息。即使是打个盹（不到 40 分钟）也有帮助。
- 清淡饮食，控制饮酒。因为酒精促进排尿，排尿又妨碍睡眠。虽然酒精可加快入睡，但会影响睡眠质量，导致休息不好。过度饮酒的后遗症（"宿醉"）可以加剧时差反应和旅途劳累。因此在飞行前和飞行期间最好不饮酒，如果要饮也得适量。喝咖啡不宜过多，睡前 4～6 小时应禁饮。如果白天喝咖啡，每 2 小时左右喝一小杯强过一次性喝一大杯。
- 在目的地要找个适宜的环境睡觉，到达后的 24 小时内需要得到尽可能多地正常睡眠。在抵达的当天夜间至少需要睡 4 个小时——即所谓的"小睡"，人体的生物钟才能适应新时区。如果有条件在白天小睡，可补充总睡眠时间，从而减轻困倦感。眼罩和耳塞有助于白天睡觉。白天做些运动有助于延长夜间睡眠，但应避免在睡前 2 小时内进行剧烈运动。

- 明暗节律是调整人体生物钟的重要因素之一。在目的地适时地接受光照，最好是明亮的日光，通常有助于加快适应。当向西飞行时，晚上延长光照和早上避免光照（例如用眼罩或墨镜）或有帮助；向东飞行则建议正好相反。

- 短效安眠药或许有用。服用应谨遵医嘱，且一般不应在飞行中服药，因为这会延长静止不动的时间从而增加发生 DVT 的风险。

- 在有些国家可以买到褪黑素。因其一般作为食品补充剂出售，所以对它的限制不像药物那么严格（例如，美国就没有批准作为药用，但可作为食品补充剂出售）。尚未对褪黑素的作用时间和有效剂量进行评估，而且其副作用、尤其是长期使用的副作用仍不明了。此外，褪黑素也没有标准化的生产方法，片剂含量相差可能很大，还有可能混入某些有害的化学物质。鉴于这些原因，不推荐使用褪黑素。

- 对于 2～3 天的短期旅行，适应时差也许不是上策，因为人体的生物钟可能还没来得及适应新时区，又要飞回家乡再次调整适应当地时区，需要适应的时间反而可能更长。如有疑问，应征询旅行医学专家的意见。

- 个体对时差变化反应各异。空中飞人应了解自己对时差的反应并养成相应的习惯。咨询旅行医学门诊有助于制订有效的应对策略。

2.1.9 心理问题

压力、害怕飞行（飞行恐惧症）、空中暴力和其他航空旅行方面的心理问题将在第 10 章详述。

2.1.10 有健康问题或特殊需求的旅行者

如果旅客的健康状况在飞行中可能恶化或产生严重的后果，航空公司有权拒绝搭载。如果有迹象表明旅客可能因患有任何疾病、身体或精神问题而导致下列情况的，航空公司可要求其医疗部门/顾问予以排查：

　　—可能对飞机安全构成潜在的危害

　　—对其他旅客和/或机组人员的安宁和舒适有不良影响

　　—在飞行中需要医疗看护和/或特殊设备

　　—可能因飞行而恶化的情况

　　如果客舱乘务员在起飞前怀疑有旅客生病，机长在得到报告后应做出决定：该旅客是否适合旅行，是否需要医疗看护，或者是否对其他旅客和机组人员以及飞机安全构成威胁。

　　尽管本章就事先需要医疗许可的情况提供了一般性的指导意见，但各航空公司的规定不一，务必在订票时或提前了解具体要求。通常，航空公司自设的网站是获得信息的有效地点。

婴儿

　　健康的婴儿在出生后 48 小时就可乘坐飞机，但最好等到满 7 日龄后。早产儿在器官发育正常并稳定之前，坐飞机旅行应先获得医生许可。客舱内气压变化可能导致婴儿烦躁，通过喂食或给予安慰奶嘴刺激吞咽，症状可有所缓解。

孕妇

　　航空旅行对孕妇来说一般是安全的，但大部分航空公司对妊娠晚期孕妇有限制。对正常孕妇旅行的一般要求是：

　　—怀孕 28 周以上的，应随身携带医生或助产师的证明，注明预
　　　产期并确认妊娠状况正常

　　—对单胎妊娠，怀孕 37 周起禁止飞行

　　—对多胎妊娠，怀孕 33 周起禁止飞行

　　每一位有妊娠并发症者均需体检。

有基础疾病的旅客

　　对大部分有健康问题的人来说，如果提前采取必要的预防措施（如对氧气的额外需求等）是可以安全地进行航空旅行的。

对那些正在患病，如癌症、心肺疾病、贫血和糖尿病的人，需要定期服药或治疗的人，那些最近接受过手术或住院的人，或者因其他原因担心健康是否适于旅行的人，在决定航空旅行前都应向他们的医生或者旅行医学诊所咨询。

需要在途中或到达后马上服用的药物应放在手提行李中。建议随身携带一份处方复印件，以便在药物丢失或额外需要购买药物时使用，处方复印件还可在安全检查时作为带药证明（详见第 1 章）。

有基础疾病但经常出行的旅客

经常出行的旅客，其原有的健康问题如果长期稳定，可以向很多航空公司的医疗部门或订票部门申请一张经常出行旅客医疗卡（或同等替代物）。在既定条件下，此卡可以当作医疗证明和持卡人健康问题识别之用。

牙科/口腔手术

近期的牙科治疗，比如补牙，一般不是飞行禁忌。然而，未愈的根管治疗和牙科脓肿则要谨慎，建议旅行者根据旅行计划咨询熟悉他们情况的外科或牙科医生的意见。

安检问题

安装了金属设备，如人工关节、心脏起搏器或体内自动除颤器的旅行者可能担心安全检查会有影响。某些起搏器可能会受现代安全检查设备的影响，因此所有安装心脏起搏器的旅行者应携带一份医生的证明。

吸烟者

现在几乎所有的航空公司都实行机上禁烟，这使一些烟民特别是长途飞行的烟民倍感压力，所以，应在旅行前与医生探讨这一问题。在飞行中使用尼古丁替代贴或含尼古丁的口香糖可能有一定的帮助，也可考虑使用其他药物或技术。

残疾旅行者

身体残疾通常不是旅行禁忌证。在飞行期间不能照料自己（包括上厕所，从轮椅移到座位上或反之）的旅客应由陪护人员陪伴并提供所有必要的帮助。一般不允许机组人员提供这种帮助，如果没有合适的陪护这类旅行者可能不能登机。应提醒坐轮椅的旅行者不要为了少上厕所而在旅行前或飞行中有意限制液体摄入，这样做可能对全身健康有害。

航空公司针对残疾旅客旅行制订了一些条例，残疾旅客应在旅行前联系航空公司进行咨询。航空公司的网站上通常也有信息可供参考。

2.1.11 感染性疾病在飞机上的传播

研究表明，在飞机上各种感染性疾病的传播风险非常低。

客舱空气质量得到精心控制，通风频率为每小时 20～30 次彻底换气。最现代化的飞机配有空气再循环系统，可回收高达 50％的客舱空气。空气通常通过 HEPA（高效空气微粒过滤器）进行循环，这是一种用于医院手术室及重症监护室的设备，可阻挡灰尘、细菌、真菌和病毒。

感染的传播可能在同一区域的旅客之间发生，通常是由于感染者咳嗽、打喷嚏或通过接触所致（直接接触或与其他旅客共同接触客舱的同一部位和设施）。这与其他情况下如在火车、公共汽车上或在剧院里的人群密切接触传播没有什么不同。像流感这种具有高度传染性的疾病，在飞机通风系统没有开动的情况下很可能传播给其他旅客。当飞机在地面上主引擎未发动时，通常使用辅助动力设备进行通风，但有时由于环境（噪声）或技术原因没有开启辅助动力设备。在这种情况下如果又遇上延迟起飞，可让旅客们暂时下机等候。

20 世纪 80 年代曾有报道在长途商用飞机上发生了结核（TB）的传播，但随后却没有核实到在飞机上被感染的活动性结核病例。然而，航空旅行量的不断增长以及耐药菌株的出现，要求我们对结核通过航空旅行传播保持警惕。关于结核与航空旅行的更多信息可参考世界卫生组织（WHO）的出版物《结核与航空旅行：预防和控制指南》。

2003 年严重急性呼吸综合征（SARS）暴发期间，发现在飞机上传播这种疾病的风险很低。

为了最大限度地降低感染性疾病的传播风险，身体不适尤其是发热的旅行者应推迟他们的旅行直至康复。已知正患某种感染性疾病的人不应乘坐飞机旅行。航空公司可能拒绝疑似感染性疾病患者登机。

2.1.12 飞机除虫

许多国家要求对来自虫媒疾病（如疟疾、黄热病）流行国家的飞机进行除虫（杀死昆虫）。在一些非疟疾流行国家，曾发现在机场周边生活或工作的人群中出现了一些疟疾感染病例，据信是入境飞机携带的带疟原虫的蚊子传播的。一些国家，如澳大利亚和新西兰，对入境飞机常规实施除虫，以防止物种意外入侵而危及其农业。

除虫是《国际卫生条例 2005》（附录 2）规定的一项公共卫生措施。飞机内部除虫要使用世界卫生组织（WHO）指定的杀虫剂。目前使用以下几种除虫程序：

—旅客登机后，在飞机起飞前使用速效喷雾杀虫剂迅速处理飞机内部

—旅客登机前，对停在地面的飞机使用气溶胶滞留杀虫剂处理内部，辅之以在飞机降落前使用速效喷雾杀虫剂

—定期使用滞留杀虫剂处理飞机所有内表面，餐饮准备区除外

旅客有时担心在航空旅行中接触到杀虫剂，有的则报告说在飞机喷雾除虫后感到不舒服。但是世界卫生组织发现没有证据表明按要求使用指定的杀虫剂会对人体健康造成损害。

2.1.13 机上医疗救助

航空公司要求在飞机上提供最低限度的医疗设备并对机组人员进行急救培训。飞机上的急救设备多种多样，很多航空公司配备的设备比规定的最低标准要高。通常国际航班配备的设备包括：

——个或多个急救箱，供机组人员使用

——个用于空中医疗急救的医疗箱，通常由医生或其他有资格的人员使用

还有一些航空公司配备了自动体外除颤仪（AED），由机组人员用于心搏骤停的救治。

机组人员都经过培训，会使用急救设备实施急救和进行心肺复苏。通常还接受培训来识别一系列诱发空中急症的情况，并采取适当应对措施。

此外，许多航空公司配有设备供机组人员联系地面响应中心的医学专家，咨询如何处置飞行中的医疗急症。

2.1.14 航空旅行的禁忌

航空旅行通常禁忌下列情况：

- 不足 48 小时龄的婴儿
- 孕 36 周后的孕妇（多胎妊娠为 32 周）
- 患有：

——心绞痛或休息时胸部疼痛

——任何活动性感染性疾病

——潜水后减压病

——由于出血、创伤或感染导致颅内压增高

——鼻窦或耳朵和鼻子感染，尤其是咽鼓管阻塞

——近期心肌梗死和中风（时间限制取决于发病的严重程度和旅行持续时间）

——近期手术或受伤，因可能存在闭合的空气或气体，尤其是腹部创伤和胃肠道手术，颅面和眼部损伤、脑手术，有眼球穿透情况的眼科手术

——严重的慢性呼吸道疾病、休息时气喘或气胸未愈

——镰状细胞性贫血

——精神疾病，除了可自控的时期外

以上所列并不全面，是否适合旅行应视具体个案而定。

2.2 航海旅行

本部分内容与国际旅行医学会合作编写。

近几十年来船运旅客业务（邮轮和渡轮）大幅增加。2008 年，全世界有 1300 万名旅客乘邮轮旅行。邮轮航线覆盖各大洲，包括那些其他旅行方式难以达到的地区。一次巡航时间平均约 7 天，但具体航行可从几小时到几个月不等。特定的邮轮现在可搭载 3000 名旅客和 1000 名船员。

修订后的《国际卫生条例（2005）》强调了船舶运营中的健康要求，已经制定了有关船舶和港口卫生、疾病监测以及应对感染性疾病的全球标准，水和食物的安全供应、昆虫和啮齿动物的控制以及废弃物处置的技术指南也已发布。根据《国际劳工组织公约》（第 164 号）第八条"关注海员的健康保护和医疗保健"（1987）的规定：载有 100 名以上船员，跨国航行 3 天或以上的船舶，必须配备医生照料船员。但这些规定不适用于航程不到 3 天的客轮和渡轮，即使这些航线的船员和旅客人数可能超过 1000 人。渡轮往往没有急诊室，但可指定一名官员或护士负责医疗事务。远洋商船的医疗箱配备药械必须符合国际推荐标准和国家法律要求，但对客轮的储备药物则没有特别要求。

邮轮航线上的旅行者平均年龄在 45～50 岁，老年旅客约占 1/3。长途邮轮通常更吸引老年旅行者，这类人群可能患有较多慢性病，如心肺疾病。在船上，光顾急诊室的病人超过半数是 65 岁以上的旅客，最常见的健康问题是呼吸道感染、外伤、晕船和胃肠道疾病。长期远离家门，特别是在海上航行的日子里，旅客很有必要预备足够的医药用品。处方药品应置于原始包装或容器内随身携带，并附带一封医生的用药证明。乘邮轮出行的旅行者如需特殊医疗，应在订票之前咨询其保健医生。

船上的医疗设施仅相当于医务室而不是医院，明白这一点很重要。船上能处理的大部分医疗问题就如同在家门口的流动医疗车上所做的一样，严重的问题可能需要在病人病情稳定后，转送到陆地上人员、设备齐全的正规医院接受治疗。了解航线上各港口医疗设施的种类和水平很重要，这有助于决定是将患病旅客或船员就近送岸治疗，抑或是通过空运遣返母港。大部分邮轮上没有设置牙科诊室，也少有牙医驻船。

邮轮快速地从一个港口航行至另一个港口，各港口的卫生标准和感染性疾病致病风险可能各不相同，常可导致感染性疾病随着登轮的旅客和船员传播到船上，而在船上相对封闭和拥挤的环境中，疾病可能会蔓延到其他旅客和船员中去，还可能随着离船旅客和船员传播到家庭社区。过去 30 年间，已确认了与船舶相关的 100 多起疫情暴发，由于许多疫情或未被报道，或可能根本就没被发现，所以情况很可能被低估了。麻疹、风疹、水痘、脑膜炎球菌性脑膜炎、甲型肝炎、军团病、呼吸道和胃肠道疾病等，在乘船旅客中的暴发疫情均已见报道，这些疫情之所以受到关注，是因为它们有导致严重健康问题的潜在可能，并且增加了运营成本。而近年来，流感和诺如病毒（norovirus）感染的暴发流行已成为邮轮业的公共卫生挑战。

2.2.1 感染性疾病

胃肠道疾病

大多数监测到的邮轮相关胃肠道疾病的爆发都涉及船上的食物和水。导致疫情暴发的因素包括：舱储水受到污染、水消毒不达标、饮用水被船舶污水污染、饮用水储水舱设计施工不合理、食物处理、准备和烹饪不足以及在厨房里使用海水。

疫情暴发涉及的最常见病原体是诺如病毒。症状常表现为急发的呕吐和/或腹泻，可伴发烧、腹部绞痛和不适。病毒通过食物或水播散，或者直接人传人；它具有高度传染性，一艘邮轮上暴发疫情时，超过 80% 的旅客可能都会受感染。为了防止或减少诺如病毒导致的胃肠道疾病暴发，许多船舶现在强化了饮食卫生措施和表面消毒，越来越多的船舶在重点部位配置洗手消毒液并要求旅客和船员使用。有些邮轮公司要求船上医疗中心隔离有消化道症状的旅客，直至症状消失后 24 小时，还有些船舶将无症状的接触者也隔离 24 小时。

流感和其他呼吸道感染

呼吸道感染也是邮轮旅客的常见病。来自季节性流感病毒流行地区的旅行者可能会将病毒带入没有季节性流感病毒的地区。为旅客服务的船员可能会成为流感宿主并传染给下一航次邮轮上的旅客。

军团病

军团病（又名退伍军人症）是一种可致命的肺炎，1976 年首次发现。本病通常由吸入军团菌感染肺部深处引起。军团菌可以在微小的水滴（气溶胶）或飞沫（水蒸发后留下的颗粒）中存活。过去 30 年间，与船舶相关的军团病事件超过 50 多起，涉及 200 多例病人。例如，1994 年在一艘邮轮上暴发的军团病传播到其他九艘邮轮上导致 50 多名旅客感染，1 例死亡。该次疫情与船上的漩涡水疗（SPA）有关。其他传染源与饮用水供应和在港口逗留期间的暴露有关。

适当的消毒、过滤和良好的水源储存以及科学设计供排水系统是预防和控制该病的关键。船上对 SPA 定期清洗和消毒可减少军团病的风险。

其他感染性疾病

已发生的水痘和风疹疫情凸显了旅行者及时接受常规预防接种的重要性。许多邮轮公司现在都要求他们的船员接种水痘和风疹疫苗。

2.2.2　非感染性疾病

由于温度和气候变化、饮食和活动改变，邮轮旅客（尤其是老年人）原有慢性疾病可能会恶化。邮轮上最常见的死亡原因是心血管疾病。晕船也可发生，尤其是在小型船舶上。外伤和牙科急症也常有报道。

2.2.3　预防措施

邮轮旅客和船员患感染性和非感染性疾病的风险难以量化，因为邮轮航行范围大，目的地多变，且可用的数据不足。一般来说，邮轮旅行者应：

- 在登轮前就预防措施和预防接种情况咨询他们的保健人员、医生或旅行医学专家，特别应考虑到：
  —个人健康状况，旅行持续时间，要访问的国家和可能上岸进行的活动
  —根据年龄接受适用的常规预防接种
  —无论哪个季节，优先考虑流感疫苗接种预防，属于年度流感疫苗接种常规推荐群组的旅行者（见第6章）尤其应考虑接种，然后再讨论提供流感治疗或预防处方药物的必要性
  —针对行程中每个国家，考虑预防接种和其他疾病预防（例如疟疾预防）的推荐建议
  —带备晕船药，特别对容易晕船的人
- 看牙医，确保口腔健康无病
- 考虑购买一个专门的健康保险，以防行程取消、额外的医疗费用和/或必要时的医疗遣返
- 急病发作时不应登轮
- 携带所有处方药并用原始包装或容器，附带医生的证明（见第1章）
- 常洗手，无论是用肥皂和水或使用含酒精的洗手液
- 在船上腹泻或高烧时不要自己服药，要立即报告船上的医疗服务部门

（徐翙飞 译　张敏 校）

扩展阅读

航空旅行

General information related to air travel may be found on the web site of the International Civil Aviation Organization (http://www.icao.int).

Medical Guidelines Task Force. *Medical guidelines for airline travel*, 2nd ed. Alexandria, VA, Aerospace Medical Association, 2003 (available at http://www.asma.org/pdf/publications/medguid.pdf).

Mendis S, Yach D, Alwan Al. Air travel and venous thromboembolism. *Bulletin of the World Health Organization*, 2002, 80(5):403–406.

Summary of SARS and air travel. Geneva, World Health Organization, 23 May 2003 (available at http://www.who.int/csr/sars/travel/airtravel/en/).

The impact of flying on passenger health: a guide for healthcare professionals, London, British Medical Association, Board of Science and Education, 2004 (available at http://www.bma. org.uk/health_promotion_ethics/transport/Flying.jsp).

Tourism highlights: 2006 edition. Madrid, World Tourism Organization, 2006 (available at http://www.unwto.org/facts/menu.html).

Tuberculosis and air travel: guidelines for prevention and control, 3rd ed. Geneva, World Health Organization, 2008 (WHO/HTM/TB/2008.399) (available at http://www.who.int/tb/publications/2008/WHO_HTM_TB_2008.399_eng.pdf).

WHO Research into global hazards of travel (WRIGHT) project: final report of phase I. Geneva, World Health Organization, 2007 (available at http://www.who.int/cardiovascular_diseases/wright_project/phase1_report/en/index.html).

航海旅行

American College of Emergency Physicians: http://www.acep.org/ACEPmembership.aspx?id=24928

International Council of Cruise Lines: http://www.cruising.org/index2.cfm

International Maritime Health Association: http://www.imha.net

Miller JM et al. Cruise ships: high-risk passengers and the global spread of new influenza viruses. *Clinical Infectious Diseases*, 2000, 31:433–438.

Nikolic N et al. Acute gastroenteritis at sea and outbreaks associated with cruises. In: Ericsson CD, DuPont HL, Steffen R, eds. *Traveller's diarrhea.* Hamilton, BC Decker Inc., 2008:136–143.

Sherman CR. Motion sickness: review of causes and preventive strategies. *Journal of Travel Medicine*, 2002, 9:251–256.

Ship sanitation and health. Geneva, World Health organization, February 2002 (available at: http://www.who.int/mediacentre/factsheets/fs269/en/).

Smith A. Cruise ship medicine. In: Dawood R, ed. *Travellers' health.* Oxford, Oxford University Press, 2002:277–289.

WHO International medical guide for ships: including the ship's medicine chest, 3rd ed. Geneva, World Health Organization, 2007.

3

危害健康的环境因素

　　旅行者常会经历环境突变，而这些变化很可能会导致健康危害。旅行活动可能涉及的重大环境变化包括：海拔高度、温度和湿度的变化，暴露于不同的微生物、动物和昆虫。采取一些简单的预防措施可使这些环境突变所致的负面影响降到最低。

3.1　海拔高度变化

　　海拔高度的增加将导致大气压降低，氧气分压也将随之降低，从而导致缺氧。位于海拔 2500 米的科罗拉多州比海平面的氧分压低26％，在玻利维亚的拉巴斯州（海拔 4000 米）的氧分压则较海平面低 41％。机体对于高度变化的强大压力，往往需要至少几天的时间来适应，而可适应范围也会受到身体条件特别是肺部疾病的限制。适应的关键环节是通过增加通气以使更多氧气进入肺泡中，这一机制在1500 米高度启动。即便已成功适应，（因为持续的获氧困难）旅行者仍会经历睡眠障碍。

　　缺氧超过机体适应能力时就会引致高山病（HAI）。高山病可在2100 米以上的任何地方发生，但最常见于2750 米以上地区。在科罗拉多滑雪场，据就寝的不同高度，高山病的发生率为 15％～40％。高山病的易感性主要与遗传基因相关，但快速爬升和选择较高处就寝往往是促发因素，年龄、性别和身体素质与发病关系不大。

　　高山病的疾病谱包括：常见的急性高原反应（AMS），偶发的肺水肿和更为罕见的脑水肿。后两种情况虽然较少发生，但却能致死。急性高原反应可于登高后 1～12 小时发生，首发症状为头痛，继而可有厌食、恶心、失眠和疲倦困乏。这些症状多数于 24～48 小时内自

32

然缓解，或通过供给氧气、镇痛药及止吐药物得以改善。一种针对高山病的有效的预防用药方案是：乙酰唑胺，每天总量为每公斤体重 5毫克，分次服用；从登高前 1 天开始服用，至到达高度后的最初 2天。有磺胺药物过敏史者不能使用乙酰唑胺。

对于前往高海拔地区的旅行，只有很少情况属于禁忌，它们是：不稳定型心绞痛、肺动脉高压、重度慢性阻塞性肺病（COPD）和镰状细胞贫血。稳定的冠心病、高血压、糖尿病、哮喘或轻度慢性阻塞性肺病的患者、孕妇等，一般均能耐受高原旅行，但可能需要做病情监测。便携式和固定式供氧装置是大多数高海拔度假胜地的常备设备，用于消除缺氧负荷及任何高原暴露所激发的潜在危险。

尚未适应高海拔的旅行者之注意事项

- 如果可能的话，应避免安排一天旅程，即一天就爬到海拔超过 2750 米的高度并在此高度睡觉。建议合理安排旅程，应至少在 2000～2500 米高度逗留一夜，以防急性高山病
- 在到达高原的第一个 24 小时，避免过度劳累和饮酒，并应增加饮水量
- 如果难以避免须直接到海拔超过 2750 米的高度睡觉，应考虑使用乙酰唑胺进行药物预防。在急性高山病发作早期使用乙酰唑胺仍然有效
- 计划在高海拔地区攀登或跋涉的旅行者需要一段时间逐步适应
- 存在心血管或肺部基础疾病的旅行者，应在出发去往高海拔地区前进行医疗咨询
- 在高海拔地区，有下列症状的旅行者应尽早就医：
  — 急性高山病的症状严重或持续时间超过 2 天
  — 进行性呼吸困难、咳嗽和疲劳
  — 共济失调或精神状态改变

3.2 炎热及潮湿

温度和湿度的骤变可能对机体产生危害。暴露于高温可导致机体失水和失去电解质（盐）进而发展成热衰竭和热（日）射病。除非刻意适当补液，不然干热环境中脱水很容易发生。在食物或饮料中加入些许食盐（除非有个体禁忌）可以预防轻度中暑，在热适应过程中尤其如此。

轻度中暑状态或大量出汗以后，进食含盐食物或饮料可以帮助补充电解质。旅行者须足量饮水以维持正常尿量；老年旅行者在炎热环境中应特别注意增加饮水，因为口渴反射随年龄增长而减弱；应确保婴幼儿足量饮水以免出现脱水现象。

炎热环境可以导致皮肤刺痒（痱子）。足癣（脚气）等皮肤真菌感染也常在炎热潮湿环境下加剧。每天用肥皂洗澡、穿着宽松棉织服装、并在易感部位使用爽身粉，可以阻止感染的发展和传播。

暴露于炎热、干燥、粉尘环境可致呼吸道和眼部的激惹和感染。应避免使用隐形眼镜以防眼部疾患。

3.3 太阳紫外线

日光中的紫外线（UV）包括 UVA（波长 315～400 纳米）和 UVB（波长 280～315 纳米），两者均可对皮肤和眼睛造成伤害。紫外线造成皮肤损害的程度一般用"全球日照紫外指数"表示，该指数描述地球表面日照紫外线强度，数值从 0 开始，数值越高表示对皮肤和眼睛造成损害的可能性越大，造成损害所需的时间越短。指数的数值表示不同的暴露类别，数值大于 10 表示为"极度"。通常越靠近赤道数值越大。UVB 在夏季及正午前后的 4 小时内尤为强烈；紫外线可穿透 1 米或 1 米以上清澈的水；海拔每增高 300 米紫外线辐射约增加 5%。

以下是太阳紫外线所致的不良反应：

- 暴露于紫外线，特别是 UVB，可以发生严重的可致皮肤衰变的灼伤，尤其是浅肤色人群
- 眼部暴露可导致急性角膜炎（"雪盲症"），长期损害可致白内障
- 暴露于日光可能导致日光性皮炎——一种由光照引起的皮肤荨麻疹，暴露部位出现皮肤发红、瘙痒等症状。暴露于日光几分钟就可发生日光性皮炎，病症持续时间一般不长
- 皮肤的长期不良反应包括：
  —由 UVB 所致的皮肤癌变（多种皮肤癌和黑色素瘤）
  —UVA 比 UVB 更具有穿透力，可达皮肤深层并加速皮肤老化
- 许多药物可导致皮肤不良反应，由光敏反应进而产生光毒性或光敏性皮炎。例如一些抗生素、口服避孕药和一些防疟药都可因暴露于日光而引起皮肤不良反应。光毒性接触反应通常由局部外用产品引发，例如，香水、香柠檬油或柑橘油等物质
- 阳光暴露有可能抑制免疫系统，增加感染危险，限制预防接种效果

预防
- 避免在紫外线最强烈的中午时段暴露于日光中
- 穿着能遮蔽手臂和腿部的衣物（衣物遮蔽皮肤对紫外线的防护效果比防晒霜好得多）
- 佩戴包围式紫外线防护眼镜，并配以宽边太阳帽
- 对不受衣物保护的暴露部位，使用防晒因子大于 15 的（SPF15＋）的广谱防晒霜，并经常重复涂抹
- 对儿童和婴儿应格外注意防护
- 妇女妊娠期间应避免日光暴露
- 在水里和雪地里应采取措施避免过度的日光暴露
- 核实所服用的药物不会影响机体对紫外线的敏感度
- 如果既往曾发生过皮肤不良反应，应避免日光暴露并避免使用任何可引起该不良反应的制剂

3.4　食源性和水源性健康风险

　　许多重要的感染性疾病（例如：弯曲菌病、霍乱、隐孢子虫病、环孢子虫病、贾第虫病、甲型病毒性肝炎、戊型病毒性肝炎、李斯特菌病、沙门菌病、志贺菌病、伤寒）是由污染的水和食物传播的，有关这些疾病以及其他与旅行者相关的特殊感染性疾病的信息将在第5章和第6章介绍。

3.5　旅行者腹泻

　　旅行者腹泻是一种与受污染的食物或水相关的临床综合征，发生于旅程中或旅行后的短期内。在旅行者所能遭遇的健康问题中，该病是最常见的。根据滞留时间的长短，在高危地区可能导致多达80％的旅行者受染。旅行者腹泻最常累及那些从个人及环境卫生标准较高地区去往相对落后地区的人群。腹泻可伴随恶心、呕吐、腹痛和发热。多种细菌、病毒和寄生虫均可导致旅行者腹泻，而细菌是最常见的致病因素。

　　食物、饮料和饮用水的安全性取决于其生产、制备和运输环节的卫生控制。在个人卫生和环境卫生标准均较低，且对食物、饮料和饮用水作安全监控的基础设施较差的国家和地区，感染旅行者腹泻的危险度较高。为使食源性和水源性感染的风险降到最低，旅行者在这些国家应谨慎对待所有的食物和饮料，即便是在高档的酒店和餐厅也应如此。虽说一般在贫穷国家风险较大，但任何国家都可能存在卫生较差的地方。另一个潜在的水源性感染的途径是污染的休闲水体（详见下一节）。

　　高危人群，例如：婴幼儿、老年人、孕妇和免疫缺陷者，应格外注意避免污染的水和食物，以及不安全的休闲水体。

腹泻的治疗

大多数腹泻都是自限性的，一般几天内康复，重要的是要防止脱水，尤其是儿童。一旦发生腹泻应保持饮用安全的水（例如瓶装水、煮沸过的水或者消毒过的水）。母乳喂养不应中断。如果出现中度至重度的腹泻，应使用口服补液盐（ORS）溶液，尤其是老人和儿童。

口服补液盐用量

2 岁以下幼儿	每次稀便后，补液 1/4～1/2 杯（50～100 毫升），可多至大约每天 0.5 升。
2～9 岁	每次稀便后，1/2～1 杯（100～200 毫升），可多至大约每天 1 升。
10 岁及以上病人	每次稀便后，可根据自身感觉需要量饮用，可多至大约每天 2 升。

如果没有现成的口服补液盐（ORS）制剂，可将 6 平茶匙糖加 1 平茶匙盐加入 1 升安全饮用水中以替代之，用量与口服补液盐相同（1 平茶匙约相当于 5 毫升）。

在世界上多数地方，抗生素例如氟喹诺酮类（环丙沙星或左氧氟沙星）可作为经验性治疗药物，可使病程缩短至 1 天左右。然而对氟喹诺酮类抗生素的耐药性逐渐增加，特别是弯曲杆菌菌株，因此在某些地区特别是亚洲，氟喹诺酮类抗生素治疗旅行者腹泻的疗效可能降低。这种情况下，治疗可以用阿奇霉素替代。阿奇霉素是治疗儿童和孕妇腹泻的一线药物。当旅行者需要紧急控制腹泻症状时，可以辅助用一些止泄药物，例如洛哌丁胺等。但是，这类抑制肠蠕动的药物禁用于 3 岁以下幼儿，一般也不推荐 12 岁以下儿童使用。

是否使用抗生素作为预防性用药，一直是有争议的。对于那些更为易感的旅行者，例如胃酸缺乏者或小肠病变以及从事重要任务的人员，预防性用药仍具使用价值。类似洛哌丁胺等止泻药，禁止作为预防药。如果腹泻导致严重脱水或经验性治疗持续 3 天仍无效，腹泻间隔时间很短且大便呈水样，或伴随血便，或反复呕吐，或发热，都应及时就医。

如果出现严重症状，提示所患疾病非旅行者腹泻，应尽快就医。

3.6 休闲水体

利用海边水域、湖泊和河流从事锻炼或休闲活动均对健康有益，然而也存在一些与休闲水体相关的健康危害因子，主要如下：

- 溺水和意外伤害（见第 4 章）
- 生理性因素：
  —骤冷，引发昏迷和死亡
  —骤热，引发抽筋和心脏停搏
  —突然暴露于高热和太阳光紫外线：轻度中暑、晒伤和日射病
  —长期暴露于日光（皮肤癌、白内障）
- 感染：
  —吞入、吸入或接触致病性细菌、真菌、寄生虫或病毒
  —被蚊子或其他感染性疾病媒介昆虫叮咬
- 中毒：
  —吞入、吸入或接触化学污染的水，包括漂浮油膜
  —有毒生物的叮咬
  —吞入、吸入或接触含有毒浮游生物的浪花

3.6.1 低温暴露：低温浸泡

落入低温水中的主要死因是寒冷而不是溺水。一旦体温下降达到低体温状态，可出现意识模糊进而意识丧失，头部自然没入水中导致溺亡。如果穿着救生衣，可使落水者头部露出水面，虽可免于溺亡，但随之而来的低体温性心脏停搏仍可导致死亡。所以保暖的穿着与救生衣一样重要，可明显延长生存时间。儿童特别是男孩，比成人脂肪少，在凉水或冷水中体温散失会更快。

在低温（5℃或更低）水中游泳是非常困难的，对于水性好的游泳者，如果不穿救生衣，即便是打算游很短的距离也可能突发溺水。

因此，乘坐小艇时应始终穿着救生衣或佩戴其他浮水设备。

空腹或运动后饮用酒精，即使很少量，也容易引发低血糖。酒精可引起思维混乱和定向力障碍，并且在低温环境中可导致体温迅速下降。除非饮酒的同时进食足够量其他食物，否则，少量酒精就可对长距离游泳、划船及其他大运动量且长时间的水上运动产生极大危害。

切忌在溜冰和钓鱼等冬季水上运动时全身浸入水中。意外落入冰水或接近冰点的冷水中是极其危险的，对于儿童和大多数成年人而言，半数浸泡致死时间短于 30 分钟（落水后死亡时间）。对于浸泡所致的低体温患者，尽快治疗使其体温恢复比其他任何后续措施都重要。热水浴（水温以手可以承受的温度为上限）是最有效的措施。对于溺水后出现心脏停搏和呼吸停止的患者，应立即给予胸外心脏按压和人工呼吸。对于心脏没有停搏的患者不应施用胸外心脏按压。所有发生呛水的患者，都应送入医院筛查是否存在肺部并发症。

3.6.2 感染

在沿海水域，吞入、吸（呛）入或接触病原微生物可导致感染，这些微生物可以自然存在，也可能由用水的人或动物带入，甚至是因粪便污染所致。旅行者被感染最常见的后果是腹泻性疾病、急性发热性呼吸系统疾病和耳部感染。皮肤被珊瑚礁擦伤的同时常接触到活珊瑚有机体，随后就会发生严重的皮肤感染。

淡水中的钩端螺旋体来自染疫啮齿类动物的尿液，通过破损的皮肤和黏膜感染人类。在血吸虫病流行地区游泳或涉水时，幼虫可钻透皮肤进入人体导致感染（见第 5 章）。

如果泳池或水疗场所对水的消毒处理不正确也可导致感染。接触疫水还可导致腹泻、胃肠炎和咽喉炎。适当的加氯处理和施用其他消毒剂可抑制水中大多数细菌和病毒繁殖。然而，大量贾第鞭毛虫和隐孢子虫一旦被染疫个体排放到水中，对常规的水消毒处理方法高度耐受，只可通过臭氧灭活或过滤装置灭活之。

水疗中心或冲浪浴缸的污染可导致军团菌和绿脓杆菌的感染。其他与水疗中心相关的疾病还有：外耳道炎、尿路感染、呼吸道炎症、外伤感染和角膜炎等。

人与人直接接触，或接触泳池和水疗中心被污染的表面，都有可能传播病毒，并引起传染性软疣和皮肤乳头状瘤（疣）。头发、指甲和皮肤的真菌感染，特别是足癣（脚气），也以类似的方式传播。

3.6.3 预防措施

- 在所有的休闲水体均遵守安全行为准则（见第 4 章）
- 遵守所有公布的规定
- 在休闲水体活动前或活动时不饮酒
- 对在休闲水体活动的儿童，监护人员须在附近持续监护
- 在水疗和桑拿时应避免极端温度，尤其是那些有基础疾病的患者及孕妇和儿童
- 避免接触疫水和不洁的沙或土壤
- 对珊瑚剐蹭伤进行消毒处理
- 避免吞咽任何水
- 须求问当地人关于潜在的危险水生动物的信息
- 在海滩、河岸及泥泞滩涂上行走时须始终穿鞋

3.7 动物和昆虫

3.7.1 哺乳动物

非家养动物习惯于躲避人类，在没有受到激惹的情况下多数不会主动攻击人类。然而有一些大型食肉动物比较具有侵略性，可能会主动攻击。罹患狂犬病的动物往往比较具有攻击性，在未受激惹的情况下也会有攻击行为。野生动物的攻击行为可因领地受侵犯而激发，特别是护幼期间。动物撕咬既可造成严重创伤也可传播疾病。

狂犬病是动物咬伤所致的最重要的传染性健康危害。在许多发展中国家，狂犬病主要由犬咬传播，而其他哺乳动物也能感染狂犬病病毒。一旦被动物咬伤，应立即用消毒液或肥皂或洗涤剂和水对伤口进行彻底清洗，应从医生或兽医处了解当地感染狂犬病的风险程度，如

40

果确实存在风险，应对伤者实施狂犬病的暴露后免疫，并接种免疫球蛋白（见第5章）。动物咬伤后，同样推荐加强接种一剂破伤风类毒素疫苗。

如果旅行者存在狂犬病的暴露风险可推荐实施暴露前免疫（见第6章）。暴露前免疫并不能省去咬伤后的医学处理，但可以减少暴露后疫苗接种次数。

预防措施

- 在有狂犬病发生的地区，避免直接接触家养动物；避免接触所有野生的和捕获的动物
- 避免所有惊吓、恐吓或威胁动物的行为
- 确保孩子不靠近、不触摸、不刺激任何动物
- 动物咬伤后，须立即处理，用干净水、消毒剂或肥皂彻底清洗伤口并就医
- 如果预计行程中存在狂犬病暴露的重大风险，应在出发前接受医疗咨询

对于有伴随动物的旅行者，应该意识到犬类（在有些国家还包括猫类）必须接种过狂犬病疫苗才能顺利过境，许多非狂犬病染疫国还有一些附加要求，所以在带动物出国之前，应了解目的国及过境国的相关管理规定。

3.7.2 蛇、蝎子和蜘蛛

前往热带、亚热带和沙漠地区的旅行者，应意识到毒蛇、蝎子和蜘蛛存在的可能性。应求问当地人关于旅行地的这类风险的信息。大多数有毒物种通常在夜间更活跃。

来自蛇咬、蜘蛛叮和蝎子蜇的毒素，除造成患部邻近组织损害外，还会具有其他毒性作用。神经毒素存在于陆生及水生蛇类毒液中，也常常存在于蜘蛛和蝎子毒液中。神经毒素引起虚弱和麻痹；毒液接触眼睛可致严重伤害，甚至失明；大多数毒液影响凝血功能，可致大出血和血压下降；一些蜘蛛的绒毛上也有毒素，例如狼蛛，一旦

接触皮肤，可致强烈刺痛。

　　毒蛇、蝎子和蜘蛛中毒属于医疗急症，须紧急处置。应将患者尽快移送至最近的医疗机构，急救措施包括用夹板和托架制动患肢，但不应太紧。用绷带捆扎以防毒素播散及局部坏死范围扩大。然而如果咬伤部位局部肿胀和组织坏死已然发生，则不应继续捆扎。其他传统急救措施（切开、吮吸、止血带捆扎和挤压）都是有害的，不应使用。

　　是否使用抗毒素，只有具有资质的医疗人员才能决定。抗毒素制剂须在医疗机构内使用，而且，须确定制剂的抗毒谱能对抗施咬动物的毒素后才予使用。

预防措施

- 求问当地人本地可能存在的各种毒蛇、蝎子和蜘蛛的情况
- 避免在可能存在毒蛇、蝎子和蜘蛛的地方赤脚或穿裸露脚趾的凉鞋行走，应穿着靴子或单鞋和长裤
- 避免手或脚伸入可能藏有蛇类、蝎子或蜘蛛的地方
- 夜间外出须格外谨慎
- 在穿衣和穿鞋之前，检查一下是否有潜伏的蛇类、蝎子和蜘蛛。睡在蚊帐里

3.7.3　水生动物

　　游泳者和潜水者可能被各种水生动物咬伤，包括：康吉鳗、海鳝、水虎鱼、海豹和鲨鱼。他们也可能被各种水生动物叮刺，包括：有毒的腔肠类水母、火珊瑚、海葵、黄貂鱼、鲈鱼、鲉鱼、石头鱼和其他一些无脊椎水生动物。鳄鱼袭击可造成严重且常常致命的损伤，在许多热带国家包括北澳洲热带地区，这些杀手栖居于河流及入海口。遭遇危险水生生物侵害的原因如下：

　　—洗澡或趟水时接触有毒生物

　　—踏中有毒刺的动物

　　—海滩探寻时，捡拾有毒生物

　　—游泳或在水边时侵入大型动物领地

—在大型动物的捕食水域游泳

—干扰或激惹危险的水生动物

预防措施

- 询问当地人活动区内是否存在危险水生动物
- 避免激发食肉动物的攻击行为
- 在海滩或水边行走时穿鞋子或凉鞋
- 避免接触水母。不论是水里活着的，还是死在海滩上的，都别触碰
- 在一年中的任何时段都不要在鳄鱼出没的水域步行、趟水或游泳
- 被有毒动物叮咬后应寻求医疗指导

治疗

治疗水生动物刺咬中毒，须根据创面情况及局部皮肤反应（如皮疹）而定。若被多刺鱼刺伤，需要在热水中浸泡，将刺拔出，仔细清洗伤口并用抗生素治疗（被石鱼所伤，还需使用抗毒血清）。如果被章鱼或海胆刺伤，治疗基本上相同，但不需要热水浸泡。出现皮疹或长线状损伤，应考虑腔肠动物所致。治疗主要用5％乙酸，局部洗擦除污，并用皮质激素（箱形水母海黄蜂所致的损伤，须用抗毒血清），对可能发生的后遗症，应适时随访。

3.7.4 昆虫和其他疾病媒介

媒介在许多感染性疾病的传播中发挥了重要作用。许多媒介是吸血昆虫，它们在吸血时可从染疫宿主（人或动物）摄取致病微生物，并在下一次吸血时注入新的宿主。蚊子是重要的病媒昆虫，也有一些疾病可由吸血蝇传播。此外，蜱和某些水生螺也是中间宿主并参与疾病的传播。主要媒介以及它们传播的主要疾病见表3.1，疾病信息及特定的预防措施将在第5、第6、第7章中详细介绍。

表 3.1　主要的病媒及其传播的疾病[a]

媒介	传播的主要疾病
水生螺	血吸虫病
黑蝇（蚋）	河盲症（盘尾丝虫病）
跳蚤	鼠疫（跳蚤传染，由鼠到人类）
	立克次体病
蚊子	
伊蚊	登革热
	裂谷热
	黄热病
	基孔肯雅热
按蚊	淋巴丝虫病
	疟疾
库蚊	流行性乙型脑炎（日本脑炎）
	淋巴丝虫病
	西尼罗热
白蛉	利什曼病
	白蛉热
蜱	克里米亚-刚果出血热
	莱姆病
	回归热（包柔螺旋体病）
	立克次体病包括斑疹伤寒和 Q 热
	蜱媒脑炎
	兔热病
锥虫	恰加斯病（美洲锥虫病）
采采蝇	昏睡病（非洲锥虫病）

[a]基于广泛的研究，绝对没有发现昆虫可以传播艾滋病病毒的证据

　　水在大多数媒介的生命周期中起着关键的作用。因为雨水与媒介的繁殖场所具有相关性，所以许多虫媒疾病的传播是季节性的。温度也是一个关键因素，它限制了媒介分布的海拔高度和纬度。

在城市中心特别是睡在空调房里的旅行者们接触到虫媒疾病的风险通常较低，但他们却有可能暴露于登革热的传播媒介，这是因为此病媒常见于热带国家的城市中心，且大多在白天叮人。前往农村地区或卫生标准较低地区的旅行者，暴露于疾病媒介的风险相对较高，个人防护显得尤为重要。傍晚或夜间的户外活动可能会增加暴露于疟疾媒介的风险。

防媒介措施

旅行者如何防蚊和其他病媒，概述如下。

驱虫剂 是用于外露的皮肤或衣服的化学物质，作用是阻断人与媒介的接触。驱虫剂的有效成分只能驱离昆虫，不能杀死它们。所选驱虫剂须含有 DEET（N，N-二乙基-3-甲苯甲酰胺）、驱蚊酯（丁基乙酰氨基丙酸乙酯）或埃卡瑞丁（2-（2-羟乙基）哌啶-1-羧酸仲丁酯）。应在昆虫叮咬时段施用驱虫剂防护，使用时应注意避免接触黏膜，也不应喷在脸上，应避开眼皮或嘴唇，避开敏感、晒伤或受损的皮肤或深层皮肤皱褶。施用驱蚊剂后必须洗手。一般每3~4小时后须重复施用，在炎热潮湿大量出汗的环境下更须及时重复施用。用于衣物服装的产品效果持续时间较长，应当遵循产品说明书，以避免损坏某些服装面料；应严格遵守驱虫剂制造商的使用说明，不得超过剂量，对幼儿和孕妇尤其如此。

蚊帐 是睡觉时个人防蚊的极好手段。有选用于篮网吊床、婴儿床、小床等各种规格的蚊帐。蚊帐下沿应塞入床垫下，并确保没有撕破且里面没有蚊子。蚊帐应该是强韧的，网眼尺寸不大于1.5毫米。经杀虫剂预处理或未经处理的蚊帐都可用，但处理过的蚊帐防蚊效果明显增加，只不过对最常用杀虫剂除虫菊酯的耐药性已日渐明显。预处理蚊帐可以在市场上买到。

蚊香 是气雾型杀虫剂众所熟知的最好代表，通常用拟除虫菊酯作为活性成分。电蚊香片是一种需要电力的更为复杂的产品，杀虫剂垫放在电热格架上，导致杀虫剂蒸发。电池驱动的挥发器也是可选产品。如果有必要可于日间活动时使用这种装置。

喷雾剂 用以杀灭飞虫，能快速有效地击倒和杀灭。睡前应在室内休息区喷洒。杀虫剂喷洒房间，将有助于除灭昆虫，但效果可能是短暂的。建议睡前喷洒，并结合使用蚊香或蚊帐。用于杀灭爬行昆虫（如蟑螂和蚂蚁）的喷雾剂，应在这些昆虫可能爬经的表面上喷洒。

防护服 可在一天中虫媒活跃时段使用。材料的厚度是关键。驱虫剂用于服装比用在皮肤上效果更持久。用氯菊酯或醚菊酯处理过的服装，可以额外防护蚊虫隔衣叮咬。蜱和跳蚤出没的地区，应穿着适当的鞋类保护足部，并将裤腿掖入袜子；对服装施用驱虫剂可使防护效果更显著。

在帐篷里露营的旅行者，应组合使用驱虫剂、纱门、纱窗。帐篷的纱门纱窗网眼往往大于 1.5 毫米，所以应配置特别的防蚊纱门纱窗。

纱门、纱窗和纱檐可减少飞虫暴露。应选择有这些设施的地方安排住宿。

只要房间的门窗周围没有空隙，空调是非常有效的防蚊和阻止其他昆虫进入室内的手段。在全空调覆盖的酒店，没有必要在室内采取其他的防护措施。

在血吸虫病疫区，应避免接触湖水、灌溉沟渠水和缓慢流动的溪水等淡水水体。

3.8 肠道寄生虫：对旅行者的危害

旅行者可能面临感染多种肠道寄生虫（蠕虫）的风险，特别是前往热带和亚热带国家。肠道寄生虫感染的风险，来自于低水平的个人和环境卫生所致的土壤、水、食品受人或动物粪便的污染。在一般情况下，临床症状的显现发生于旅程结束一段时间之后，由于症状与旅行目的地的相关性似乎不明显，易致诊断延迟甚至误诊。以下是旅行者可能会暴露的主要肠道蠕虫：

- **钩虫** 人类和犬类钩虫，特别是板口线虫属和钩口线虫属，均可能对旅行者造成危害，易被人类或犬类粪便污染的土壤风险最大。幼虫穿透人类皮肤造成人类感染。治疗方法是口服阿苯达唑或甲苯咪唑。犬钩口线虫可造成特有的皮肤损伤,幼虫在皮下移行,此症可外用噻苯达唑,口服阿苯达唑或伊维菌素等驱蠕虫药治疗。

- **绦虫** 牛带绦虫的感染,是因进食生的或未经煮熟的含有寄生虫幼虫的牛肉;同样,进食生的或未经煮熟的猪肉可感染猪肉绦虫。治疗方法是口服吡喹酮或氯硝柳胺。绦虫携带者通过粪便排出绦虫虫卵,牛和猪摄入人类粪便中的绦虫虫卵而感染绦虫幼虫。人通常是绦虫的终末宿主,但也有可能因进食被粪便污染的食物(摄入猪带绦虫虫卵)而成为中间宿主,这是非常危险的,因为幼虫形式的感染被称为囊虫病,这可能会导致一系列严重疾病。治疗是复杂的,必须在医疗监护下进行。感染细粒棘球绦虫的幼虫会引起包虫病,狗是细粒棘球绦虫成虫的终末宿主,从粪便中排出虫卵,人类因与染疫狗密切接触或进食被染疫狗粪便污染的食物或水而感染。多房棘球蚴所致的泡型包虫病病情更重,其传播途径与包虫病相似,但终末宿主一般是狐狸而不是狗。针对这两种形式的包虫病的治疗方法都较为复杂,需要医疗监护。

- **蛔虫和鞭虫** 肠道蛔虫(线虫)即人蛔虫和毛首鞭形线虫通过土壤传播。含有寄生虫卵的土壤可能污染水果和蔬菜等食物,在没有彻底清洗的情况下进食这些食物就可导致感染。在街头市场徒手处理被疫土污染的食品,用手接触被污染的水都可能造成感染。治疗方法是口服阿苯达唑或甲苯咪唑。

3.9 保障饮食、饮水卫生及避免昆虫叮咬要点

3.9.1 避免不安全食品及饮料的常识

- 避免进食已在室温或常温下放置几个小时的食物,例如:未加盖的自助餐厅食品,街头和海边摊贩食品

- 避免进食未煮熟的食物,可去皮或去壳的水果和蔬菜例外;

避免进食表皮受损的水果

- 避免进食冰块，除非确认其制冰用水是安全的
- 避免进食那些含有生的或未煮熟蛋类的菜肴
- 避免进食来源不可靠的冰淇淋，如：街头小贩卖的冰激凌
- 避免用不安全的水刷牙
- 在鱼类和贝类食品可能存在生物毒素的国家，应在当地咨询求问
- 未经巴氏消毒的（生的）牛奶须煮沸后进食
- 加工食物或进食前，用肥皂和水彻底洗手
- 如果怀疑饮用水的安全性可煮沸后饮用；如果没条件煮沸，可用经过认证的且维护良好的过滤器处理，和/或用消毒剂处理
- 如果制造商提供的瓶装水或软包装冷饮封装完好无损，通常是安全的
- 饮料及彻底煮熟的食物在至少 60℃ 的供应状态下，通常是安全的

3.9.2 如何处理质量可疑的水

- 烧水目测至沸腾并持续 1 分钟以上，是杀死病原体最有效的方法
- 对于清而不浊的水，化学消毒能有效地杀死细菌、病毒和某些原虫（部分例外，如：隐孢子虫）
- 结合氯化消毒和混凝/絮凝（即化学沉淀）作用的产品在杀死细菌和病毒的同时，可以去除大量的原虫
- 对于混浊的水应先沉淀或过滤，清除悬浮固体物质之后，再进行化学消毒
- 便携式终端（POU）水处理装置，如陶瓷、薄膜和碳块的过滤器可去除原虫和一些细菌。选择最合适的过滤孔径是至关重要的。建议使用 1 微米或更小的过滤孔径以确保可以清除清水中的隐孢子虫。一些过滤装置也采用碘浸渍树脂，以提高其效率

- 因为大多数终端水过滤装置不能去除或杀死病毒，所以，建议使用多重方法联合处理用水（如：先过滤后化学消毒），否则过滤后需将水煮沸。而反渗透滤器（滤孔非常细，甚至阻挡了水中溶解的盐类）和超滤装置（滤孔也很细，允许溶解的盐通过，但可阻挡病毒和其他微生物）理论上能去除所有的病原体
- 碳过滤器可以改善口味，可用于碘处理过的水，可以去除多余的碘

3.9.3 媒介防护

- 驱虫剂，例如：驱虫剂含有 DEET（N，N-二乙基-3-甲苯甲酰胺），驱蚊酯（丁基乙酰氨基丙酸乙酯），或埃卡瑞丁（2-（2-羟乙基）哌啶-1-羧酸仲丁酯）
- 蚊帐
- 蚊香、喷雾剂
- 防护服
- 纱窗、纱门
- 空调

（周心 译 周娴 校）

扩展阅读

Addendum to Guidelines for safe recreational water environments, Vol. 1: Coastal and Fresh Waters, Geneva, World Health Organization, 2009 (available at: http://whqlibdoc.who.int/hq/2010/WHO_HSE_WSH_10.04_eng.pdf).

A guide on safe food for travellers. Geneva, World Health Organization, 2007 (available at: http://www.who.int/foodsafety/publications/consumer/travellers/en/index.html).

Bites and stings due to terrestrial and aquatic animals in Europe. *Weekly Epidemiological Record*, 2001, 76:290–298 (available at: http://www.who.int/wer/pdf/2001/wer7638.pdf).

Five keys to safer food. Geneva, World Health Organization, 2001 (available at: http://www.who.int/foodsafety/consumer/5keys/en/index.html)

Foodborne disease: a focus on health education. Geneva, World Health Organization, 2000. (See annex for comprehensive information on 31 foodborne diseases caused by bacteria, viruses and parasites.)

Guidelines for drinking-water quality, incorporating the first and second addenda. Vol. 1: Recommendations, 3rd ed. Geneva, World Health Organization, 2008 (available at: http://www.who.int/water_sanitation_health/dwq/gdwq3rev/en/index.html).

Guidelines for safe recreational water environments. Vol. 1: Coastal and fresh waters. Geneva, World Health Organization, 2003 (available at: http://www.who.int/water_sanitation_health/bathing/srwe1execsum/en/index3.html).

Guidelines for safe recreational water environments. Vol. 2: Swimming pools and similar environments. Geneva, World Health Organization, 2006 (available at: http://www.who.int/water_sanitation_health/bathing/bathing2/en/).

Hackett PH, Roach RC. High-altitude illness. *New England Journal of Medicine*, 2001, 345: 107–114.

How to prepare formula for bottle-feeding at home. World Health Organization, 2007 (available at: http://www.who.int/foodsafety/publications/micro/PIF_Bottle_en.pdf)

How to prepare formula for cup-feeding at home. Geneva, World Health Organization, 2007 (available at: http://www.who.int/foodsafety/publications/micro/PIF_Cup_en.pdf)

Pesticides and their application for the control of vectors and pests of public health importance. Geneva, World Health Organization, 2006 (WHO/CDS/NTD/WHOPES/GCDPP/2006.1) (available at: http://whqlibdoc.who.int/hq/2006/WHO_CDS_NTD_WHOPES_GC-DPP_2006.1_eng.pdf).

Preventing travellers' diarrhoea: how to make drinking-water safe. Geneva, World Health Organization, 2005 (WHO/SDE/WSH/05.07 (available at: http://www.who.int/water_sanitation_health/hygiene/envsan/sdwtravel.pdf).

Rozendaal J. *Vector control: methods for use by individuals and communities.* Geneva, World Health Organization, 1997.

Vectors of diseases: hazards and risks for travellers – Part I. *Weekly Epidemiological Record*, 2001, 76:189–194 (available at: http://www.who.int/wer/pdf/2001/wer7625.pdf).

Vectors of diseases: hazards and risks for travellers – Part II. *Weekly Epidemiological Record*, 2001, 76:201–203 (available at: http://www.who.int/wer/pdf/2001/wer7626.pdf).

Ultraviolet radiation and the INTERSUN Programme: http://www.who.int/uv/en

4

伤害和暴力

目前有数据表明，全球范围内每年因伤害和暴力而死亡的人数正好超过 500 万，同时还有数以亿计的人因此受伤，一些人因此终身致残。遭受暴力或者无意伤害与罹患外来感染性疾病相比，旅行者的暴露风险差不多，但暴力和伤害致死或致伤的风险却更高（参见 http://www.who.int/features/factfiles/injuries/en/上刊载的《伤害和暴力的十个方面》）。旅行者致死的原因中，最常见的是道路交通碰撞。由于外伤救治系统不发达，中低收入国家里道路交通碰撞以及暴力相关的伤害风险最高。其他环境，特别是与游泳、潜水、航行或者其他活动相关的娱乐性水域也存在意外伤害事故。旅行者通过了解危险因素并采取恰当的预防措施，可以减少伤害事故的发生。

4.1 道路交通意外伤害

全球范围内，估计因道路交通碰撞致死的有 130 万人，因此受伤的多达 5000 万人。预测表明，如果不就该问题采取紧急行动，到 2030 年，道路交通事故致死将成为第五大致死因素。

在许多中低收入国家里，交通法规的执行力度不够。与发达国家相比，中低收入国家的交通状况更加复杂，两轮车、三轮车、四轮车、畜力车、其他交通工具，还有行人，共享同一条道路。道路修建的质量不高，维修保养不够，交通标志和信号灯不够，驾驶习惯不好。无论是开车还是步行的旅行者，在路上都应极度注意和小心。

下面是一些实用的预防措施，旅行者可以采用这些措施从而降低卷入交通事故或成为交通碰撞受害人的风险。

预防措施

- 获取到访国家的相关信息，包括交通法规、车辆状况和道路状况
- 租车前要检查轮胎、安全带、备胎、灯光和刹车等设备
- 了解道路上的一些不成文的规矩，如在有些国家，超车前习惯于先鸣笛或者闪大灯
- 有些国家开车的车道与你居住的国家相反，这时你要格外警醒
- 不要酒后驾驶
- 任何时候都不要超速驾驶
- 只要交通工具上有安全带就一定系上
- 不要在不熟悉和没有灯光的路上驾驶
- 不要使用机动自行车、摩托车、两轮车或三轮车
- 小心路上游荡的动物

另外，要在国外开车的旅行者应确保随身携带自己的驾照和国际驾驶许可证，并确定已购买了涵盖伤害医疗救助的保险。

4.2 娱乐水体意外伤害

娱乐水体包括海滩水域、淡水湖、河流、游泳池以及 SPA 池等。通过安全举措和简单的预防措施，可以最大限度地减少娱乐水体相关的伤害事故。

娱乐水体内最重的健康伤害是溺水和冲击伤，尤其是头部和脊柱的伤害。据估计，每年有 30 万例死亡由溺水所致，另有许多非致命性溺水案例，常伴随对健康的终身影响。

个体遭遇潮汐或者激流，被涨潮围困，从船上翻落，被水下物体缠住，在不能漂浮的床垫上睡着然后漂向大海等情况下，可能溺水。泳池或者 SPA 池的溺水或者呛水以及其他伤害，可能发生在靠近排水口处，由于吸力大，拉扯身体的某一部分或者头发从而导致头部没入水中。泳池内溺水可能与意外跌倒或绊倒，水流导致意识丧失有

关。难以看清浊水下的游泳者或物体，更增加了水域内意外的发生。

儿童可在相对浅水区很短时间内溺水，导致儿童溺水的最常见原因是缺少成人看护。在水域内或者在靠近水域处玩耍的儿童，要时刻有成人的看护。

对那些涉水和钓鱼的人而言，溺水也是危险因素。落入寒冷的水中，特别是穿着厚重的衣物时，由于服装妨碍了游泳，很可能导致溺水。

实际水位可能比水上观测到的水位要浅，这使得跳水特别是跃入浅水和/或撞到水底障碍物，成为导致冲击伤的常见原因。头部撞击硬质表面会导致脑部和/或脊柱的损伤，脊柱损伤能致不同程度的下肢或四肢瘫痪。脑部损伤可导致脑震荡、失忆和/或运动功能失调。

成人溺水或冲击伤多与饮酒有关，酒精削弱了判断能力，降低了有效应对意外的能力。

视网膜脱落，能致盲或致几乎失明，该情况多半由从高处跃入水中或者跳到水中其他人的身上导致。

预防措施

- 在所有娱乐水域均需采取安全措施：恰当地使用救生衣；注意并获取当地居民关于潮汐和水流的信息；避开 SPA 池或游泳池的泄水口
- 小孩子在娱乐水域或水边时，即使水域不大，也要确保一直有成人监护
- 在水内或者水边活动前，避免饮酒
- 潜水前要仔细检查水的深度，水体浑浊使水中的游泳者或水下物体难以看清，要避免潜入或者跃入
- 不要从高处跳入水中或跳到水中其他人身上

4.3 人际暴力伤害

人际暴力伤害在许多中低收入国家风险显著。每年约有 60 万起谋杀案中的 90％发生在中低收入国家。每起谋杀案中均有许多受害

者因非致命性伤害而需要医疗救助。隐性暴力伤害或虐待造成身体或精神上的长期影响，使成百上千的受害者行为异常，引发一系列的社会问题。迄今尚无流行病学研究涉及"休假旅行降低了或增加了卷入暴力伤害的概率"这类课题，但有证据显示，这种以休假为目的的旅行实际上使暴力伤害相关的已知因素有所增加，其中包括年轻人酗酒和滥用非法药物。

预防

- 适度饮酒，避免非法药物
- 避免那些可能由言语上升到肢体冲突的争执
- 如果别人的语气或者行为让你感到受威胁，离开现场
- 除非很熟，不要到别人的私人住所或者酒店房间里去
- 日夜警惕可能发生的抢劫
- 不要将珠宝、相机或其他有价值的物品暴露在外，不要随身携带大量现金
- 避免到无人前往的海滩或者其他遥远的区域
- 仅乘坐官方许可的出租车
- 避免夜间驾车，永远不要一个人出游
- 锁好车窗和车门
- 等交通信号灯时要格外警醒
- 在照明良好的地方停车；不要搭载陌生人
- 去偏远地区旅行时，要雇用当地导游/翻译，或者当地司机
- 劫车在一些国家里是公认的风险。如果被武装劫匪劫停，不要试图反抗，要一直把手放在劫匪能看见的地方

扩展阅读

请参考 WHO 网站 http://www.who.int/violence_injury_prevention/en 上刊载的关于暴力和伤害预防的相关信息。

（吕昆仑 译　张敏 校）

5

对旅行者具有潜在风险的
感染性疾病

　　根据旅行目的地的不同，旅行者可能暴露于多种感染性疾病，暴露的种类视所到访地区存在的感染因子而异。旅行者被感染的风险受旅行目的、旅行路线、住宿条件、卫生状况以及旅行者的行为方式等因素的影响。在一些情况下，通过实施预防接种可以达到预防疾病的目的，但对另外一些感染性疾病，包括一些非常重要、非常危险的疾病，目前则缺乏有效的疫苗。

　　通过采取一些常规的预防措施，可显著降低旅行者暴露于感染因子的风险；对于到访可能存在显著暴露风险的地区的旅行者，无论他（她）是否已实施了疫苗接种或预防用药，都应当随时采取这类措施。

5.1　传播模式和常规预防措施

　　以下内容主要论及不同感染性疾病的传播模式及其相应的常规预防措施。

5.1.1　食源性疾病及介水感染性疾病

　　食源性疾病及介水感染性疾病*主要通过摄入被污染的食品或饮料而传播。旅行过程中摄入食物、饮料或饮用水时注意卫生，并避免接触受污染的休闲娱乐水体（见第 3 章），可显著降低感染这类疾病的风险。可因摄入食物或饮用水而感染的疾病包括旅行者腹泻、甲型肝炎、伤寒和霍乱。

＊注：介水感染性疾病也称经水传播疾病。

5.1.2　虫媒感染性疾病

许多特别严重的感染性疾病是由病媒生物传播的，例如蚊子和蜱。通过采取防止病媒生物叮咬的措施，或在疾病流行区避免与病媒生物接触（见第 3 章），可显著降低感染的风险。这类疾病包括疟疾、黄热病、登革热、流行性乙型脑炎（日本脑炎）、基孔肯雅热、森林脑炎（蜱媒脑炎）等。

5.1.3　人畜共患病

人畜共患病包括多种感染性疾病，人类可因被动物咬啮，接触动物及其被污染的体液或粪便，或摄入动物源性的食品（特别是肉制品及乳制品）而感染。在疾病流行区避免与动物（包括野生的、捕获的或家养的）密切接触可降低感染风险。特别要注意防止小孩接近或触摸动物。这类疾病包括狂犬病、土拉菌病、布氏菌病、钩端螺旋体病及一些病毒性出血热。

5.1.4　性传播疾病

性传播疾病主要通过不安全的性行为进行传播。避免轻率的性行为和没有保护措施的性交，使用安全套可降低感染风险。这类疾病包括乙型肝炎、HIV 感染/艾滋病、梅毒等。

5.1.5　经血液传播的感染性疾病

本类疾病主要通过直接接触被感染的血液或其他体液而传播。避免直接接触血液或其他体液，避免将可能受污染的针头或注射器用于注射或其他需刺破皮肤的医疗或美容过程（包括针灸、穿刺、文身等），以及避免输入不安全的血液（见第 8 章）可降低感染风险。这类疾病包括乙型肝炎、丙型肝炎、HIV 感染/艾滋病、疟疾等。

5.1.6　经空气传播的感染性疾病

空气传播是指直径小于 5 微米的飞沫核散播在空气中并被人体吸

入导致的感染性疾病传播。这种飞沫核是飞沫的水分蒸发之后的残余物，可在空气中悬浮一段时间。这类疾病包括开放性/活动性肺结核、麻疹、水痘、肺鼠疫、军团病、出血热并发肺炎等，医护人员实施气管吸引术的过程中也可能发生本类疾病的传播。

飞沫传播是指体积较大的颗粒（大于5微米）接触易感个体的鼻腔和口腔的黏膜表面或结膜导致的感染性疾病传播。飞沫一般是由受感染的个体在咳嗽、打喷嚏或讲话的时候产生的。经此途径传播的疾病包括白喉、流感、腮腺炎、流行性脑脊髓膜炎、百日咳以及严重急性呼吸综合征（SARS）等。

5.1.7 经土壤传播的疾病

经土壤传播的疾病包括由传染性病原体的休眠体（如孢子）引起的一些疾病，孢子经破溃的皮肤（微小的创口、擦伤等）进入人体导致感染。在可能存在本类感染性疾病流行的地区，采取防止皮肤与土壤直接接触的防护措施有助于降低感染风险。经土壤传播的细菌性疾病包括炭疽和破伤风，一些肠道寄生虫感染如蛔虫病和鞭虫病，也可通过此途径传播，患者可因食入受土壤污染的蔬菜而获得感染，真菌感染可因吸入被污染的尘土所致。

5.2 可对旅行者产生潜在健康风险的特定感染性疾病

旅行者在旅行过程中可能暴露于以下几种主要感染性疾病，其相应的防护措施具体将在下面的篇幅中一并叙述。对旅行者健康威胁最大的感染性疾病之一——疟疾的相关信息见第7章。本章选定的几种感染性疾病主要基于以下标准：

—在全球范围或区域性范围内具有高流行率，对旅行者构成显著风险的疾病

—很严重甚或可危及生命的疾病，即使大多数旅行者的暴露风险很低

—感知风险远大于实际风险，并因此可能引起旅行者不安的疾病
—可由受感染的旅行者传播给其他人，因而具有公共卫生风险的疾病

可用疫苗以及旅行者使用这些疫苗的适用指征等相关信息参见第6章；预防一些疾病的疫苗是在儿童时期常规接种的，包括白喉、麻疹、腮腺炎、风疹、百日咳、脊髓灰质炎及破伤风。关于这几种疾病的建议，以及在之后生命中的其他时期或旅行过程中相应疫苗的使用，在第6章中都有论及，本章不再赘述。

影响旅行者的最常见感染性疾病——旅行者腹泻主要在第3章讨论，这是因为旅行者腹泻虽可由多种不同的食源性或介水性感染因子导致，但其治疗及预防措施本质上是相同的，因此，本病也不作为特异性感染性疾病放在本章。

本章涉及的一些疾病，如布氏菌病、HIV感染/艾滋病、利什曼病以及结核病，其潜伏期一般迁延多变。这些疾病的临床症状可能在旅行归来很长时间之后才出现，在这种情况下，疾病与获得感染的旅行地点之间的关联并不那么容易看清楚。

下列疾病不包括可通过疫苗接种进行预防的疾病（第6章）：

阿米巴病	
病　　因	原虫类寄生虫溶组织内阿米巴感染。
传播途径	粪-口途径传播，包括通过人-人接触直接传播，以及因摄入被粪便污染的食品或饮用水。
疾病特征	临床表现差异较大，可为无症状感染、腹泻和痢疾，也可表现为急性结肠炎、腹膜炎及肠外阿米巴病。 急性阿米巴病可表现出腹泻或痢疾症状，便次多，便量少，经常呈血性便。慢性阿米巴病除了胃肠道症状外，还可伴有疲倦、体重减轻，偶有发热。肠外阿米巴病是阿米巴原虫播散到其他器官所引发的疾病，最常累及肝，引起阿米巴肝脓肿，患者出现发热和右上腹疼痛症状。

| 地理分布 | 呈世界性分布，但以卫生条件差，尤其是处于热带的国家/地区更多见。 |
| 预防措施 | 注意食品及饮用水卫生（见第3章），没有针对性疫苗。 |

广州管圆线虫病

病　　因	广州管圆线虫感染。
传播途径	进食生的或未煮熟的蜗牛或蛞蝓时，寄生于其中的三期幼虫侵入人体，导致疾病传播；进食生的或未煮熟的淡水虾、对虾、螃蟹、青蛙等转续宿主也可能导致传播。
疾病特征	幼虫进入人体后可移行至中枢神经系统，导致嗜酸细胞性脑膜炎。
地理分布	多见于亚洲及太平洋地区，加勒比海地区亦有见报道。受感染的老鼠随船舶在世界各地流动，以及可作为中间宿主的蜗牛的多样性都可能导致流行区域的扩大。
预防措施	注意食品及饮用水卫生（见第3章），特别要注意不吃生的或未煮熟的蜗牛或蛞蝓，还有莴苣菜等其他生的食品。没有针对性疫苗。

炭　疽

病　　因	炭疽菌感染。
传播途径	炭疽主要是一种动物病。临床上最常见的是皮肤炭疽，主要通过接触以受染动物（牛、山羊、绵羊为主）制成的产品获得感染，包括动物皮、羊毛制品；也可因接触含有炭疽孢子的土壤而被感染。
疾病特征	主要发生于食草动物，偶可引起人类的急性感染，通常发生于皮肤，主要通过接触已受染动物制成的产品或被污染的组织，或接触含有炭疽孢子的土壤而被感染。如未及时治疗，感染可侵入局部淋巴结乃至血液中，危及患者生命。

地理分布	世界范围内可见散发的动物病例报道，非洲和中亚地区偶可见疾病暴发流行。
旅行者风险	对绝大多数旅行者而言，风险很低。
疫苗/药物预防	无（现有一种疫苗可用于因职业暴露而具有高度炭疽感染风险的人群，但在绝大多数国家该疫苗尚未上市）。
预防措施	避免直接接触土壤及动物源性的制品（如以动物皮制成的纪念品）。

布氏菌病

病　　因	某些种类的布氏菌属细菌感染。
传播途径	布氏菌病主要是一种动物病。人类感染病例主要源自牛（流产布氏菌）、狗（犬布氏菌）、猪（猪布氏菌）、山羊或绵羊（羊布氏菌）等，通常是因为与受染动物直接接触，或食用未经消毒的牛奶或奶酪而感染。
疾病特征	全身性感染，起病隐匿，可引起持续型或间歇型发热、乏力，未经妥善治疗，可持续数月之久；治疗后症状复发的情况并不少见。
地理分布	在动物间呈世界性分布，最常见于南美、中亚、地中海地区及中东等发展中国家。
旅行者风险	对绝大多数旅行者而言风险很低。对在具有本病传播风险的国家或地区的农村或农业区访问之旅行者，风险可能更高。一些地方在游客中心附近有未经巴氏消毒的奶制品出售，也具有一定的风险。
疫苗/药物预防	无
预防措施	避免食用未经巴氏消毒的牛奶或奶制品；避免直接接触动物，特别是牛、山羊和绵羊。

基孔肯雅热

病　　因	基孔肯雅病毒——甲病毒属病毒（披膜病毒科）感染。

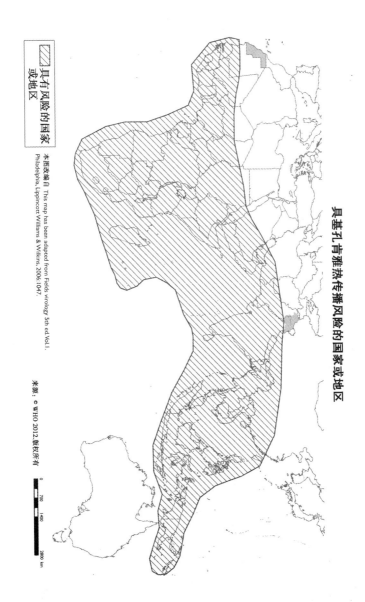

具基孔肯雅热传播风险的国家或地区

具有风险的国家或地区

本图改编自 This map has been adapted from Fields virology 5th ed Vol.1,
Philadelphia, Lippincott Williams & Wilkins, 2006:1047.

来源：© WHO 2012,版权所有

0   700   1400   2800 km

传播途径	基孔肯雅热是由蚊虫传播的病毒性疾病，埃及伊蚊和白纹伊蚊为该病的两种重要蚊媒，他们还可传播登革热。这两类蚊种主要在白天叮咬人，尤以清晨及黄昏时刻最盛。叮咬活动主要发生在室外，但埃及伊蚊也会在室内叮咬人。本病不存在直接的人-人传播。
疾病特征	"基孔肯雅"取自坦桑尼亚南部土语（Kimakonde 语），意思是"变成歪扭的"，描述患者因关节疼痛而弯腰的样子。基孔肯雅热是一种急性发热性疾病，主要表现为骤起的发热和关节疼痛，手、腕、踝、脚等处的关节受影响尤甚。大多数病人在几天内痊愈，但一些病例的关节疼痛症状可持续数周、数月甚至更长。其他一些常见的症状和体征包括肌肉疼痛、头痛、皮疹和白细胞减少。偶可见胃肠道不适或眼部、神经系统、心脏等的并发症。患者被感染后因一般症状轻微而没有察觉，在登革热流行区有时也可被误诊。
地理分布	主要分布在撒哈拉以南非洲、东南亚以及印度次大陆的热带地区，印度洋西南群岛上亦有分布（见地图）。
旅行者风险	在具有本病传播风险的国家和地区，以及正在发生本病流行的地区。
疫苗/药物预防	没有特异性的抗病毒药物，也没有商用疫苗。治疗上以对症治疗为主，尤其是缓解关节疼痛。
预防措施	旅行者在白天和夜晚都应采取措施防止蚊虫叮咬（见第 3 章）。

球孢子菌病

病　　因	球孢子菌属真菌感染。
传播途径	通过吸入灰尘中的真菌分生孢子而感染。
疾病特征	本病临床表现多样，可呈现无症状感染、流感样症状、肺部疾病或播散型疾病。

地理分布	主要分布于美洲地区。
旅行者风险	通常情况下对旅行者的风险较低，施工、挖掘、野外泥地摩托车等活动可增加对灰尘的暴露，从而增加感染风险。
疫苗/药物预防	没有疫苗。
预防措施	减少灰尘暴露的措施可起到保护作用，包括穿戴大小合适的防尘面罩。

登 革 热

病　　因	登革热病毒感染，黄病毒科，共有 4 种血清型。
传播途径	主要由埃及伊蚊叮咬（白日叮咬）传播，不存在直接的人-人传播；在非洲西部和东南亚，猴子也是贮存宿主。
疾病特征	登革热有 3 种临床类型： 登革热为急性发热性疾病，表现为骤起发热，随后出现全身症状，有时可见皮肤斑疹。由于患者可出现严重的肌肉、关节、骨的疼痛症状，该病也被称为“骨痛热”，有些患者还可出现眼球后疼痛（眶后痛）。热型可呈现为双相型（即出现两次或两波分隔的发热）。大多数病人可在发病几天后痊愈。 登革出血热表现为骤起高热，随后因血小板降低、血管通透性升高及出血倾向而出现其他症状。 仅有一小部分的病例会并发登革休克综合征，患者出现严重低血压，需要采取紧急治疗措施以纠正循环血容量低下。如果缺乏适当的院内治疗，40%～50% 的病例可最终死亡。反之，如果由有经验的医生和护士及时进行治疗和护理，病死率可降低到 1% 甚至更低。
地理分布	登革热广泛分布于中美洲、南美洲、南亚、东南亚的热带及亚热带地区，非洲及大洋洲亦有本病分布（见地图）。在海拔 1000 米以上的地区，本病风险较低。
旅行者风险	具有本病传播风险或正发生流行的国家或地区。

具有登革热传播风险的国家或地区（2011年）

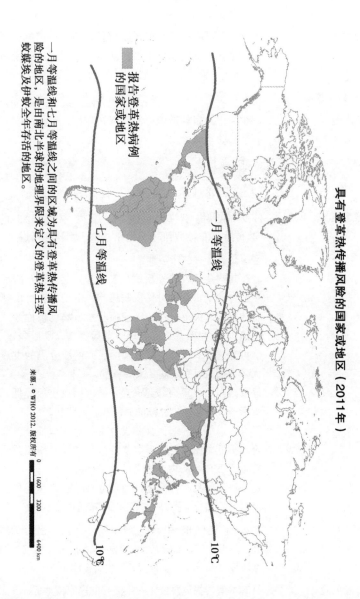

报告登革热病例的国家或地区

一月等温线

七月等温线

一月等温线和七月等温线之间的区域为具有登革热传播风险的地区，是由南北半球的地理界限来定义的登革热传播主要蚊媒埃及伊蚊全年存活的地区。

来源：© WHO 2012，版权所有

0   1600   3200   6400 km

10℃

10℃

疫苗/药物预防	本病没有特异性疫苗或抗病毒治疗方法，一般可使用对乙酰氨基酚（扑热息痛）来降低患者体温，应避免使用阿斯匹林和非甾体类抗炎药物（NSAIs，如布洛芬等）。
预防措施	在存在登革热风险的地区，无论在白天或夜晚，旅行者都应注意采取措施防范蚊虫叮咬。

贾第虫病

病　　因	原虫类寄生虫小肠贾第虫（也称蓝氏贾第虫、十二指肠贾第虫）感染。
传播途径	通过摄入受患者或感染动物的粪便污染的食品和水（包括未经过滤净化的饮用水和休闲娱乐水体），其中的蓝氏贾第虫包囊进入人体，导致感染发生。
疾病特征	许多感染为无症状感染，发病时多表现为肠道症状，主要以慢性腹泻（起初为水样便，后为油脂样稀便）、腹部痉挛性疼痛、腹胀、疲乏和体重降低为特征。
地理分布	世界范围内皆有分布。
旅行者风险	有以下暴露史的旅行者具有感染本病的显著风险：接触野生动物使用过的休闲水体，接触未经滤过净化的泳池水；接触被污染的市政供水。
疫苗/药物预防	无
预防措施	避免吃未经烹调的食物（特别是未经加工的蔬菜和水果），避免摄入可能被污染的（即未经净化过滤的）饮用水和休闲水体。水煮沸5分钟以上或采取过滤、氯化消毒，或用次氯酸盐、碘（相对而言效果较差）等进行化学处理的方法达到净化效果。

出血热

出血热由病毒感染所致，重要的出血热疾病包括埃博拉出血热、马尔堡出血热、克里米亚-刚果出血热（CCHF）、裂谷热（RVF）、拉沙热、汉坦病毒疾病、登革热、黄热病等。
汉坦病毒疾病、登革热、黄热病将单独介绍。

病　　因　　可引起出血热的病毒隶属几个不同的科别：埃博拉病毒和马尔堡病毒隶属丝状病毒科；汉坦病毒、CCHF病毒和 RVF 病毒隶属布尼安病毒科；拉沙热病毒隶属沙粒病毒科；登革病毒和黄热病毒则隶属黄病毒科。

传播途径　　可引起出血热的病毒由蚊虫（登革热、黄热病和 RVF）、蜱（CCHF）、啮齿动物（汉坦病毒病、拉沙热）和蝙蝠（埃博拉出血热、马尔堡出血热）传播。人类可因为接触受感染的灵长类动物（猴子、大猩猩）及其他哺乳动物的组织而感染埃博拉病毒和马尔堡病毒，但大多数的人类感染病例系直接接触病人的体液或分泌物所致。CCHF 病例通常是被蜱虫叮咬造成的，但也有可能是因为直接接触受染牲畜或患者的血液或其他组织而感染。RVF 病毒感染可因蚊虫叮咬所致，也可因直接接触受染动物（主要是绵羊）的血液或组织而引发，包括食用未经巴氏消毒的奶。拉沙热病毒由啮齿动物携带并通过其排泄物传播，人类可因为气溶胶吸入或直接接触而获得感染。医院在诊治一些病毒性出血热病例时，可能由于不安全的操作程序，使用被污染的医疗器械（包括针头和注射器），未采取保护措施导致暴露（如受感染的体液）等因素而发生院内感染，导致疫情扩散。

疾病特征　　出血热是严重的急性病毒性感染，通常表现为骤起发热、乏力、头痛、肌肉疼痛，随后出现咽炎、呕吐、腹泻、皮疹和出血性症状。病程末可有相当比例的病人死亡（超过 50%）。

地理分布　　本组疾病广泛分布于热带及亚热带地区。埃博拉-马尔堡病毒出血热主要出现在撒哈拉以南非洲的部分区域；CCHF 分布在中亚的大草原地区、中欧、热带非洲以及非洲南部；RVF 主要见于非洲，最近已传播到沙特阿拉伯和也门等地（可在世界卫生组织网站查阅相关地图）。

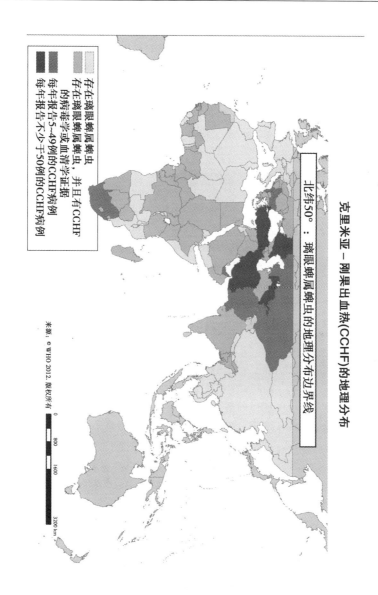

克里米亚－刚果出血热(CCHF)的地理分布

北纬50°：璃眼蜱属蜱虫的地理分布边界线

存在璃眼蜱属蜱虫
存在璃眼蜱属蜱虫，并且有CCHF
的病毒学或血清学证据
每年报告5~49例的CCHF病例
每年报告不少于50例的CCHF病例

来源：© WHO 2012. 版权所有

0　800　1600　3200 km

旅行者风险	对大多数的旅行者而言风险很低，但在有本组疾病传播风险的国家和地区的农村和丛林地带，旅行者的暴露和感染风险会增加。
疫苗/药物预防	除黄热病外，本组的其他疾病没有针对性疫苗或药物预防方法。
预防措施	避免被蚊、蜱叮咬；避免接触啮齿动物、灵长类动物、蝙蝠等；避免食用未经巴氏消毒的奶。

汉坦病毒疾病

汉坦病毒疾病为病毒性感染，临床上包括出血热肾病综合征（HFRS）及汉坦病毒肺综合征（HPS）。

病　　因	布尼安病毒科的 RNA 病毒——汉坦病毒感染。
传播途径	汉坦病毒由多种啮齿动物携带传播，不同类型的病毒有其特定的啮齿动物宿主。直接接触受感染动物的粪便、唾液或尿液，或吸入啮齿动物排泄物中的病毒可导致感染。
疾病特征	汉坦病毒疾病系急性病毒感染，感染造成血管内皮损伤，引发血管通透性增加、低血压、出血倾向、休克等一系列的病理改变。HFRS 的主要表现为肾功能损伤和尿少，急性非心源性肺水肿引发的呼吸衰竭则是 HPS 的主要特征。本类疾病预后不佳，高达 15％的 HFRS 和 50％的 HPS 病例可最终死亡。
地理分布	世界性分布，在啮齿动物中。
旅行者风险	对大多数的旅行者而言风险很低，但在存在大量鼠患以及可能与啮齿动物接触的环境，旅行者就可能有感染风险。
疫苗/药物预防	无
预防措施	避免接触啮齿动物及其排泄物。在有汉坦病毒传播风险的国家或地区进行探险、背包游、野营或有啮齿动物职业暴露的旅行者，应采取适当的防范措施，防止啮齿动物进入帐篷或其他居所，并防止食品受啮齿动物污染。

丙型肝炎

病　因	丙型肝炎病毒（HCV）感染。
传播途径	病毒通过胃肠道外途径在人际传播，在 HCV 筛查方法投入使用之前，本病主要通过输用受病毒污染的血液或血制品得以传播。目前则多见于使用被污染的针头、注射器，或其他用于注射及其他穿透皮肤操作的器械而感染。性传播很少见。没有 HCV 的媒介生物或动物宿主。
疾病特征	大多数的 HCV 为无症状感染。出现肝炎临床症状的患者一般起病呈渐进性，患者可出现食欲缺乏、腹部不适、恶心、呕吐等症状，之后部分病例还可出现黄疸（较乙型肝炎少见）。大多数病例将发展为长期的慢性感染，可最终导致肝硬化和/或肝癌。
地理分布	世界性分布，但不同地区的流行程度有差异。
旅行者风险	旅行者不安全的行为方式，如使用受污染的针头或注射器进行注射、针灸、穿刺或文身等可导致 HCV 感染。因意外事故或医疗急救而需要输血的情况下，如果血液未经筛查 HCV，也有可能导致感染。从事人道主义救援活动的旅行者可能接触医疗护理环境中受污染的血液或其他体液，也具有感染风险。
疫苗/药物预防	无
预防措施	在接受注射或其他穿透皮肤的操作时应避免使用可能受到污染的器械；采取安全性行为。

戊型肝炎

病　因	戊型肝炎病毒感染所致，目前该病毒尚未有确切的分类（以往归类为杯状病毒科）。
传播途径	戊型肝炎是介水传播的感染性疾病，通常因饮用水受到污染而引发感染，也可以经粪-口途径直接人间传播。戊肝病毒没有相应的媒介生物，包括猪在内的多种家畜可作为戊肝病毒的贮存宿主。

疾病特征	本病的临床表现和病程通常和甲型肝炎（见第 6 章）相似，好发于年轻成年人。如同甲型肝炎，本病也没有慢性期。但孕妇罹患本病与甲型肝炎有显著区别：妊娠的后 3 个月发生戊型肝炎的病情严重得多，病死率可高达 20%。
地理分布	呈世界性分布。无论是散发病例还是疫情流行，都主要发生在卫生条件低下的国家。
旅行者风险	旅行者前往发展中国家旅行时，如暴露于卫生状况不佳和饮用水控制水平低下的环境，可能存在感染戊型肝炎的风险。
疫苗/药物预防	无
预防措施	旅行者应遵循常规注意事项（见第 3 章），以避免摄入受污染的食品和饮用水。

组织胞浆菌病

病　　因	荚膜组织胞浆菌（二相性真菌）感染。
传播途径	来自被蝙蝠或鸟类的粪便污染的土壤中的孢子被人类吸入后便可能导致感染。
疾病特征	大部分为无症状感染，部分感染可导致急性肺组织胞浆菌病。临床上以高热、头痛、干咳、寒战、虚弱、胸膜性胸痛、疲乏等为特征。大多数患者可自愈，但少数病例可发生播散性感染，尤其是在胃肠道和中枢神经系统。免疫力严重低下的患者发生播散性感染的风险更高。
地理分布	世界性分布。
旅行者风险	除可能接触蝙蝠或鸟类粪便的旅行者外，通常感染风险较低。高风险活动包括洞穴探察、采矿、施工、挖掘等工作。
疫苗/预防措施	避免进入蝙蝠居住的洞穴；无疫苗。

HIV 感染/艾滋病及其他性传播疾病

性传播疾病自古以来就为人所知，直到现在它仍然是一个世界性的重大公共卫生问题，1980 年 HIV/艾滋病出现以来，性传播疾病流行态势愈发严峻。

以下是几种最为重要的性传播疾病及其病原体：

HIV 感染　　　　　　人类免疫缺陷病毒，可导致获得性免疫缺陷综合征（AIDS）

乙型肝炎　　　　　　乙肝病毒

梅毒　　　　　　　　梅毒螺旋体

淋病　　　　　　　　奈瑟淋球菌

衣原体感染　　　　　沙眼衣原体

阴道滴虫病　　　　　阴道毛滴虫

软下疳　　　　　　　杜克雷嗜血杆菌

生殖器疱疹　　　　　单纯疱疹病毒（人类单纯疱疹病毒 2 型）

尖锐湿疣　　　　　　人乳头瘤病毒

旅行限制

一些国家禁止 HIV 感染者和艾滋病患者入境或拒绝为其签证。在旅行前，感染有 HIV 的旅行者应当让私人医生为其提供详细的医学评估和建议。世界卫生组织认为，对 HIV 感染者采取歧视性的入境限制措施的做法缺乏正当的公共卫生理由。

传播途径　　　　　　性传播疾病主要通过未采取保护措施的性行为进行传播，包括同性和异性间的肛交、口交以及阴道性交。

一些病原体，如 HIV、乙肝病毒和梅毒螺旋体可由受感染的母体传播给胎儿或新生儿，还可经输血传播。乙型肝炎和 HIV 感染可经被污染的血制品、注射用的注射器或针头等进行传播，用于针灸、穿刺或文身的器械如果未经妥善消毒，也可能造成传播。

疾病特征	多种最常见的性传播疾病都可具有以下综合征：生殖器溃疡、盆腔炎、尿道分泌物和阴道分泌物等，但也有许多患者为无症状感染。性传播疾病可导致急性和慢性的病症、不育、终身残疾乃至死亡，在成千上万的男性、女性和儿童中引发了严重的医学层面和精神层面的后果。
	性传播疾病除疾病本身可引起严重后果外，患者感染或传播 HIV 的风险也因此增加，其他的病毒感染如 2 型单纯疱疹病毒（引起生殖器溃疡）或人乳头瘤病毒（可导致宫颈癌）也更加普遍。如旅行者患有未经治疗的疾病（溃疡性或非溃疡性），则其感染 HIV 的风险系数将上升 10 倍。感染 HIV 的旅行者或其性伴侣如有一方之前患有某种其他的性传播疾病，则 HIV 传播的风险也更大。因此，对各种性传播疾病进行早诊断、早治疗十分重要。
重要性和地理分布	全世界每年约新发 3 亿 4 千万例可治疗的性传播疾病（衣原体感染、淋病、梅毒、毛滴虫病等）。HIV 感染的地区流行率差别见地图所示。需要指出的是，在一些国家一般人群中 HIV 流行率可能很低，但低静脉药瘾者和性工作者等高风险人群的流行率可能非常高。
旅行者风险	一些旅行者的感染风险可能会升高：旅行者缺乏对相关风险信息及预防措施的了解，事实上旅行过程中也更有可能发生随意的性交，这都会使旅行者感染性传播疾病的风险有所增加。一些国家报道的性传播疾病中，相当大的一部分病例就是旅行者在国际旅行过程中不洁性交的结果。
	居家、工作或社交中一般的日常接触并不会增加任何感染性传播疾病的风险；与性传播疾病感染者同坐任何形式的公共交通工具（如飞机、船舶、公共汽车、汽车、火车等）也没有被感染风险。目前尚无证据表明 HIV 感染和其他性传播疾病可通过媒介生物的叮咬进行传播。

疫苗及药物预防	提供有关安全性行为、风险因素以及预防措施的适当信息，以及提供安全套等适当的防护用品是公认的最佳预防方法。可考虑使用乙肝疫苗（见第 6 章）；针对致癌型人乳头瘤病毒的疫苗目前也已在一些国家中面市；如发生意外暴露，也可在暴露后采取针对乙肝和 HIV 的干预措施（见第 8 章）。
预防措施	在旅行过程中节制性欲，不与随意性伴侣或临时性伴侣发生关系，可达到防范感染性传播疾病的风险；也可以通过采取更安全的性行为，如非插入式性交、坚持正确使用男用或女用安全套等，达到降低感染风险的目的。使用安全套还可以降低意外怀孕的风险，乳胶安全套相对比较便宜，效果很可靠，而且实际上也没有什么副作用。在血清 HIV 单阳性（配偶中仅一方 HIV 抗体阳性）的夫妇中开展的研究结果表明，如果夫妻双方坚持使用安全套，则即便在两年以上的时间里仍保持正常的夫妻性生活，另一方感染 HIV 的风险依然为零。
	在每次性交过程中，男性应从始至终都使用安全套，女性则应确保其伴侣使用了安全套。女性还可以通过使用女用安全套——阴道套来保护自己免于感染性传播疾病，该产品已在一些国家面市。
	为降低乙型肝炎和 HIV 感染风险，很重要的是要避免非医疗性的药物注射，特别是避免以任何形式共用针头。输血应在有明确的医疗指征时才实施，以将输血传播梅毒、HIV 或乙型肝炎的风险控制在最小。
	使用未经消毒的针头或刀片进行医疗注射、牙科护理、穿刺和文身也可能导致感染，因此应注意避免。如必须接受注射，旅行者应尽量确保操作中使用无菌包装的一次性针头和注射器。
	需要频繁注射进行治疗的患病旅行者，如糖尿病患者，应携带足够旅程中使用的无菌针头和注射器，以及医生签发的使用认可书。

73

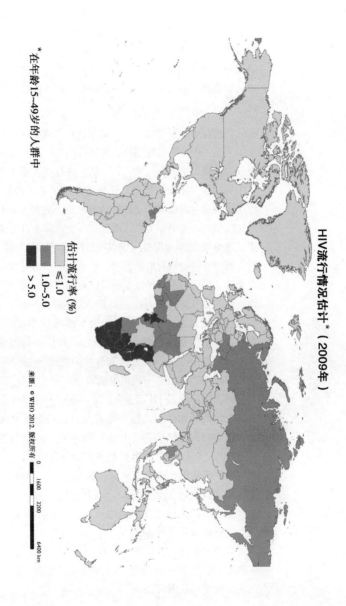

HIV流行情况估计* (2009年)

* 在年龄15~49岁的人群中

估计流行率 (%)
≤1.0
1.0~5.0
>5.0

来源：© WHO 2012. 版权所有

0 1600 3200 6400 km

军团菌感染

病　因	军团菌属细菌感染，血清 1 型嗜肺军团菌多见。
传播途径	通常因吸入受污染的水喷雾或雾滴导致感染。致病细菌生活在水中并可在温度介于 20～50℃ 的热水系统中繁殖（最适宜温度为 35～46℃）。它们可污染空调冷却塔、热水系统、增湿器、按摩水疗池和其他装水的设施。本病不发生直接的人际传播。
疾病特征	军团菌感染有两种截然不同的临床类型： 军团病：为急性细菌性肺炎，患者很快出现食欲缺乏、无力、肌肉疼痛、头痛以及体温迅速升高等症状，并逐步进展为肺炎，可导致呼吸衰竭乃至死亡。 庞蒂亚克热：患者表现为流感样症状，可在 2～5 天内自愈。 年龄越大对军团菌的易感性越高，尤其是吸烟人群、之前患有慢性肺部疾患以及免疫功能低下的人群。
地理分布	世界性分布。
旅行者风险	对旅行者的风险通常较低。通过污染宾馆或其他到访人员所用设施的用水或空调系统，细菌得以播散可偶尔致疾病暴发。
疫苗/药物预防	无。对可能的污染源进行日常清洁和消毒是预防感染的主要方式
预防措施	无

利什曼病（皮肤、黏膜、内脏型）

病　因	某些种类的利什曼寄生原虫感染。
传播途径	本病主要通过雌性白蛉的叮咬进行传播。狗、啮齿动物以及其他的哺乳动物（包括人）可作为储存宿主，白蛉叮咬受感染的宿主时，利什曼原虫便进入白蛉体内。输血或使用受污染的针头和注射器也可能导致本病的人际传播。

疾病特征   临床上利什曼病主要有三种类型：

- 皮肤利什曼病：引起皮肤疼痛和慢性溃疡，病程一般为自限性，但在部分病例中也可呈现为慢性进展性疾病。
- 黏膜利什曼病：非洲和美洲某些种类的利什曼原虫感染所致，主要累及鼻部、口腔和咽部黏膜，可导致残疾和残毁。
- 内脏利什曼病：主要累及肝、脾、骨髓和淋巴结，引起发热和贫血，如缺乏有效治疗可致死。

地理分布   地处热带和亚热带区域的许多国家都有见分布，包括非洲、中美洲和南美洲、亚洲和地中海地区的一些国家和地区。

90％以上的皮肤利什曼病主要发生于阿富汗、阿尔及利亚、巴西、哥伦比亚、伊朗、秘鲁、沙特阿拉伯和叙利亚。

90％以上的黏膜利什曼病主要发生于巴西、埃塞俄比亚、玻利维亚和秘鲁。

90％以上的内脏利什曼病主要发生于孟加拉国、巴西、埃塞俄比亚、印度、尼泊尔和苏丹。

旅行者风险   前往具有本病传播风险的国家和地区，特别是在农村和丛林地区参观访问的旅行者具有感染本病的风险。

疫苗/药物预防   无

预防措施   避免白蛉叮咬，尤其是在日落后；可使用蚊虫驱避剂和杀虫剂浸泡过的蚊帐进行防护。白蛉叮咬后会在皮肤上形成无肿大的红圈，这种特征可给旅行者警示，有助于追溯源头。

钩端螺旋体病（包括韦尔病）

病　　因   钩端螺旋体属的螺旋体感染

传播途径	当易感人群的皮肤（特别是皮肤伤口）或黏膜接触被受染动物（尤其是老鼠）污染的水、湿润的土壤或植物时，便可能导致感染。偶可见因直接接触受染动物的尿液或组织，或摄入被受染老鼠的尿液污染的食物而获得感染。
疾病特征	钩端螺旋体感染有多种不同的临床类型，通常起病急骤，出现发热、头痛、肌肉疼痛、寒战、结膜充血、皮疹等症状体征，可进展为脑膜炎、溶血性贫血、黄疸、出血表现和其他并发症，包括肝肾衰竭。
地理分布	世界性分布，热带地区的国家尤为多见。
旅行者风险	对绝大多数的旅行者而言感染风险很低。种植水稻和甘蔗的农民具有感染本病的职业风险。在农村地区参观访问的旅行者如接触运河、湖泊和河流中的水，也会有感染风险。本病在洪水过后的流行风险升高。划独木舟、玩皮划艇或从事其他水上活动的感染风险也相对较高。在一些生态运动项目的活动中亦有见本病暴发的报道。
疫苗/药物预防	如果旅行者可能暴露，可以使用多西环素进行预防。在钩端螺旋体病已成为一种职业危害因素的一些地方，目前已有针对当地菌株的疫苗可供相应职业的员工使用，但在大多数的国家该疫苗尚未上市。
预防措施	不要在运河、池塘、河流、小溪、湿地等可能受到污染的水体里游泳或涉水；避免直接或间接接触啮齿动物。

李斯特菌病

病　　因	单核细胞增多性李斯特菌感染。
传播途径	李斯特氏菌可发生于各种各样的动物身上，人类的食源性感染主要是通过摄入受污染的食物，特别是未经巴氏消毒的牛奶、软质干酪、蔬菜、加工过的肉制品（如砂锅肉）。与大多数食源性疾病病原体不同的是，李斯特菌很容易在受到污染的冷冻食品中繁殖。感染也可能由母体传播给胎儿或是在分娩的过程中由母体传播给新生儿。

疾病特征	李斯特菌病可引起成人或新生儿的脑膜脑炎和/或败血症，导致孕妇发热和流产。孕妇、新生儿、老年人及免疫缺陷患者对本病尤其易感。在其他人群中，本病可能仅表现为较温和的急性发热过程。如感染从受感染的孕妇传播给胎儿，可导致死胎、出生时的败血症以及新生儿脑膜炎。
地理分布	世界性分布，散发。
旅行者风险	通常较低，但如旅行者摄入未经巴氏消毒的牛奶、奶制品或加工过的肉制品，则感染风险升高。
疫苗/药物预防	无
预防措施	避免摄入未经巴氏消毒的牛奶、奶制品；孕妇和免疫缺陷患者应严格遵守有关注意事项，避免李斯特菌和其他食源性疾病病原体的感染（见第3章）。

莱姆疏螺旋体病（莱姆病）

病　　因	伯氏疏螺旋体感染，该病原体有几种不同的血清型。
传播途径	感染主要因被受染蜱类的成虫或若虫叮咬所致，大多数的人类感染病例主要由若虫叮咬引起，许多种哺乳动物也可获得感染，鹿是重要的贮存宿主。
疾病特征	本病通常在夏天发生，早期皮损呈扩展性的环状红斑，皮损中央的皮肤一般正常。常见发热、寒战、肌肉疼痛、头痛等症状。随后可出现脑膜炎症状。发病后的数周或数月，患者可出现中枢神经系统和其他系统的并发症。关节炎可直到发病后的2年才出现。
地理分布	在亚洲、欧洲的西北部、中部和东部以及美国的丛林地区均存在本病的疫点。
旅行者风险	通常较低，但前往具有本病传播风险的国家和地区之农村地区参观访问的旅行者感染风险较高，特别是露营者和徒步旅行者。

疫苗/药物预防	无
预防措施	避免到蜱虫孳生的场所活动，避免暴露（见第 3 章）。 如发现被蜱叮咬，应尽快把蜱虫从皮肤移走。

淋巴丝虫病

病　　因	是由丝虫总科的线虫感染引起的寄生虫病。丝虫病包括淋巴丝虫病（象皮肿）、盘尾丝虫病（河盲症）、罗阿丝虫病（卡拉巴丝虫性肿块）以及多型曼氏丝虫病。但丝虫病这个术语一般指的是由马来丝虫、班氏丝虫和帝汶丝虫感染所致的淋巴丝虫病。
传播途径	淋巴丝虫病主要通过受染蚊虫叮咬进行传播，蚊虫吸血时丝虫幼虫便从蚊体进入人体。
疾病特征	淋巴丝虫病为慢性寄生虫病，成虫寄生在患者淋巴管中，排出的微丝蚴进入血流中。典型的临床表现包括丝虫热、淋巴结炎和逆行性淋巴管炎；进入慢性期后出现淋巴结肿大、阴囊积水、乳糜尿、热带型肺嗜酸性细胞浸润症，少数患者还可出现肾损害。
地理分布	淋巴丝虫病主要出现在撒哈拉以南非洲的广大区域、东南亚的许多国家以及太平洋群岛，在南美洲也有一些小范围的疫点。
旅行者风险	通常比较低，除非旅行者在具有本病传播风险的国家和地区旅行的过程中广泛暴露于蚊媒的叮咬。
疫苗/药物预防	无
预防措施	在具有本病传播风险的国家和地区旅行的过程中应避免蚊媒的叮咬。

疟　疾

见第 7 章。

盘尾丝虫病

病　　因	盘尾丝虫（一种线虫）。

传播途径	盘尾丝虫病（河盲症）经受染蚋叮咬传播。
疾病特征	盘尾丝虫病为慢性寄生虫病，通常出现在撒哈拉以南的西部非洲。成虫寄生于皮下的纤维结节中，成虫排出的微丝蚴在皮下移行，可引起皮炎，微丝蚴最终到达，引起眼部损害并可致失明。
地理分布	本病主要出现在非洲西部和中部，在中美洲和南美洲亦有见分布。
旅行者风险	通常比较低，除非旅行者在具有本病传播风险的国家和地区旅行的过程中广泛暴露于媒介生物的叮咬。
疫苗/药物预防	无
预防措施	在具有本病传播风险的国家和地区旅行的过程中应避免蚋的叮咬。

鼠 疫

病　　因	鼠疫耶尔森杆菌感染。
传播途径	鼠疫发生于啮齿动物中，并通过鼠蚤的叮咬由啮齿动物传播给其他哺乳动物和人，是一种人畜共患病。本病一般不发生直接的人际传播。但对于肺鼠疫病例，感染可通过患者的呼吸飞沫直接传播给与其密切接触的其他人。
疾病特征	鼠疫可表现为 3 种临床类型：

- 腺鼠疫：通常因疫蚤叮咬所致，感染被引流至淋巴结出现淋巴结炎，最常累及局部淋巴结。患者淋巴结肿胀、疼痛、以及化脓，产生特征性的鼠疫淋巴腺肿。
- 败血症鼠疫：可由腺鼠疫发展而来，也可不伴有淋巴结炎。感染随血流播散，可导致脑膜炎、内毒素休克以及弥散性血管内凝血。
- 肺鼠疫：可因身体其他部位的鼠疫杆菌扩散至肺部造成继发感染，引发严重的肺炎。肺鼠疫可经呼吸道飞沫传播直接感染他人，导致受染者发生原发性肺鼠疫。

如缺乏及时有效的治疗，50%～60%的腺鼠疫病例将最终发展为死亡；但相同情况下，所有败血症鼠疫和肺鼠疫病例都将毫无例外地死亡。

地理分布	世界上许多地方都有鼠间鼠疫的自然疫源地。野鼠间鼠疫存在于非洲中部、东部和南部、南美洲、北美洲西部和亚洲的许多地方。在一些地区，人们与野外鼠类或家栖鼠类的接触是很常见的，从而引发散发的人间鼠疫病例，或偶见的鼠疫暴发。
旅行者风险	通常较低，但前往具有本病传播风险的国家和地区之农村地区的旅行者感染风险较高，特别是在露营和打猎时接触啮齿动物者。
疫苗/药物预防	目前已有一种可有效预防腺鼠疫的疫苗问世，但仅限用于具有很高的鼠疫职业暴露风险的人员，该疫苗在绝大多数的国家尚未面市。
注意事项	避免与活的或死的啮齿动物接触。

严重急性呼吸综合征（SARS）

病　　因	SARS 冠状病毒感染所致，该病毒直至 2003 年才被鉴定，一般认为是一种宿主尚未能确定的动物病毒（可能是蝙蝠），病毒由宿主传给其他动物（果子狸），并于 2002 年在中国南部的广东省首次出现人类感染病例。
传播途径	2003 年，SARS 在 26 个国家中流行，共导致 8000 多个病例。其后还出现过少数的病例，主要系实验室意外事故，也有可能是动物-人传播所致。 SARS 冠状病毒的传播主要在人与人之间发生，一般认为病人在发病后的第 2 周传染性最强，这与该时期病人呼吸道分泌物和粪便中的病毒量达到顶峰有关，此时严重病患者的临床状况也开始恶化。大部分的人际传播病例发生在缺乏适当的感染控制措施的医疗护理环境中。在采取了妥善的感染控制措施后，全球 SARS 暴发疫情即得到有效控制，并最终宣告结束。

疾病特征	患者表现出发热、乏力、肌肉疼痛、头痛、腹泻、寒战等流感样症状，但没有任何一样症状或症状群可作为诊断 SARS 的特异性依据。发热是最常见的症状，但早期测量时未必有此表现，特别是在老年人和免疫抑制人群中。 病程的头 1～2 周出现咳嗽（起初为干咳）、气促和腹泻；严重病例常常迅速进展为呼吸窘迫并需要实施重症监护。
地理分布	本分布根据 2002—2003 年 SARS 暴发流行情况而定。2002 年 11 月 SARS 首发于中国南部的广东省，一般也认为这里可能会是 SARS 冠状病毒再次出现的地区。 其他一些国家和地区则是在早期的输入性病例之后出现了人际传播链，包括加拿大多伦多、中国香港、中国台湾、新加坡和越南河内。
旅行者风险	目前，世界各地都没有 SARS 传播的报告。自 2003 年 7 月全球暴发流行结束以来，SARS 又出现 4 次，其中 3 次为实验室意外事故所致（中国台湾、新加坡），另外 1 次发生在中国南方，尽管已有一些动物-人传播的间接证据，但感染源至今仍无法确定。 一旦 SARS 以流行的形式再次出现，WHO 将发布前往受染地区的旅行风险指南。旅行者应能及时获知最新的旅行建议。但需要指出的是，即便是在 2003 年 SARS 流行高峰期，旅行者感染 SARS 冠状病毒的总体风险也是比较低的。
疫苗/药物预防	无。但实验性疫苗正处于研发阶段。
注意事项	遵循世界卫生组织发布的旅行建议和健康忠告。

血吸虫病（裂体吸虫病）

病　因	某些种类的血吸虫感染寄生所致，其中最重要的是日本血吸虫、湄公血吸虫、埃及血吸虫、曼氏血吸虫。

传播途径	随人类尿液或粪便排出的血吸虫卵污染水体，孵化后感染其中间宿主——钉螺，血吸虫幼虫（尾蚴）在钉螺体内发育成熟并逸入淡水中，当宿主在疫水中游泳或涉水时，水中游动的尾蚴便可穿透宿主皮肤，从而引起感染。
疾病特征	血吸虫成虫可在宿主的肠系膜上静脉、膀胱静脉中寄生多年并在此产卵，形成慢性感染，虫卵在器官中堆积可导致器官发生病变。患者的症状依不同种类血吸虫累及的主要靶器官而异，其中曼氏血吸虫、日本血吸虫和湄公血吸虫主要引发肝和肠道的症状体征，埃及血吸虫则主要引发泌尿系统功能紊乱。晚期肠道血吸虫病可出现肝脾肿大、肝纤维化和门脉高压；泌尿生殖系统血吸虫病可引发肾积水、膀胱钙化等严重疾患。以禽鸟类和其他动物为主要宿主的一些血吸虫的幼虫可穿透人类皮肤，引发一种称为"游泳皮痒症"的自限性皮炎，但这种幼虫无法在人体内发育。
地理分布	曼氏血吸虫分布在撒哈拉以南非洲的许多国家、阿拉伯半岛、委内瑞拉、巴西和苏里南，加勒比海群岛也有本病传播的报告。日本血吸虫主要分布在中国、印度尼西亚的部分地区以及菲律宾。埃及血吸虫病分布在撒哈拉以南非洲和地中海东部地区。湄公血吸虫则主要分布在柬埔寨北部和老挝南部的湄公河沿岸地区。详见地图。
旅行者风险	前往具有本病传播风险的国家和地区的旅行者如有在淡水中游泳和涉水的经历，则具有感染本病的风险。
疫苗/药物预防	无
注意事项	在具有本病传播风险的国家和地区旅行时，应避免直接接触可能污染的淡水（游泳或涉水）；如发生意外暴露，应用力擦干皮肤，以降低尾蚴穿透皮肤的可能性。在可能含有尾蚴的水体中，应避免饮用、洗涤或洗刷衣物，可通过滤纸过滤或使用含碘、含氯消毒剂去除或灭活尾蚴。

国际旅行卫生

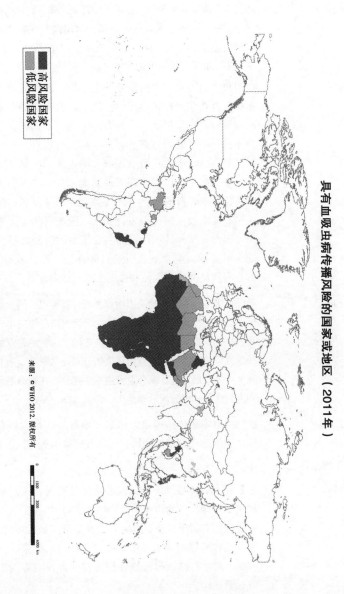

具有血吸虫病传播风险的国家或地区（2011年）

84

锥虫病

1. 非洲锥虫病（昏睡病）

病　　因	原虫类寄生虫布氏冈比亚锥虫和布氏罗得西亚锥虫感染。
传播途径	通过感染锥虫的采采蝇叮咬进行传播，人类是布氏冈比亚锥虫的主要储存宿主。牛和一些野生动物（如羚羊）则是布氏罗得西亚锥虫的主要动物宿主。
疾病特征	布氏冈比亚锥虫感染呈慢性，出现疾病症状前，潜伏期可迁延长达数周或数月；布氏罗得西亚锥虫感染则更多地表现为急性过程，患者多在被叮咬后的几天或数周内即出现症状，通常可见一个显著的叮咬疖块。早期的临床体征包括严重头痛、失眠、淋巴结肿大、贫血和皮疹，在疾病晚期，患者可出现进行性的体重降低和中枢神经系统受侵袭的症状。如未经治疗，本病常可致命。
地理分布	布氏冈比亚锥虫主要分布在西非和中非的热带地区国家，布氏罗得西亚锥虫则主要分布在东非，往南最远可见于博茨瓦纳。
旅行者风险	在具有本病传播风险的国家和地区之农村区域旅行的人员。
疫苗/药物预防	无
注意事项	前往具有本病传播风险的国家和地区之农村区域的旅行者应尽可能避免与采采蝇发生任何接触。由于采采蝇可隔着衣物叮人，因此，很难避免被咬。应告诫旅行者：采采蝇在白天叮咬，而现有的各类昆虫驱避剂对其无效。采采蝇叮咬后疼痛明显，这有助于诊断溯源；如旅行者出现了相关症状，应迅速就医。

2. 美洲锥虫病（恰加斯病）

病　　因	原虫类寄生虫克氏锥虫感染。

传播途径	本病由吸血锥蝽（吸血猎蝽）传播，但经口传播的病例亦有见诸报道，患者在具有本病传播媒介孳生的地区食用未经加工的鲜榨甘蔗汁而获得感染。在吸血的过程中，锥蝽将克氏锥虫排出，后者随后可污染结膜、黏膜、擦伤处及皮肤伤口（包括昆虫叮咬的伤口）。当献血者为克氏锥虫感染者时，则输血也可传播本病。由于克氏锥虫还可穿越胎盘屏障从母体进入胎儿体内，因此也可能发生本病的先天性感染。除人类以外，克氏锥虫还可感染许多种类的家养和野生动物。
疾病特征	成人感染克氏锥虫后主要表现为慢性病变——进展性的心肌损害导致心律失常和心脏扩张，累及消化系统时可出现巨食道症和巨结肠症。儿童感染克氏锥虫后先表现为急性病征，在其生长过程中渐变为慢性疾病。
地理分布	美洲锥虫病主要出现在墨西哥和中南美洲（南部最远可达阿根廷中部和智利），媒介生物主要在农村地区孳生，多生活在建造简陋的房屋墙缝里。
旅行者风险	在具有本病传播风险的国家和地区登山越野、露营、或居住在建造简陋的房屋中时有感染本病的风险。
注意事项	避免被吸血臭虫叮咬，居住环境中可用杀虫剂进行滞留喷洒；在房屋或帐篷中使用蚊帐可降低暴露风险。

斑疹伤寒（流行性斑疹伤寒/虱传斑疹伤寒）

病　　因	普氏立克次体感染。
传播途径	本病由人体虱传播，体虱吸取斑疹伤寒病人的血液时获得感染，受染的体虱叮咬另外一个宿主时，会将病原体排出到新宿主的皮肤上，如果此时宿主摩擦受染体虱的排泄物，或将虱子挤压死，病原体可从叮咬的伤口进入人体，导致感染。

疾病特征	起病形式多样但通常急性起病，患者出现头痛、寒战、高热、虚脱、咳嗽和严重的肌肉疼痛。5～6 天后躯干上部先出现皮肤斑疹（深红斑点），出疹逐渐向身体其他部位延伸，通常不累及脸部、手掌和脚底。如果缺乏针对性治疗，本病的病死率最高可达 40%。虱传斑疹伤寒是唯一一种可造成暴发流行的立克次体疾病。
地理分布	本病主要分布在非洲中部和东部、中美洲和南美洲以及亚洲等地的寒冷地区（山地）。近年来，绝大多数的暴发流行发生在布隆迪、埃塞俄比亚和卢旺达。斑疹伤寒易发于监狱和难民营等人口密集、卫生环境差的地方。
旅行者风险	对大多数的旅行者而言感染风险较低。在难民营或其他拥挤、卫生条件不良的环境中工作的人道主义救援工作人员有暴露风险。
疫苗/药物预防	无
注意事项	保持清洁对防范体虱孳生非常重要，具有较高暴露风险的人群可使用粉剂型杀虫剂来杀灭体虱和对衣物实施卫生处理。

人畜共患流感

病　　因	高致病性甲型禽流感（H5N1）病毒和其他非人类流感病毒亚型（如 H1、H2、H3、H7、H9 等）感染。
传播途径	人类高致病性甲型禽流感（H5N1）病例通常由禽鸟传染，也有可能经由环境介质传染，人际传播极少见，且案例有限，传播形式也不稳定。与受感染的禽类直接接触或暴露于受污染的环境是人类感染的主要途径。据信，接触了环境中特别是禽类宰杀、去毛、屠宰和加工烹调过程中受染禽类的粪便或呼吸道分泌物时暴露风险最高。没有证据表明经过妥善烹制的禽肉或其制品可成为感染源。

疾病特征   病人初期多表现为流感样症状,出现急性发热、无力、肌肉疼痛、咳嗽、喉咙疼痛等症状,也可出现腹泻和其他胃肠道症状。随着疾病的进展,几天内患者可出现明显的肺炎,肺部影像可见多种形式的浸润,痰液性状多样,有时可为血性。病人可出现多器官衰竭和败血症样综合征,偶可见脑部病变。据统计,确认感染 H5N1 高致病性禽流感的住院病人的病死率高达 60% 左右,死因多为进展性肺炎和急性呼吸窘迫综合征引发的呼吸衰竭。致死性病例还可见于人感染 H7N7 流感病毒,其他禽流感病毒亚型(如 H9N2)引起的疾病似乎较为温和。

地理分布   自 1997 年以来,在非洲、亚洲、欧洲和中东的部分地区都出现了大规模的禽鸟类 H5N1 流感暴发流行,但直至目前,人感染 H5N1 高致病性禽流感病例仅为散发。H5N1 高致病性禽流感病毒需要通过逐渐的基因变异或与人类甲型流感病毒重组,才能获得必要的基因特性,以实现有效的、可持续的人际传播,人类的持续暴露提高了这种可能性。2003 年 11 月—2011 年 8 月,共有来自非洲、东南亚、中亚、欧洲和中东的 15 个国家向世界卫生组织报告了近 600 例经实验室确认的人感染 H5N1 高致病性禽流感病例。

旅行者风险   H5N1 高致病性禽流感主要流行于禽鸟类动物,一般而言,病毒并不会轻易跨越物种屏障而感染人类。

预防及治疗   目前已有特别针对流感的抗病毒药物可用于 H5N1 高致病性禽流感的预防和治疗。在世界一些地区特别是东南亚,已知 H5N1 禽流感病毒对某一类抗病毒药物有耐药性(流感 M2 离子通道抑制剂,例如金刚烷胺和金刚乙胺),仅对另外一类抗病毒药物敏感(神经氨酸酶抑制剂,例如奥司他韦和扎那米韦)。早期使用抗病毒药物加上适得当的医学干预措施,可预防重症乃至死亡病例的发生。目前虽已开发出人用 H5N1 灭活疫苗,但该疫苗目前仅在几个国家获准上市,还未在全球范围内广泛推广使用。

注意事项 一些国家（如中国、埃及、印尼和越南），H5N1 高致病性禽流感在禽鸟类动物间呈地方性流行，在这些国家旅行时，旅行者应避免涉足高危环境，包括：鲜活动物市场、禽类养殖场、禽类放养或笼养场所，以及地表和周围环境可能被禽鸟粪便污染的地方。在有疫情的国家旅行的旅行者，应避免接触因病死亡的迁徙鸟类或野生禽类尸体，避免进食未煮熟的禽蛋、禽肉或禽肉制品。建议经常洗手或使用酒精擦洗以保持手部清洁。如果接触疑似感染 H5N1 高致病性禽流感的病人，或出现不明原因的严重呼吸道症状，旅行者应密切注意自身健康状况，一旦出现发热伴呼吸道症状，应紧急咨询医疗专业人员。旅行者应及时与地方卫生服务单位或国家卫生当局联系以获得补充信息。详情可查询世卫网站 http://www. who. int/csr/disease/avian_influenza/en/。

扩展阅读

Disease outbreak news: http://www.who.int/csr/don/en

Heymann D, ed. *Control of communicable diseases manual*, 18th ed. Washington, DC, American Public Health Association, 2005.

Weekly epidemiological record: http://www.who.int/wer/

WHO information on infectious diseases: http://www.who.int/csr/disease/en

（杨清双 译　张敏 校）

6

疫苗可预防性疾病与疫苗

6.1 总论

预防接种是指施种疫苗以刺激机体产生保护性的免疫应答，使受种者在后来接触相应感染性病原体时能预防患病。因此，如果预防接种成功实施即可产生免疫力，也就是说受种者由此可获得对感染性病原体所致疾病的免疫力。实际上，"预防接种（vaccination）"与"免疫接种（immunization）"这两个词经常被交替使用。

6.1.1 疾病预防

预防接种，对某些特定的传染病是一种高度有效的预防方法。无论对个体，还是对社区的公共卫生，预防都优于临床治疗，并且具有更好的成本效益。疫苗通常非常安全，导致严重不良反应的情况不多见。常规免疫接种规划保护了全球大部分儿童免于大量的传染病感染，而这些疾病以前每年要夺去数百万人的生命。对旅行者来说，预防接种使他们避免在国外感染大量危险性疾病成为可能。接种过疫苗的旅行者也降低了将某些潜在的严重疾病传播给其他旅行者或当地人的可能性。不过，针对疟疾、HIV/AIDS等数种严重威胁生命的疾病，相关疫苗还没有研制出来。

6.1.2 预防接种和其他预防措施

尽管疫苗可成功预防疾病，但很少能 100％地保护受种者。对接种过疫苗的旅行者来说，不能确保他们完全没有感染疫苗所针对疾病的风险。不管旅行者是接种了疫苗还是服用了预防药物，他们还是必须严格遵守其他防止感染的预防措施（见第 3 章）。避开"有潜在污染可能的水和食物"这一措施不能由免疫接种来取代，记住这一点非常重要。

6.1.3 旅行前的计划

在出发前，旅行者应该被告知计划前往的国家或地区有哪些感染疾病的风险，应采取何种预防措施。旅行者感染疾病的风险取决于当地疾病的流行状况和其他几种影响因素，如年龄、免疫状况、健康状况、旅行路线、时间长短和旅行方式。通过对旅行者个体进行风险评估，卫生保健专业人员得以决定旅行者需要接种的疫苗和（或）需要服用的预防性药物（化学药物预防措施），并给出有关疾病预防措施的建议。

不是所有旅行者都适用一种预防接种方案，接种方案一定是个性化的，它是根据旅行者个人的免疫接种史、前往的国家、旅行时间的长短和方式，以及离出发剩余的时间来确定的。

旅行是卫生保健工作者对旅行者婴儿期、童年期、青少年期和成年期免疫接种状态进行回顾的好机会。没有接种或没有完成接种的旅行者应该按照国家免疫规划的推荐完成常规预防接种，另外还应根据旅行的需要进行其他疫苗的接种。

受种者接种疫苗后的免疫应答水平因疫苗的种类、所要求接种的剂次和以前是否接种同种疫苗而异。出于这个原因，为让旅行者拥有足够的时间完成最佳的免疫接种程序，建议旅行者出发前提早 4～8 周去咨询旅行医学执业医生。不管如何，即使马上要启程，旅行者也应找时间去听取旅行建议和尽可能去接种一些疫苗。

6.1.4 免疫接种程序与施种

可供推荐或考虑给旅行者接种的疫苗汇总见表 6.1。有关这些疫苗接种程序的进一步的信息可在各疫苗分论部分找到，也可在各疫苗的宣传单中获取（http://www.who.int/immunization/documents/positionpapers/en/index.html）。常规预防接种程序一览表可浏览网页：http://www.who.int/immunization/policy/immunization _ tables/en/index.html。

对于需接种一剂以上疫苗的时间间隔问题，目前已有各种推荐意见，在旅行者不能精确按照推荐程序完成接种时，可根据旅行者的需要进行一些轻度的调整。总体来说，延长疫苗接种时间间隔是可以接受的，但不推荐明显缩短疫苗接种时间间隔。

6.1.5　安全注射

注射疫苗与其他注射所要求的安全标准同样高。每次接种都应使用消毒过的注射器，并对废弃的注射器进行安全处理。WHO 建议在可能的情况下，应使用一次性注射器（自废型注射器），或单剂预充式注射器。注射器不要重新再套上针帽（避免针刺伤），应该采取对受种者、医疗机构和社区都安全的方式进行注射器废弃处理，详见（WHO best practices for injections and related procedures toolkit. Geneva，World Health Organization，2010；WHO/EHT/10.02）。

6.1.6　多种疫苗接种

一般来说灭活疫苗不会干扰其他灭活或减毒活疫苗，它可以和其他疫苗在不同解剖部位同时接种，或在任何相关时间接种，而不会因此降低免疫应答反应。不过，有研究发现 7 价肺炎疫苗与 4 价脑膜炎结合疫苗同时接种时，7 价肺炎疫苗的免疫原性会降低（尽管不会低于保护水平）。

基于理论层面的考虑，如在不同解剖部位接种，大部分活疫苗可以同时接种。然而，如果两种活疫苗不能在同一天接种，那就应该间隔至少 4 周才注射。口服脊髓灰质炎疫苗（OPV）和口服 Ty21a 霍乱疫苗都可以与注射型的活疫苗一起接种，可在活疫苗接种前后任何时间接种。有报道对麻疹、风疹、腮腺炎三联疫苗（MMR）与黄热病疫苗同时接种组，和上述 2 种疫苗间隔 30 天分开接种组进行了比较，发现同时接种组风疹、腮腺炎和黄热病（不含麻疹）的血清阳转率要低一些。

很多种联合疫苗已有市场供应，每种联合疫苗可预防 1 种以上的疾病，而且未来很可能有新的联合疫苗上市。对儿童常规免疫来说，百白破疫苗（DTP）和 MMR 的联合疫苗正广泛应用。联合疫苗的其他例子还有 * ：HepA＋HepB，HepA＋Ty，IPV＋DTP，IPV＋DTP＋Hib，MMR＋varicella（MMRV）、IPV＋DTP＋HepB＋Hib。对成年人来说，一般使用白喉和破伤风联合疫苗（该疫苗减少了白喉类毒素的含量，Td），而不是使用单价的破伤风类毒素疫苗，因为这样可减少要求注射的针数，增加依从性。已获准上市的联合疫苗总体上和预防单种疾病的疫苗具有一样的安全性和有效性。然而，通过比较 MMR 和 MMRV 接种后发生的不良反应事件发现，接种首剂 MMRV 疫苗与接种后发热性抽搐风险的轻度上升有关。

表 6.1　旅行者疫苗

种类	疫苗
1. 常规接种	百白破疫苗
	乙肝疫苗
	B 型流感嗜血杆菌疫苗
	人类乳头状瘤病毒疫苗[a]
	流感疫苗[b]
	麻疹、风疹、腮腺炎三联疫苗
	肺炎球菌疫苗
	脊髓灰质炎疫苗
	轮状病毒疫苗[a]
	结核病疫苗[c]
	水痘疫苗

---

　* HepA：甲肝疫苗；HepB：乙肝疫苗；Ty：伤寒疫苗；IPV：脊髓灰质炎灭活疫苗；DTP：白百破疫苗；Hib：B 型流感嗜血杆菌疫苗；MMR：麻风腮疫苗；Varicella：水痘疫苗。

种类	疫苗
2. 针对目的地特殊危险因素可供旅行者选择使用的疫苗[d]	霍乱疫苗 甲肝疫苗[e] 乙型脑炎疫苗[e] 流脑疫苗[e] 狂犬病疫苗 蜱媒脑炎疫苗[e] 伤寒疫苗 黄热病疫苗[e]
3. 要求的预防接种	黄热病疫苗（见国家一览表） 流脑疫苗（针对血清群 A，C，Y 和 W135）和脊髓灰质炎疫苗（前往沙特朝圣要求接种，最新资料见网页 www. who. int/wer）

[a] 目前已纳入少数国家的常规免疫规划

[b] 用于某些年龄组人群和某些高危人群的常规接种

[c] 在大部分工业化国家已不再纳入常规免疫规划

[d] 对该类疾病已提供疫苗的推荐建议和其他预防措施

[e] 这些疫苗在数个高风险国家也被纳入常规免疫规划

6.1.7 旅行相关疫苗的选择

旅行相关疫苗包括：①国家常规免疫规划使用的基础疫苗，特别应指出的是这不仅是指儿童期使用的疫苗；②前往有感染风险的国家或地区前可能建议接种的其他疫苗；③《国际卫生条例》要求在某些情况下接种的疫苗。

有几种儿童时期常规接种的疫苗需进行一次、几次或周期性的加强免疫，以维持终生有效的免疫力水平。成年居民常常忽视进行加强免疫程序，特别是当他们居住国的感染率较低时。一些较大年龄的成年人可能根本就没有接种过疫苗。白喉和脊髓灰质炎这些疾病，在工业化国家不再有发病，但在旅行者到访的地方可能就有发病，意识到这点是重要的。旅行前采取的预防措施应包括：如果旅行者没有按照常规程序完成接种，应给他们进行加强免疫；如果旅行者从未接种过，应对他们进行全程基础免疫。当流行区的居民前往非流行地区旅行时，也应确保进行适当的预防接种，防止如脊髓灰质炎、黄热病、麻疹和风疹等疾病的传入或再次输入。

根据旅行者旅行风险的个体评估（见第 1 章），建议旅行者接种其他的疫苗。在判断适合接种哪种疫苗时，应针对每种疫苗考虑分析以下因素：

—疾病暴露的风险

—年龄、健康状态、预防接种史

—以前接种疫苗出现的反应、过敏反应

—感染其他疾病的风险

—花费

当前，只有黄热病预防接种是《国际卫生条例》要求在某种情况下实施的。进行黄热病疫苗接种出于两个原因：①保护有黄热病感染风险地区的个体；和②保护易被输入性黄热病病毒侵蚀的国家。因此旅行者如前往存在黄热病暴露风险的国家，他们应该接种黄热病疫苗。如果旅行者前往一个将黄热病疫苗接种作为入境条件的国家，他们必须接种疫苗，这种情况适用于所有来自有黄热病感染风险（包括机场传播风险）的国家或地区。

沙特阿拉伯要求每年前往麦加朝圣或任何时间前往的朝圣者接种流脑疫苗（4 价流脑疫苗）。

一些消灭了脊髓灰质炎的国家如沙特阿拉伯（见第 9 章），也可以要求那些来自有脊髓灰质炎野生病毒株报道的国家或地区的旅行者，接种脊髓灰质炎疫苗后才能获得入境签证（最新资料见网页 http://www. polioeradication. org/Dataandmonitoring/Poliothisweek. aspx/）。旅行者应提供所有疫苗接种的书面记录（病人保留记录），最好是国际预防接种证书＊（黄热病疫苗接种必须使用该证书）。国际预防接种证

＊ 译者注：俗称黄皮书。目前所使用证书的名称为《疫苗接种或预防措施国际证书》。

书*可向 WHO 订购（网址为 http：//www. who. int/ith/en/）。

6.2 疫苗的常规接种和选择性接种

WHO 通过定期更新的宣传单（见 http://www. who. int/immu-nization/documents/ positionpapers ＿ intro/en/index. html）提供疫苗常规接种的推荐建议。

由于本章所能提供的信息有限，所以希望读者尽量参阅这些疫苗的宣传单以及疫苗常规接种的国家指引。建议旅行者确保按最新要求完成所有疫苗常规接种。常规疫苗接种安全性信息可通过网页（http://www. who. int/vaccine ＿ safety/en/）获取。

WHO 发布的常规免疫接种建议概要表可通过网页（http://www. who. int/ immunization/policy/immunization ＿ tables/en/index. html）获取。有一些疫苗仅需用于那些将前往某些特定目的地的旅行者。是否推荐接种这些疫苗，决定于个体旅行风险评估情况。

霍 乱	
病 因	O1 和 O139 血清群霍乱弧菌（*Vibrio cholerae*）
传播途径	通过直接或间接摄入被感染者粪便或呕吐物污染的水或食物而发生感染。霍乱只侵袭人类，该病不存在媒介昆虫或动物储存宿主。
疾病特征	是一种严重程度不一的急性肠道疾病。大部分感染没有临床症状（也就是说无临床致病）。轻症病例，仅表现为急性水泻而没有其他临床症状。重症病例，表现为突发严重水泻，伴有恶心呕吐，快速发展为脱水。未获治疗的重症病例，可在数小时内由于脱水导致循环衰竭而死亡。
地理分布	霍乱主要发生在卫生条件差和缺乏干净饮用水的贫穷国家，以及基础设施可能已经受到破坏，遭受战乱的国家。很多发展中国家遭到侵袭，特别是非洲和亚洲的国家，以及中南美洲的国家（在较小的程度上）（详见地图）。

旅行者风险　　　对大部分旅行者来说，只要采取简单的预防措施，即使是在霍乱流行的国家，感染霍乱的风险也是很低的。在灾害地区和难民营的人道救援工作者可能存在感染风险。

预防措施　　　与其他腹泻性疾病的预防一样，必须采取全部的预防措施，避免摄入存在潜在污染的食物、饮料和饮用水。应携带口服补液盐（ORS），一旦出现严重腹泻时可用于应对脱水（见第 3 章）。霍乱疫苗的接种不作为国家入境的要求。

疫　　苗　　　一种由灭活全细胞 O1 血清群霍乱弧菌并结合重组的 B 亚单位霍乱毒素构成的疫苗（WC/rBS）。在 20 世纪 90 年代早期就已经上市。该灭活疫苗耐受性好，所有 2 岁以上受种者在接种第 2 剂疫苗后可产生 6 个月高水平（85%～90%）的保护作用。在 5 岁以上的受种者中，接种 3 年后的保护水平仍可达 50%。对成年人和 6 岁以上的儿童来说，基础免疫为口服 2 剂，间隔 7～14 天。对 2～5 岁的儿童来说，推荐接种 3 剂。在接种前后 1 小时内，应避免摄入食物和饮料。如第 2 剂接种延迟了 6 周以上，应该重新开始接种。基础免疫大约 1 周后，预期可产生预防霍乱的保护作用。对于成年人和 6 岁以上的儿童，推荐 2 年后加强接种，对于 2～5 岁儿童建议每 6 个月进行加强接种。该疫苗不许可在 2 岁以下儿童中使用。

对前往有霍乱暴发报道国家或地区的旅行者的研究发现，WC/rBS 疫苗也可以诱导产生大约 50% 的短期保护力，可预防由产毒性大肠杆菌（ETEC）导致的腹泻。

有两种密切相关的 2 价口服霍乱疫苗可在印度和越南获得。这些灭活的全细胞疫苗的基础是 O1 和 O139 血清群霍乱弧菌，而不包含 B 亚单位霍乱毒素。据报道，这些疫苗安全有效，在有暴发的国家或地区可产生至少 2 年 66%～67% 的保护作用，可预防症状明显的霍乱。印度的疫苗计划打入其本国市场和国际市场。

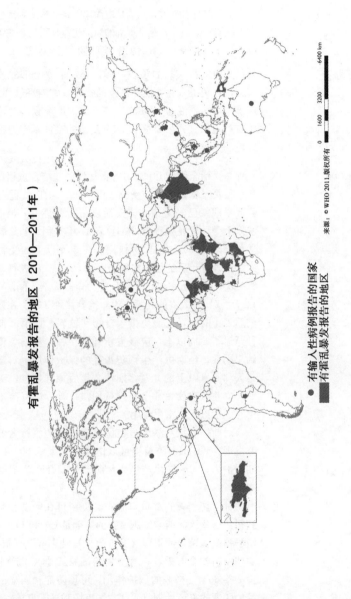

有霍乱暴发报告的地区（2010—2011年）

● 有输入性病例报告的国家
■ 有霍乱暴发报告的地区

来源：© WHO 2011.版权所有

疫苗类型：	第1类：灭活全细胞 O1 血清群霍乱弧菌并重组 B 亚单位霍乱毒素口服疫苗 第2类：灭活全细胞 O1 和 O139 血清群霍乱弧菌口服疫苗
接种剂数：	第1类：接种 2 剂（最少间隔 1 周，最多间隔 6 周）。2～5 岁儿童需接种 3 剂（最少间隔 1 周，最多间隔 6 周）。 第2类：1 岁以上人员接种，接种 2 剂，间隔 14 天。推荐 2 年后加强接种 1 剂
禁忌证：	以前接种时曾出现过敏反应。
不良反应：	有轻度胃肠道紊乱的报告。
出发前：	2 周
考虑接种人群：	高风险的旅行者（如：紧急救护或救援工作者）
特别注意事项：	无

白喉/破伤风/百日咳

白　喉

病　　因	产毒性白喉杆菌（*Corynebacterium diphtheriae*）和产毒性溃疡棒状杆菌（*C. ulcerans*）
传　　播	该菌通常驻留于上呼吸道，通过飞沫和身体密切接触由人传播到人。在拥挤和贫穷的社会经济条件下，传播的速度会加快。皮肤型白喉由溃疡棒状杆菌所致，在热带国家常见，也是咽白喉感染的一种重要感染源。

疾病特征	该感染通常侵袭咽喉，可导致气道阻塞和死亡。毒素可造成心脏等器官损害。鼻白喉的症状可较轻，常常会出现病原体的慢性携带状态；无症状感染较常见。
地理分布	白喉在全球均有发病，但在工业化国家不常见，这是长期常规应用 DTP 疫苗的结果。20 世纪 90 年代在东欧数国曾发生白喉大面积流行。
旅行者风险	是严重的、潜在危及生命的疾病，未接种疫苗或未完成全程接种的人员可能出现持续终身的并发症。在免疫接种水平低下的地区白喉的发病率较高。
疫　　苗	所有的旅行者应根据国家的推荐接种疫苗。通常接种三联疫苗预防白喉，即 DTP（白喉、破伤风、百日咳三联疫苗）或 DTaP（白喉、破伤风、无细胞百日咳三联疫苗）。初始接种 3 剂以后，可采用 DT 进行接种直到 7 岁龄，7 岁后应接种 Td（该种疫苗白喉类毒素含量减少）。由于白喉和破伤风类毒素（见下）大约每 10 年都会进行合理的加强，因而没有理由使用单价的白喉疫苗。在一些国家，正在采用含有无细胞百日咳的 TdaP 疫苗对成年人进行加强免疫。

破伤风

病　　因	破伤风杆菌（*Clostridium tetani*）
传播途径	通过暴露于破伤风杆菌芽孢而感染，这种芽孢存在于世界各地的土壤中。
疾病特征	致病菌产生的烈性神经毒素引发病症（当细菌存在于不洁伤口内时）。破伤风的临床症状为肌肉痉挛，开始为咀嚼肌痉挛导致牙关紧闭，出现特征性的面部表情——苦笑面容，牙关紧闭症状出现后，可出现背部肌肉的持续性痉挛（角弓反张）以及其他肌肉痉挛，最后，轻微的外部刺激可触发全身性的破伤风式抽搐。除非一开始就迅速采取有力的支持治疗，否则会引起严重的破伤风并发症（吞咽困难，吸入性肺炎）并可导致死亡。

地理分布	在世界各地伤口都可能被破伤风杆菌芽孢感染。
旅行者风险	每位旅行者都应充分预防破伤风。从简单的擦伤到机动车事故，几乎各种损伤均可能使人感染芽孢。
疫　　苗	可供应的破伤风类毒素疫苗有：单纯类毒素疫苗（TT），与白喉类毒素联合的疫苗（DT），与减少了剂量的白喉类毒素联合的疫苗（Td），与白喉和百日咳（全细胞 wP 或无细胞 aP）联合的疫苗（DTwP，DTaP，或 TdaP）。一些国家还有与乙型肝炎、B 型流感嗜血杆菌和/或 脊髓灰质炎灭活疫苗联合的疫苗。含 DT 的疫苗用于 7 岁以下儿童，含 Td 的疫苗适用于 7 岁及以上人群。有破伤风疫苗免疫接种指征时，应使用白喉类毒素和破伤风类毒素联合疫苗，而不是单价破伤风类毒素。儿童免疫接种程序推荐接种 5 剂。基础免疫为：在婴儿期应接种 3 剂 DTP（DTwP 或 DTaP），之后最好用含破伤风类毒素的疫苗在 4～7 岁加强接种 1 剂，在 12～15 岁青少年期加强接种另 1 剂。那些完成了基础免疫和 2 剂加强接种，最后 1 剂是成年早期完成的人员，可能就无需进一步的接种了。所有的旅行者在出发前都应刷新预防接种记录。受伤后所需的破伤风预防措施决定于损伤的性质和过往的预防接种史。如果最后 1 剂破伤风疫苗是在 5（对于不洁净伤口）～10 年（对于洁净伤口）内接种的，就无需加强接种。

百日咳

病　　因	百日咳鲍特菌（*Bordetella pertussis*）
传　　播	百日咳是一种具有高度传染性的细菌性急性呼吸道疾病。主要通过来自感染者呼吸道黏膜的飞沫传播。

疾病特征	典型的临床表现包括数周的特征性高调重症咳嗽,常常伴有发绀和呕吐。小婴儿可能不会出现咳嗽而表现为呼吸暂停。尽管百日咳可在各个年龄段发病,但大部分严重病例和死亡病例都出现在婴儿期早期,并主要发生在发展中国家。主要的并发症包括肺炎、脑炎和营养不良(由于反复呕吐)。控制百日咳最合理的方法是预防接种。
地理分布	WHO 估计 2008 年全球发生 1600 万百日咳病例,95% 来自发展中国家,其中死亡病例 195 000 例。
旅行者风险	没有获得保护的小婴儿感染重症百日咳的风险最高,而没有完成全程免疫接种的大龄儿童、青少年和成人也可能感染百日咳(通常症状轻微和无症状)。在发展中国家暴露于百日咳的机会较多。所有的婴儿,包括HIV 阳性的小儿,都应接种百日咳疫苗。
疫　苗	所有的旅行者都应根据国家推荐的最新方案完成预防接种。全细胞(wP)和无细胞(aP)这 2 种百日咳疫苗都可提供出色的保护而且安全,只有轻微的不良反应。几十年来,全细胞(wP)百日咳疫苗在国家免疫接种规划中已得到广泛应用;无细胞(aP)百日咳疫苗的不良反应更少但价格较贵,目前已在很多国家注册上市。全细胞(wP)和无细胞(aP)这 2 种百日咳疫苗常与白喉和破伤风类毒素(即 DTwP 或 DTaP)联合接种。WHO 推荐的基础免疫程序为接种 3 剂:6 周龄时接种第 1 剂,随后两剂接种应间隔 4～8 周,即分别在 10～14 周和 14～18 周接种第 2 剂和第 3 剂。推荐的基础免疫最后 1 剂应在 6 月龄时完成。疫苗的保护作用随时间而递减,可能维持几年。在基础免疫 1～6 年后进行1 剂加强接种,最好是在 2 岁期间。现在有一些国家给予青少年或成年人特别是卫生保健工作者和年轻的父母们加强接种 1 剂。以前没有接种过的青少年或成年人应接种 3 剂全细胞(wP)或无细胞(aP)百日咳疫苗,其中第 1 剂和第 2 剂间隔 2 个月,第 2 剂和第 3 剂间隔 6～12 个月。

B 型流感嗜血杆菌

病　　因	B 型流感嗜血杆菌（*Haemophilus influenzae* type b，Hib）
传　　播	呼吸道飞沫
疾病特征	对婴儿和大龄儿童来说，B 型流感嗜血杆菌是细菌性肺炎和脑膜炎的常见原因，也是大量其他严重的、潜在危及生命疾病的常见病因，包括会厌炎、骨髓炎、脓毒性关节炎和脓毒症。3 月龄以下婴儿或 5 岁以上儿童很少有 Hib 发病，4～18 月龄的儿童疾病负担最重。Hib 是该年龄组散发性（非流行性）细菌性脑膜炎的主要病因，除非采取了快速和恰当的抗菌治疗，否则 Hib 常常与严重的神经系统后遗症有关。
地理分布	据估计，每年 Hib 导致了 7～8 百万肺炎病例和成千上万的人死亡，主要发生在发展中国家。该病实际上在实施了儿童常规免疫接种的国家已被消除。
旅行者风险	所有未受保护的儿童都有风险，至少在 5 岁以前。
疫　　苗	疫苗推荐给所有 6 周龄到 2 周岁的儿童接种。婴儿的基础免疫应接种 3 剂，而以前没有接种过的 12 月龄以上儿童接种 1 剂就足够了。在常规免疫规划中，接种常采用该疫苗与一种或以上其他疫苗（如 DTP、乙肝或 IPV 疫苗）的联合疫苗制剂。

甲型肝炎（甲肝）

病　　因	甲肝病毒（HAV），属于小核糖核苷酸病毒科（Picornaviridae family）。
传播途径	通过粪-口途径，或密切接触，或饮用受污染的水或食物而直接从被感染者那里感染病毒。没有昆虫媒介或动物宿主。

疾病特征	是一种急性病毒性肝炎，突然出现发热、全身不适、恶心和腹部不适，几天后出现黄疸。年龄非常小的儿童感染的症状常常轻微或无症状，较大龄儿童有患症状性疾病的风险。对于成年人，患病的症状常常更严重，可能需经过数月才能完全康复。40岁以上人员的病死率大于 2%，60岁以上人员病死率大于 4%。
地理分布	世界范围，最常见于卫生条件差和饮用水安全控制不良的地区（见地图）。
旅行者风险	前往发展中国家的没有免疫力的旅行者具有很高的感染风险。暴露于卫生条件和饮用水安全控制差的环境中的旅行者感染风险特别高。
预防措施	避免食用潜在污染的水和食物。越来越少用免疫球蛋白作为旅行预防。
疫 苗	前往感染风险为中度至高度国家或地区旅行的1岁以上的人员，应考虑接种甲肝疫苗。对于易感染疾病的高危人群，不管他们前往何处旅行，都应强烈鼓励他们接种疫苗。

国际上当前有两种甲肝疫苗：

(1) 甲醛灭活甲肝疫苗。灭活甲肝疫苗在大部分国家应用。单价灭活甲肝疫苗有 2 种剂型，儿童剂型 (0.5ml，用于1岁到15岁的人群) 和成人剂型 (1ml)；

(2) 减毒活疫苗 (基于 H2 和 LA-1 甲肝病毒株)。这种疫苗主要在中国生产和应用，在印度的私人诊所也有零星使用。

灭活的甲肝疫苗是安全和高度有效的。为达到长期的保护作用，必须接种2剂。数学模型的结果提示在完成2剂的初次免疫后，甲肝抗体可维持25年或更长。接种后不需要进行血清学检测以评估抗体水平。中国生产的减毒甲肝或疫苗已表明是安全的，对临床感染具有至少3年的高度保护作用 (95%)。

有 1 种甲肝和伤寒（Vi CPS）的联合疫苗，接种 1 剂可产生针对这两种介水性疾病的高水平保护作用。对于可能暴露于甲肝和乙肝 2 种病毒的旅行者来说，应考虑给他们接种一种可同时预防甲肝和乙肝的联合疫苗（见乙肝疫苗）。

对于在发展中国家出生和成长的人们，以及 1945 年前在工业化国家出生的人们，由于他们通常在儿童时期已经有过甲肝感染，很可能对甲肝有免疫力，因而，检测甲肝抗体在经济上更划算，可避免不必要的预防接种。

疫苗种类：	灭活或减毒活疫苗，均为肌肉注射。
接种剂数：	灭活疫苗：2 剂；减毒活疫苗：1 剂。
免疫程序：	灭活疫苗：接种 2 剂，一般第 2 剂在第 1 剂接种后 6 个月接种。如必要时，间隔时间可延长到 18～36 个月。
	减毒活疫苗：接种 1 剂。甲肝疫苗的最小接种年龄为 1 岁。
加强免疫：	可不必进行。
禁忌证：	前一次接种出现过敏反应。
不良反应：	灭活疫苗：短期的轻度局部反应，轻度全身反应。
	减毒活疫苗：很少有报告。
出发前：	灭活和减毒活疫苗：接种第 1 剂后 2～4 周产生保护作用。考虑到甲肝具有较长的潜伏期（平均为 2～4 周），即使在出发当天接种疫苗，仍能起到保护旅行者的作用。
推荐接种对象：	所有没有免疫力的前往危险国家或地区的旅行者。
特别注意事项：	无

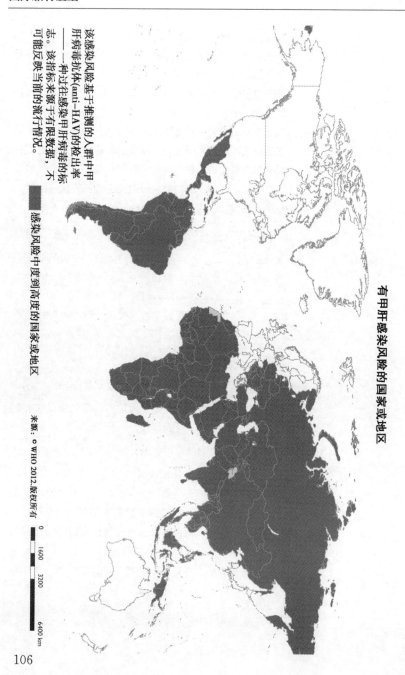

有甲肝感染风险的国家或地区

该感染风险基于推测的人群中甲肝病毒抗体(anti-HAV)的检出率——一种过往感染甲肝病毒的标志。该指标来源于有限数据,不可能反映当前的流行情况。

■ 感染风险中度到高度的国家或地区

来源:© WHO 2012.版权所有

0 1600 3200 6400 km

乙型肝炎（乙肝）

病　　因　　　乙肝病毒（HBV），属于肝脱氧核糖核酸病毒科（Hepadnaviridae family）。

传播途径　　　感染通过与受感染的体液接触从人传播到人。性接触是一种重要的传播方式，但受污染的血液或血液制品的使用，或使用受污染的针头或注射器也可导致感染。其他的一些皮肤穿刺操作，也有传播疾病的潜在风险，包括针灸、穿孔和文身。也可发生由母亲传给胎儿的围产期传播。不存在昆虫媒介或动物宿主。

疾病特征　　　大部分的急性乙肝感染都是无症状的，或症状轻微，常常被忽视。约1％的围产期感染者，10％的1～5岁被感染的儿童，30％被感染的5岁以上人群会出现急性感染症状。临床急性乙肝呈渐进性发病，出现厌食、腹部不适、恶心、呕吐、关节痛和皮疹，在一些病例中随后出现黄疸。在成年人中，约1％的病例死亡。乙肝感染者发展为乙肝病毒慢性感染的比例，成年人少于5％，但年少的儿童更常见，围产期感染者占多数。一些慢性乙肝病毒感染病例后来发展为肝硬化和/或肝癌。

地理分布　　　乙肝病毒在人群中的流行程度通过HBsAg的流行状况来描述，HBsAg是构成乙肝病毒的一种特殊组分，在乙肝急性感染和慢性感染者的血液（和其他体液）中找到。世界各地都存在乙肝病毒，但各地感染的危险水平不同。在北美、北欧、西欧、南美洲南椎体地区、澳大利亚和新西兰，慢性乙肝的发病率相对较低（总体人群中HBsAg阳性率少于2％）（见地图）。

旅行者风险　　　　　风险度决定于①目的国或地区乙肝病毒感染的发病率；②与血液或体液直接接触，或与潜在感染者性接触的状况；③旅行时间的长短和旅行类型。主要危险行为包括会引起与人体血液或体液直接暴露的卫生保健干预行为（医疗、牙科、实验室检测或其他），输入了未做 HBV 检测的血液，暴露于没有妥善消毒处理的针头（如：针灸、穿孔、文身或注射毒品）。另外，穿透性的刺伤或擦伤后导致的开放性皮损伤口间的直接接触，可造成 HBV 阳性者与 HBV 易感者之间的病毒传播。

预防措施　　　　　应考虑给所有前往存在中度到高度感染风险的国家或地区的，没有免疫力的旅行者接种疫苗。也可参见《HIV 感染/艾滋病及其他性传播感染》中的预防措施部分（见第 5 章）。

疫　　苗　　　　　乙肝疫苗应用重组 DNA 技术生产，最常用的是酵母菌。完整的接种程序由接种 3 剂疫苗构成，前 2 剂接种通常间隔 1 个月，1～12 个月后接种第 3 剂。WHO 推荐的乙肝疫苗免疫程序为：使用含有乙肝疫苗的制剂，在出生后 24 小时内接种 1 剂，随后间隔至少 4 周接种第 2 剂和第 3 剂。

完整的免疫接种程序可产生至少 15 年的保护作用，当前的科学证据显示保护作用很可能维持终生。常规免疫接种规划不推荐加强免疫。

由于乙肝的潜伏期较长，虽然大部分旅行者在旅行前接种第 2 剂疫苗后会产生一定的保护作用，然而最后 1 剂无论如何还是应该接种的。

对于可能暴露于甲肝和乙肝病毒的旅行者来说，应考虑接种甲乙肝联合疫苗，它可同时预防这两种疾病。这种灭活疫苗于第 0 日、第 1 个月、第 6 个月各分别接种 1 剂。加快免疫程序为在第 0 日、第 1 个月、第 2 个月各分别接种 1 剂，然后在第 12 个月另外接种 1 剂；特别加快免疫程序为在第 0 日、第 7 日、第 21 日各分别接种 1 剂，然后在第 12 个月另外接种 1 剂；在一些国家，上述两种加快免疫程序已被疫苗生产商推荐应用，也为国家权威部门所认可。

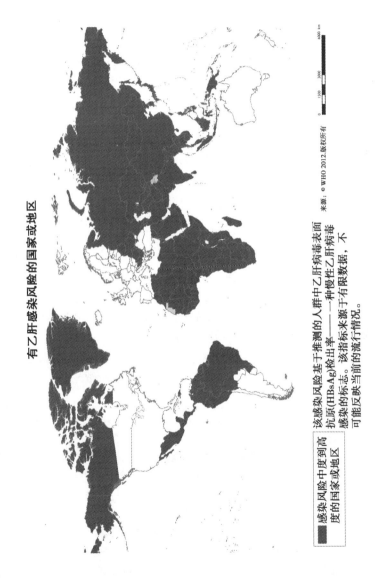

有乙肝感染风险的国家或地区

感染风险中度到高度的国家或地区 该感染风险基于推测的人群中乙肝病毒表面抗原(HBsAg)检出率——一种慢性乙肝病毒感染的标志。该指标来源于有限数据，不可能反映当前的流行情况。

来源：© WHO 2012.版权所有

人类乳头状瘤病毒

病　因	人类乳头状瘤病毒（HPV），属乳头瘤病毒科（Papillomaviridae family）
传播途径	生殖器 HPV 感染主要通过性接触传播，插入性交是主要方式，但不是唯一方式。HPV 具有高度传染性，大部分性行为活跃的男女在其人生的某个时候都会受到 HPV 感染。
疾病特征	尽管大部分的 HPV 感染是暂时和良性的，但生殖器持续性感染某些基因型的 HPV 可导致肛门与生殖器的癌前病变和癌症的发生。引起的疾病包括宫颈癌、阴道癌、阴唇癌、阴茎癌和肛门癌，以及一系列的头颈部癌症，肛门与生殖器疣，反复发作的呼吸道乳头状瘤病等。
地理分布	在全球范围内很常见。据估计，2005 年全球有 50 万宫颈癌病例，有 26 万相关的死亡病例。宫颈癌发病率为每 10 万女性发生 1～50 例，拉美和加勒比海地区、撒哈拉沙漠以南的非洲大陆、美拉尼西亚群岛和中南和东南亚洲的发病率最高。
旅行者风险	HPV 通过性行为传播最常见，参见《HIV 感染/艾滋病及其他性传播感染》中的预防措施部分（见第 5 章）。
疫　苗	自 2006 年以来，已有 2 种 HPV 疫苗获准上市，其中一种疫苗涵盖了 HPV4 种基因型，另一种疫苗涵盖了 2 种基因型。这两种疫苗设计可预防全球约 70% 的宫颈癌（4 价疫苗还可预防生殖器疣）。这些疫苗主要适用于 10～14 岁的青春期少女接种。4 价疫苗的完整免疫程序是：在第 0 日、第 2 个月和第 6 个月分别接种 1 剂；2 价疫苗的免疫程序是在第 0 日、第 1 个月和第 6 个月分别接种 1 剂；如果 3 剂接种程序中间有中断，不必重复接种以前的剂次。目前不推荐加强免疫。再过几年，HPV 疫苗接种将会纳入某些国家的免疫接种规划。

流　感

人畜共患性流感，见第 5 章

季节性流感

病　因　　　　　流感病毒，属于正黏病毒科（Orthomyxoviridae）。根据病毒的核心蛋白不同，流感病毒分为甲（A）、乙（B）、丙（C）3 型。仅甲型和乙型流感病毒能引起与人类相关的疾病。甲型流感病毒亚型由具有凝血素（HA）和神经氨酸酶（NA）活性的外壳糖蛋白决定。高突变率和频繁的病毒基因重组导致了 HA 和 NA 抗原的极大变化。野生水鸟群中存在所有目前能确认的甲型流感病毒的 16 种 HA 和 9 种 NA 亚型。人类通常感染 H1、H2 或 H3，N1 或 N2 亚型病毒。轻微点突变引起的小改变（即"抗原漂移"）较常见，抗原漂移能使病毒逃避免疫识别，导致在流行年间流感的重复暴发。HA 抗原的大改变（即"抗原转换"）是由不同甲型流感病毒亚型间的遗传物质重组所致。通过抗原转换产生新型大流行的病毒株是罕见的事件，此时感染动物的病毒亚型和感染人类的病毒亚型可发生重组，比如人患猪流感、2009 年新出现的甲型 H1N1 流感病毒。该重组病毒以前从不在人间流行，而且与以前或当前的人类季节性流感病毒不存在紧密关联。

传播途径　　　　流感病毒主要通过无遮掩的咳嗽和打喷嚏时的飞沫产生呼吸道传播；也可通过近距离的空气传播，尤其是在拥挤密闭的环境中；另一种可能的传播方式是经污染的手和直接种植进行播散。

疾病特征　　　　急性呼吸道感染的严重程度各异，既可无临床症状也可导致死亡。典型的流感症状包括突起发热、寒战、咽喉痛、干咳，通常伴有头痛、卡他症状、肌肉痛和疲乏。流感的并发症包括：原发性流感病毒性肺炎、细菌性肺炎、中耳炎、慢性基础疾病的恶化。老年人、婴儿、少儿和免疫抑制者患病的病情最严重。季节性流感导致的死亡病例主要发生在老年人和患有慢性基础疾病的人群中。曾导致大流行的 2009 年甲型 H1N1 流感病毒株现在的流行形式正如季节性流感一样，它与其他的季节性流感病毒相似，但其特点为：在北方的夏季较活跃，健康年轻人患病后其死亡率和病毒性肺炎的发生率都较高。

地理分布　　　　流感在全球均有发病，估计全球每年发病率成人为 5%～10%，儿童为 20%～30%。在温带地区，流感是一种季节性疾病，通常在冬季的月份发病：在北半球为 11 月到 4 月，在南半球是 4 月到 9 月。在热带地区不存在明显季节性，全年流行，通常在雨季会有几个发病高峰。

旅行者风险　　　在流感流行季节前往任何国家，旅行者跟当地居民一样都存在感染风险。另外，如旅行群体中有来自季节性流感疫区的人员（例如在游轮上），可能导致流感的非流行季节性暴发。在流感流行季节前往另一半球的国家的旅行者尤其有风险，特别是当他们没有通过近期感染或常规接种疫苗而获得一定的免疫力时。老年人、慢性疾病患者和少儿最容易出现并发症。

预防措施　　　　如有可能，应避免拥挤在密闭的环境中，避免与患急性呼吸道感染疾病的人员密切接触。勤洗手，尤其是在直接接触病患及其周围环境后，这可以减低患病风险。应鼓励患者咳嗽时注意礼仪（保持距离、咳嗽和打喷嚏时用一次性纸巾或衣物遮盖，洗手）。在有些情况下，医生可以建议抗病毒的预防措施或使用奥塞米韦或扎那米韦进行早期治疗，尤其是对有特殊风险的人群。

疫　　苗

流感病毒不断进化，其特征亦快速变化。流感疫苗需要激发人体产生能有效预防当时主要流行病毒株感染的免疫力。每年流感疫苗的组分都会根据南半球和北半球的情况分别做出改变。由于流感病毒的抗原可以突然发生改变，也可以在一年的不同时候发生改变，所以南北半球间的流感病毒优势流行株可以有明显的不同。全球上市的流感疫苗含有 3 种灭活的病毒株，其组分每 6 个月审定一次，以确保能预防在每个流感季节流行的优势病毒株。疫苗的组分根据所应用的半球来做出调整，因此，尽管有些年份南北半球所应用疫苗的抗原相同，在一侧半球应用的疫苗只能对另外一侧半球的流感感染有部分预防作用。目前的季节性流感疫苗对禽流感无预防作用。旅行者有高风险罹患流感并发症时，应该每年接种流感疫苗。在南北半球的流感疫苗株不同的年份，一侧半球的高危个体在对侧半球的流感流行季节快要来到前或流行季节中，要到那里去旅行，应该提前 2 周接种对侧半球所应用的流感疫苗。如果不能实现，旅行者应该到达另一半球的目的地后尽早安排疫苗接种。

3 价灭活流感疫苗需行三角肌肌内注射（＞1 岁者）或大腿前外侧肌肌内注射（6～12 月龄者）。该疫苗不能给 6 月龄以下的儿童接种；对 6～36 月龄儿童接种时，接种剂量应为成人剂量的一半。9 岁以下以前从未接种的儿童应至少间隔 1 个月接种 2 剂。对 9 岁及以上的学龄儿童和健康成年人，接种 1 剂即可。常见轻微的局部反应，例如注射部位的肿、痛。全身反应如发热等少见。

注意事项和禁忌证

严重鸡蛋过敏，包括过敏反应，是疫苗接种的禁忌证。

流行性乙型脑炎（日本脑炎）

病　　因	流行性乙型脑炎病毒，属于主要经虫媒传播的黄病毒科（Flaviviridae family）。
传播途径	该病毒的自然宿主是猪和各种野鸟，它通过库蚊传播给新的动物宿主，偶尔传给人类。
疾病特征	大部分人类感染后无症状。有症状病例的严重程度各异：轻度感染的特征是发热性头痛，或表现为无菌性脑膜炎或脑炎；而重症病例表现为急性起病，相继出现头痛、高热和脑膜刺激征。幸存者常留下永久性的神经系统后遗症。大约25％的临床重症病例死亡。
地理分布	流行性乙型脑炎（JE）在亚洲是病毒性脑炎的主要病因，几乎在所有亚洲国家都有发病（详见地图）。很大程度上，预防接种已经使日本、韩国、中国的一些地区以及近期的尼泊尔、斯里兰卡、泰国、越南的流行性乙型脑炎发病率大幅度下降。然而，预防接种并未阻止病毒的传播，没有进行免疫接种的人群有患病风险。孟加拉国、印度和巴基斯坦的部分地区、柬埔寨、老挝、菲律宾和该地区的其他国家还有病例报道（详见地图）。传播主要发生在使用漫灌作业的乡村农业区，其中有些地区可能临近或就位于城市中心。在东南亚主要在雨季传播，但全年流行，尤其在热带气候地区。在中国的温带地区、日本、朝鲜半岛和俄罗斯的东部，主要在夏季和秋季流行。
旅行者风险	对大多数前往亚洲的旅行者而言，患JE的风险非常低，尤其是那些在城市地区的短期观光者。然而，风险因季节、目的地、旅程和活动的不同而异。对在流行季节到有风险的国家或地区，特别是洪水漫灌区，进行大量户外活动（如露营、徒步远足、工作等）的旅行者来说，推荐他们接种疫苗。在有JE感染风险的地区或国家，病患主要是儿童，而对旅行者来说任何年龄都可发病。通过避免蚊子叮咬（见第3章）和预防接种可预防疾病。

疫　　苗　　鼠脑源性灭活疫苗（IMB）现在普遍被基于细胞培养的疫苗代替。

SA 14‐14‐2 减毒活疫苗在中国和越来越多的亚洲地区国家（包括印度、韩国、斯里兰卡和泰国）中广泛使用。2009 年，一种从 Vero 细胞中获得的 JE 灭活疫苗被批准在北美、澳大利亚和许多欧洲国家使用。该疫苗是将减毒的 SA 14‐14‐2 JE 病毒株进行灭活后加铝佐剂而制成。该疫苗基础免疫程序为间隔 4 周接种 2 剂。建议在完成基础免疫程序 1～2 年后加强接种 1 剂。该疫苗已可以和甲肝疫苗同时接种，无明显安全性和免疫原性干扰。目前没有该疫苗与旅行者常使用的其他疫苗同时接种的研究数据。该疫苗在美国获准在 17 岁及以上人群使用；在其他国家，则获准用于 18 岁及以上人群。上市后的安全性研究正在进行。

日本当局 2009 年 2 月批准了另一种 Vero 细胞来源的 JE 灭活疫苗，2011 年还有一种与其相似的疫苗也获准上市。这两种疫苗都使用与鼠脑源性疫苗相同的 JE 病毒株（北京‐1），临床实验已经证实疫苗的安全性和免疫原性，其血清阳转率超过 95%。这些疫苗目前没在日本境外上市。

另外，一种新的 JE‐黄热病嵌和减毒活疫苗最近已在澳大利亚和泰国获得注册，2012 年后将商品化。该疫苗基础免疫要求接种 1 剂，是否需要加强接种待定。

注意事项和禁忌证

以前接种有过敏反应者为接种禁忌。减毒活疫苗应避免用于孕妇，但对于很可能感染的人员倾向于给予疫苗接种。由 IMB 疫苗引发的神经系统不良反应罕见但严重，这在有感染风险和无感染风险的国家或地区都有报道。偶尔会发生对疫苗成分的过敏反应。这种反应可能在接种后 2 周才发生，因而，确保在出发前完成全程疫苗接种才是明智的。

疫苗类型：	第一类：减毒活疫苗（SA 14‐14‐2 株）。
	第二类：Vero 细胞来源含铝佐剂灭活疫苗（SA 14‐14‐2 株）。
	第三类：Vero 细胞来源灭活疫苗（北京‐1 株）。
免疫接种程序：	第一类：在中国，首剂减毒活疫苗在 8 月龄时接种（皮下注射），在 2 岁加强接种 1 剂。在有些地区，6～7岁时还应再加强接种 1 剂。该疫苗 1 剂的保护作用可以维持数年。
	第二类：含铝佐剂灭活疫苗的基础免疫为间隔 4 周接种 2 剂，肌肉注射。
	第三类：灭活疫苗（北京‐1）：接种 3 剂，在第 0、7、28 天分别接种 1 剂；或最好间隔 4 周接种 2 剂。小于 3 岁的儿童用量为 0.25ml，其他年龄者用量为 0.5ml。
加强免疫：	有关上述疫苗的免疫保护期限尚未完全明确。第一类的减毒活疫苗，一些国家推荐加强接种 1 剂。第二类的日本疫苗，建议 1 年后加强接种 1 剂，此后每 3 年加强接种 1 剂。第三类的铝佐剂灭活疫苗，推荐在完成基础免疫 12～14 个月后加强接种 1 剂，是否需要再加强接种待定。
禁忌证：	对所有 JE 疫苗而言：以前接种有过敏反应者。JE 活疫苗：怀孕和有免疫抑制者。
不良反应：	偶尔有轻微的局部或全身反应。

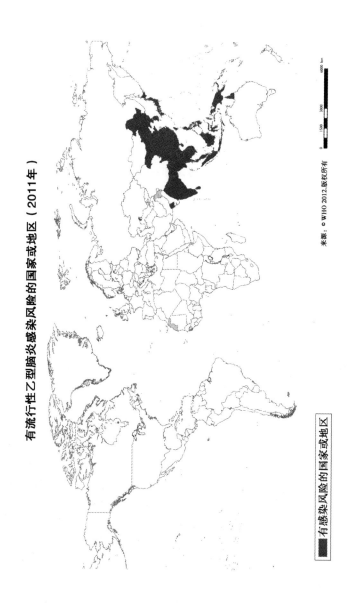

有流行性乙型脑炎感染风险的国家或地区（2011年）

有感染风险的国家或地区

来源：© WHO 2012.版权所有

| 出发前： | 在有可能暴露于 JE 病毒至少 1 周前应完成全程免疫接种。 |
| 特别注意事项： | Vero 细胞来源含铝佐剂 SA14 - 14 - 2 灭活疫苗在孕妇、照料婴儿的母亲或在儿童和青少年（小于 17 岁）中的安全性和有效性尚未明确。 |

麻 疹

病　　因	麻疹病毒，属于副黏病毒科（Paramyxoviridae）麻疹病毒属（*Morbillivirus*）
传播途径	主要通过空气的呼吸飞沫传播。在温带地区的晚冬和早春及在热带地区的雨季后，传播会加速。
疾病特征	麻疹是一种具有高度传染性的感染性疾病。在疫苗问世以前，大多数人在青春期之前都受到感染。麻疹常见的并发症包括中耳炎和肺炎。麻疹并发症的高危人群包括婴儿和有慢性疾病和免疫缺陷的人群，或者是严重营养不良者（包括维生素 A 缺乏者）。
地理分布	麻疹流行呈季节性。尽管麻疹全球都有分布，但随着麻疹疫苗免疫接种的大规模推广，工业化国家现在只有很少的麻疹病例。在美国实际上已经消除了本土传播。在疫苗接种低覆盖地区仍然每 2～3 年可能出现麻疹流行。在一些已经基本消除麻疹的国家，来自其他国家的输入性病例是引起麻疹继续传染的重要源头。2009 年，全球麻疹疫苗的接种覆盖率已达 82%。从 2000 年到 2008 年，据估计每年麻疹死亡人数已从 733 000 降到 164 000。
旅行者风险	未完成麻疹全程免疫接种的旅行者有风险。

疫　　苗

目前有很多麻疹减毒活疫苗可供使用，有单一的麻疹疫苗，也有风疹、腮腺炎、水痘中一种或多种联合的疫苗。许多国家使用麻腮风疫苗（MMR）或麻疹风疹联合疫苗（MR），而不是单价麻疹疫苗。现在国际上可供使用的麻疹疫苗安全有效，并且在免疫程序中可以交替使用。每位儿童应该接种 2 剂麻疹疫苗。第 2 剂可以尽早在第 1 剂后的 1 个月接种，时间间隔取决于当地的免疫规划和疾病流行形势。

特别要注意那些未完成 2 剂麻疹疫苗接种的儿童、青少年或青年旅行者。麻疹在很多国家仍很常见，到人口密集的地区旅行时容易受到传染。前往麻疹广泛流行的国家旅行的婴儿，可以尽早在 6 月龄时接种 1 剂疫苗。而 6～8 月龄时接种了第 1 剂疫苗的儿童，随后仍应该完成国家的 2 剂疫苗免疫计划。以前未完成 2 剂疫苗接种的大龄儿童或成年人在旅行前应考虑接种麻疹疫苗。

考虑到晚期 HIV 感染者患麻疹后病情的严重性，潜在易感的无症状 HIV 阳性儿童和成年人都应常规接种麻疹疫苗。如果没有严重的免疫抑制，即使有症状的 HIV 感染者也可考虑接种麻疹疫苗。在麻疹感染风险可以忽略不计的地区，有条件监测 CD4 细胞数的医生最好推迟接种麻疹疫苗直到 HIV 感染者的 CD4 细胞计数大于 200。通过比较 HIV 阳性者与 HIV 阴性两组儿童，已证实接种麻疹疫苗后出现严重不良反应的风险没有增加，但发现 HIV 阳性者的抗体滴度较低。

流行性脑脊髓膜炎

病　　因

脑膜炎奈瑟菌（*Neisseria meningitidis*）。大部分流行性脑脊髓膜炎（流脑）病例是由 A、B、C 血清群引起的，由 Y 血清群（出现在美国）和 X 血清群（出现在非洲、欧洲、美国）导致的感染较少见。W‑135 血清群由于在沙特阿拉伯和非洲撒哈拉以南的几个国家中的暴发流行而受到越来越多的关注。

传播途径	人与人间直接接触传播，通过来自感染者、患者或无症状携带者鼻咽部的呼吸道飞沫传播。人类是唯一宿主。

疾病的性质　大多数人感染脑膜炎奈瑟菌不会引起临床疾病。许多感染人群成为无症状的细菌携带者，作为传染源而传染给其他人。一般来说，作为地方性疾病主要在儿童和青少年中发病，其中 3～12 月龄的婴幼儿发病率最高。然而，在流脑流行时，大龄儿童和年轻人的发病率也会增高。流脑的临床表现以突发剧烈头痛、发热、恶心、呕吐、畏光、颈部僵硬及各种神经系统体征为特征。这种疾病即使在完善的医疗条件下立刻进行抗菌治疗，其病死率仍达 5%～10%。脑膜炎双球菌败血症是一种较少见的脑膜炎类型，感染后细菌在血流中迅速散播，以循环衰竭、出血性皮疹和病死率高为特征。

地理分布　流脑在世界各地有散发病例。在温带地区，大部分病例发生在冬季的月份里。局部暴发发生在封闭而拥挤的场所里（如集体宿舍、兵营）。在撒哈拉以南的非洲地区，从塞内加尔延伸到埃塞俄比亚的横跨大陆地区（即非洲"流脑带"），常在旱季（11 月～6 月）发生流脑大暴发和流行。最近报告的在美国发生的 Y 血清群流脑，在沙特阿拉伯和非洲撒哈拉以南地区，特别是布基纳法索、乍得和尼日尔发生的由 W-135 血清群引起的流脑暴发，在布基纳法索和尼日尔的 X 血清群流脑暴发，均表明这些血清群越来越重要。

旅行者风险　在旅客中患流脑的风险普遍较低。那些前往工业化国家的人，可能会接触到某些散发病例，主要是由 A、B、C 血清群引起的。C 血清群流脑的暴发常发生在学校、学院、兵营和其他青少年和年轻人聚集的地方。到非洲撒哈拉以南"流脑带"旅行的人，可能会暴露在暴发中。大部分是由 A 群和 W135 血清群引起的，在旱季（12 月～6 月）的发病率相对较高。长期与当地居民密切生活在一起的旅行者，其感染风险可能更大。

麦加朝圣者患病的风险尤其高。目前，沙特阿拉伯要求到麦加的朝圣者（一年一度的朝觐）接种四价（A、C、Y、W135 血清群）流脑疫苗。

预防措施　不要去人群拥挤的密闭场所。旅行者在与流脑患者密切接触后，应就可能的药物预防和疫苗预防措施咨询医生建议。

疫　　苗　流脑多糖疫苗和结合疫苗

流脑多糖疫苗

在国际市场上市的流脑多糖疫苗有 2 价（A 和 C 群）、3 价（A、C 和 W‑135 群）或 4 价（A、C、Y 和 W135 群）疫苗。流脑多糖疫苗是由相应血清群脑膜炎球菌各自提纯的对热稳定的冻干荚膜多糖构成。

有资料已经证实 A 群和 C 群多糖疫苗对大龄儿童和成人有 85%～100% 的短期预防效果。然而，C 群多糖疫苗对 2 岁以下的儿童没有预防作用，A 群多糖疫苗是否对 1 岁以下小孩有预防作用仍不清楚。Y 群和 W‑135 群多糖疫苗已被证实仅对 2 岁以上的儿童有免疫效果。

疫苗接种后 10 天内可产生保护性抗体。在校儿童和成年人中，2 价和 4 价多糖疫苗接种后的保护作用至少可维持 3 年，但是 4 岁以下儿童的特异性抗体水平在 2～3 年后会迅速下降。

为了控制疫苗可预防的脑膜炎双球菌血清群（A、C、Y、W‑135 群）引起的流脑暴发，目前建议视情况而定进行 2 价和 4 价流脑疫苗的高危人群和大规模的免疫接种。如果有 4 价多糖疫苗（A、C、Y、W‑135）可以接种，那么旅行者应该选择 4 价而不是 2 价多糖疫苗，因为 4 价疫苗还可预防 Y 群和 W‑135 群导致的流脑。

这些疫苗不能预防其他血清群，如 B 血清群和 X 血清群脑膜炎双球菌导致的流脑，而这些血清群在一些国家是流脑的重要致病菌群。

流脑多糖疫苗的注意事项和禁忌证

国际上现有的流脑多糖疫苗是安全的，明显全身反应已极为罕见。最常见的不良反应是在接种部位出现红晕和轻微疼痛 1～2 天。多达 2% 的受种者可出现超过 38.5℃的发热。将不同的特异性多糖组合成 2 价或 4 价流脑疫苗时，没有发现安全性或反应原性出现显著的变化。

疫苗类型：	第一类：纯化的细菌荚膜多糖流脑疫苗（2 价、3 价或 4 价疫苗） 第二类：A、C、Y 和 W‐135 4 价结合疫苗（A、C、Y 和 W‐135 血清群） 第三类：A 群流脑结合疫苗
剂次：	接种 1 剂
保护期限：	第一类和第二类疫苗：3～5 年或更长。第三类疫苗：未知
禁忌证：	以前接种时出现严重不良反应
不良反应：	偶有轻度的局部不良反应；发热，很少见
旅行前：	2 周
考虑接种对象：	第一类和第二类疫苗：前往撒哈拉以南"流脑带"和当前存在流脑流行的国家或地区的所有旅客。麦加朝圣者（要求接种） 第三类疫苗：对前往流脑高度流行的非洲国家的旅行者来说，接种第一和第二类疫苗是比较经济的选择
特别注意事项：	这些疫苗对 2 岁以下的儿童没有保护作用

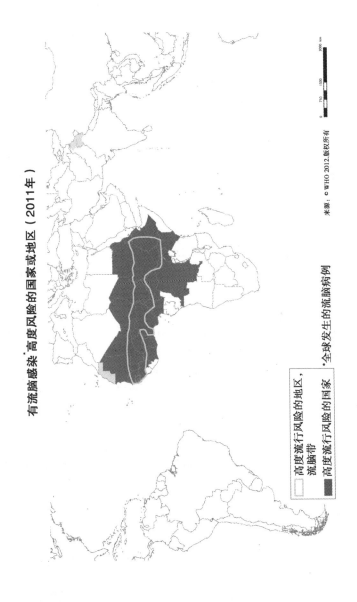

有流脑感染 ·高度风险的国家或地区（2011年）

高度流行风险的地区，
流脑带

高度流行风险的国家

·全球发生的流脑病例

来源：© WHO 2012,版权所有

流脑结合疫苗

通过脑膜炎球菌多糖和蛋白载体的结合可产生 T 细胞依赖性免疫应答。因此，结合疫苗可相应提高在婴儿中的免疫原性，延长保护期限。

1999 年单价 C 群流脑结合疫苗获得使用许可，越来越多的国家现已将其纳入国家免疫规划中。与 C 群流脑多糖疫苗不同，即使给 2 月龄、3 月龄、4 月龄的婴儿接种，C 群流脑结合疫苗也可诱导产生足够的抗体应答和免疫记忆反应。已接种 C 群流脑结合疫苗的旅行者不能预防其他血清群引起的流脑，不存在交叉保护作用。

2010 年，特别为非洲"流脑带"研制使用的 A 群流脑结合疫苗获得了印度和少数非洲国家的批准。这种被许可在 1～29 岁人群中单剂接种的疫苗，已被证实是安全的并具有高度免疫原性。A 群流脑结合疫苗已在布基纳法索、马里和尼日尔大规模的疫苗接种中应用，并正在逐步引入位于非洲"流脑带"的国家。

有 2 种 A、C、Y 和 W - 135 血清群 4 价联合疫苗已在北美获准上市，并逐步在其他几个国家上市。在美国和加拿大，这些疫苗获准在 2～55 岁的人群中使用。其中一种接种 2 剂的疫苗也获准在 9～23 月龄的儿童中使用。预计这些疫苗可诱导和 4 价流脑多糖疫苗相似的保护效价，但保护期限更长久。

腮 腺 炎

病　　因	腮腺炎病毒，属于副黏液病毒科（Paramyxoviridae）腮腺炎病毒属（*Rubulavirus*）。
传播途径	人类是腮腺炎病毒唯一的自然宿主，此病毒可通过直接接触或通过来自感染者上呼吸道的飞沫传播。
疾病的性质	腮腺炎（流行性腮腺炎）是一种人类的病毒感染，主要侵犯唾液腺。虽然流行性腮腺炎是一种通常见于儿童的温和的疾病，在 5-9 岁的人群中发病率最高，但

腮腺炎病毒也可侵袭成人，而且在成年感染者中相对来说更常出现脑膜炎和睾丸炎等并发症。脑炎和永久性神经系统后遗症等并发症难得一见。

地理分布　　除去腮腺炎疫苗接种覆盖率高的国家外，世界上大部分国家每年腮腺炎的发病率处于 $100\sim1000/100$ 万范围内，每隔 $2\sim5$ 年便出现流行高峰。

旅行者风险　没有完成腮腺炎全程免疫接种的旅行者都有感染的风险。

疫　　苗　　腮腺炎疫苗通常与麻疹和风疹疫苗联合使用（MMR）。当前用于生产活疫苗的腮腺炎病毒减毒株，都被认为是安全和有效的。为避免存留的母体抗体可能产生的干扰，腮腺炎疫苗推荐接种 2 剂，其中第 1 剂通常在 $12\sim18$ 月龄时接种。不管是使用单纯腮腺炎疫苗还是联合疫苗，接种 1 剂疫苗其保护效力可达 $90\%\sim96\%$ 之间。第 2 剂疫苗应至少间隔 1 个月后再接种，它能给大部分在接种第 1 剂针后没有产生免疫应答的人群提供保护作用。某些国家 $4\sim6$ 岁时接种第 2 剂。

肺炎球菌性疾病

病　　因　　肺炎链球菌（*Streptococcus pneumoniae*）。

传播途径　　经呼吸道飞沫通过人与人之间直接接触或经口腔接触而获得感染。有许多无症状的肺炎球菌健康携带者，但不存在动物宿主或昆虫媒介。

疾病特征　　侵袭性肺炎球菌感染最常见的临床表现为肺炎，并发脓胸、和/或菌血症、发热性菌血症和脑膜炎。肺炎球菌是非菌血症性肺炎的常见病因。在发展中国家，非菌血症性肺炎是儿童肺炎球菌致死的主要原因。中耳炎、鼻窦炎和支气管炎是肺炎球菌感染的非侵袭性形式，病情较轻但却相当常见。一些慢性疾病患者易患严重的肺炎球菌性疾病。肺炎球菌对抗生素的耐药性越来越强，更突显了疫苗接种的重要性。

地理分布   在世界各地，肺炎球菌感染都是一种致病和致死的主要原因。2005 年，WHO 估计每年约有 160 万人死于肺炎球菌感染性疾病，其中 5 岁以下儿童死亡人数约 70～100 万，他们大多数生活在贫穷国家，2 岁以下儿童的死亡率尤其高。在欧洲和美国，肺炎链球菌是成年人中社区获得性细菌性肺炎的最常见病原体。在这些地区，肺炎球菌侵袭性疾病的年发病率为 10～100/10 万人口。

旅行者风险   虽然旅行本身通常不会增加患肺炎球菌性疾病的风险，但在旅游过程中能获得理想的医疗保健服务的机会是有限的，患病后出现恶性预后的风险将增加。因此，在前往医疗资源有限的国家旅行之前，为预防侵袭性肺炎球菌性疾病，建议 2 岁以下的儿童和据信特有患严重疾病风险的成人接受疫苗接种。容易引起肺炎球菌感染并发症的疾病包括镰刀状细胞性疾病和其他血红蛋白病、慢性肾衰竭、慢性肝病、器官移植后免疫抑制、脾切除后功能障碍者、脑脊液漏、糖尿病、艾滋病病毒感染。老年人，特别是那些超过 65 岁的老年人，同样也是患肺炎球菌性疾病的高危人群。

疫　　苗   **肺炎结合疫苗**

目前上市的肺炎结合疫苗含有 7 种（即 7 价肺炎球菌结合疫苗，PCV‐7）、10 种（即 10 价肺炎球菌结合疫苗，PCV‐10）或 13 种（即 13 价肺炎球菌结合疫苗，PCV‐13）血清型的肺炎球菌。这些疫苗仅批准给 5 岁以下的儿童接种。

7 价肺炎球菌结合疫苗 2001 年在美国上市，目前在国际上广泛应用于 1～5 岁儿童的疫苗接种。这种疫苗所选择包含的细菌血清型，适合预防侵袭性肺炎球菌性疾病，特别是在工业化国家中。

10 价肺炎球菌结合疫苗 2009 年在欧洲获得上市许可，目前在世界上大部分地区被准许在 6 周龄～2 岁的儿童中使用。除 7 价肺炎球菌结合疫苗的组分外，10 价肺炎球菌结合疫苗还包含另外 3 种组分，可确保对非侵袭性疾病感染一定的预防作用，主要是中耳炎（中耳感染）。

13 价肺炎球菌结合疫苗于 2010 年在美国获得上市许可，目前已在国际市场上市，供 6 周龄～5 岁的儿童接种。该疫苗设计用于发展中国家预防侵袭性肺炎球菌疾病，此外也可预防 13 种血清型肺炎球菌导致的肺炎和中耳炎。

已证实 10 价和 13 价肺炎球菌结合疫苗的安全性和反应原性与 7 价肺炎球菌结合疫苗相近，和主要的儿童用疫苗具有兼容性。这些肺炎结合疫苗推荐的初次免疫程序为接种 3 剂，再加强免疫 1 剂。

肺炎多糖疫苗

在美国和其他一些工业化国家中，23 价肺炎多糖疫苗代表了可导致 85％～90％的侵袭性肺炎球菌疾病的肺炎球菌血清型。该疫苗能够有效预防侵袭性肺炎球菌疾病和肺炎，特别对健康人群中的青壮年有效，但对其他年龄组人群特别是幼童效果有限。该疫苗仅批准给 2 岁以上人群使用。23 价肺炎多糖疫苗常常推荐给容易感染肺炎球菌的罹患某些潜在疾病的患者接种，但还没有完全证实它在这几种疾病患者中接种的有效性。在一些国家，如美国，推荐每位 65 岁以上的老人常规接种。23 价肺炎多糖疫苗基础免疫为肌肉（最好是在三角肌）注射或皮下注射 1 剂。关于 23 价肺炎多糖疫苗再次接种的最佳时间、接种频率和临床效果，很少有明确规定，国家有关再次接种的推荐也不同。根据疫苗保护期限的研究数据，WHO 建议在接种 23 价肺炎多糖疫苗第 1 剂 5 年后再接种 1 剂。虽然受种者在接种第 2 剂后可能较多见局部不良反应，但总体来说这些反应都是自限性的，不严重。

脊髓灰质炎

病原	脊髓灰质炎病毒1、2和3型（3种密切相关的肠道病毒）
传播途径	在报告有脊髓灰质炎病毒流行的国家或地区，病毒主要通过粪-口途径传播，偶尔也通过受污染的食物或水源传播导致疫情爆发。在卫生条件较好的情况下，口-口途径也有可能传播。
疾病特征	脊髓灰质炎，亦称小儿麻痹症，是一种中枢神经系统疾病。病毒进入口腔后，主要感染部位为小肠，在咽部也有存在。
	不到1％的感染者发展为麻痹症。在发展中国家，65％～75％的病例发生在3岁以下儿童，95％的病例发生在5岁以下儿童。麻痹后遗症发生后尽管部分功能有可能恢复，但无法痊愈。
地理分布	在全球范围内消灭脊髓灰质炎运动已取得重大进展，截至2012年2月中旬，只有阿富汗、巴基斯坦和尼日利亚三个国家仍有本土脊髓灰质炎病毒野生株的传播没有阻断。印度自2011年1月中旬后就再没有脊髓灰质炎病毒野生株的报告，已不再是脊髓灰质炎的流行地区。乍得、刚果民主共和国和安哥拉3个国家由于脊髓灰质炎病毒野生株的输入性传播，到2011年下半年均有病例报告。由于脊髓灰质炎病毒野生株在已消灭脊髓灰质炎国家的输入性传播，导致新的疫情不断暴发。截至2012年2月中旬，输入性脊髓灰质炎疫情继续在下列国家中暴发：中非共和国，中国（新疆）和尼日尔。除非全球的脊髓灰质炎病毒野生株传播均被阻断，否则所有无脊髓灰质炎的国家或地区均有可能面临输入性脊髓灰质炎疫情暴发的风险。

旅行者风险　脊髓灰质炎感染的潜在后果是瘫痪甚至致命。任何年龄段没有免疫过的个体均有可能感染和导致麻痹症。被感染的旅行者可作为潜在的媒介将病毒重新传入无脊髓灰质炎的地区。除非全球的脊髓灰质炎都被消除，否则感染脊髓灰质炎的风险（旅行者去疫区）以及无脊髓灰质炎地区再传播（被旅行者从疫区传入）的风险将持续存在。来往于有脊髓灰质炎感染病例或报告有野外脊髓灰质炎病毒区域的所有旅行者，均应行适当的预防接种。近期或正在流行脊髓灰质炎国家的最新信息可访问 http://www.polioeradication.org/casecount 查知。

疫　　苗　　口服脊髓灰质炎疫苗（OPV）易于经口施种，在小肠产生免疫性，且价格低廉，所以很多国家使用 OPV 防控脊髓灰质炎，OPV 也是全球脊髓灰质炎消除行动推荐的疫苗。OPV 唯一的不良反应，疫苗相关的麻痹型脊髓灰质炎（vaccine-associated paralytic poliomyelitis, VAPP），可能在受种者及其接触者中发生，但极为少见。每 240 万受种者中可能有 1 例发生 VAPP。

由于脊髓灰质炎病毒野生株传播没有全球性地阻断，世卫组织推荐 OPV 作为绝大多数国家婴儿常规免疫的疫苗。OPV 的基础免疫为 3 剂，应按照不同国家的免疫规划要求服用，例如在 6 周龄、10 周龄和 14 周龄，或 2 月龄、4 月龄和 6 月龄服用。两剂疫苗间隔至少 4 周服用。在脊髓灰质炎输入和传播风险较高的国家，OPV 应在出生时就服用。

单独使用注射脊髓灰质炎疫苗（IPV）的常规免疫仅应用于免疫覆盖率高（＞90%）、脊髓灰质炎输入和传播风险低的国家。IPV 的基础免疫为 3 针，应在 2 月龄时开始注射。如果基础免疫开始得较早（如在 6 周龄、10 周龄、14 周龄接种），应至少间隔 6 个月后加强注射 1 针（即 4 针免疫规划）。

世界卫生组织推荐旅行者进行脊髓灰质炎疫苗接种或加强免疫的国家/地区

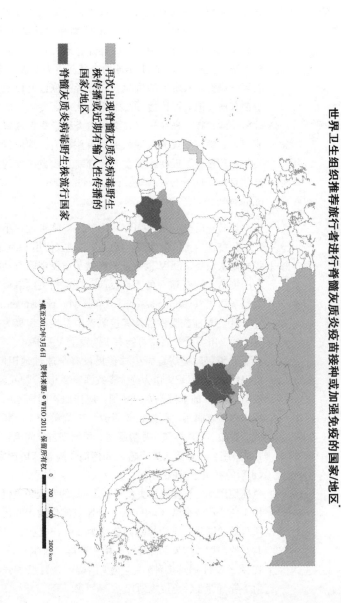

再次出现脊髓灰质病毒野生
株传播或近期有输入性传播的
国家/地区

脊髓灰质病毒野生株流行国家

* 截至2012年3月6日　资料来源: © WHO 2011. 保留所有权.

0　700　1400　2800 km

用 IPV 后换用 OPV 的常规序列接种也可在免疫覆盖率高且输入风险小的国家应用。

来自非疫区的旅行者去往有脊髓灰质炎病例发生的地区前，应确认已按照本国计划免疫完成了适龄的脊髓灰质炎疫苗接种。已接种了 3 剂（针）以上脊髓灰质炎疫苗的旅行者在出发前应再加强 1 剂（针）。从未接种过脊髓灰质炎疫苗的旅行者应在出发去脊髓灰质炎感染区前完成基础免疫。

生活在疫区的人在出国旅行前应完成脊髓灰质炎的基础免疫，最好选用 OPV 以加强肠道免疫并降低脊髓灰质炎病毒排放的风险，避免将脊髓灰质炎病毒带入非疫区。来自疫区的旅行者应在每次国际旅行出发前至少 6 周加服 1 剂 OPV。在紧急旅行的情况下，旅行者至少应在出发前 4 周服用 1 剂 OPV。一些非疫区国家（如沙特阿拉伯）可能要求来自疫区的旅行者在申请签证前进行免疫，和/或在到达时额外接种 1 针（剂）。

建议所有的旅行者携带书面的免疫记录（可自己保存的记录），以防在入境时接受检查，推荐使用《国际卫生条例》（IHR2005）的《疫苗接种/预防措施国际证书》。证书可经世卫组织官方网站（http://www.who.int/ihr/IVC200_06_26.pdf）购买。

狂 犬 病

病 原 体	狂犬病毒，属于弹状病毒科狂犬病毒属。
传播途径	狂犬病是一种人畜共患病，可感染很多种家养和野生的哺乳动物，包括蝙蝠等。人通常是被感染的动物（可能没有狂犬病症状）咬伤，其唾液中的病毒感染人体。偶尔也有可能通过其他接触方式感染，例如带血的抓痕或舔舐破损的皮肤和黏膜。非器官移植的人-人传播尚无实验室证据。

疾病特征	主要表现为急性病毒性脑脊髓炎（acute viral encepha-lomyelitis），死亡率几乎为100%。初始症状包括恐惧不安、头痛、发热、全身不适和动物咬伤伤口周围的感觉改变。易激惹、幻觉和极度的恐高症（aerophobi-a）较为常见，伴随因咽喉肌的痉挛导致的恐水症（hydrophobia），进一步发展为谵妄、抽搐，发病数天后死亡。还有一种不常见的类型是麻痹型狂犬病，其特点为麻痹和感觉丧失，无力和疼痛。
地理分布	狂犬病几乎存在于世界所有地区的哺乳动物群中（见地图）。在非洲和亚洲每年约有5.5万人死于狂犬病。更多信息可访问：http://www.who.int/rabies/rabnet/en。
旅行者风险	在狂犬病流行的地区（见地图，或访问网站：http://www.who.int/rabies/rabnet/en），旅行者患狂犬病的风险取决于与疑似患狂犬病的哺乳动物接触的可能性。在大多数发展中国家，犬（家养犬和流浪犬）与人的比例约为1∶10，每年10万人中约有100人报告被疑似患狂犬病的狗咬伤。由于狂犬病是一种致死性的疾病，一旦被咬应立即到有能力的医疗中心寻求医疗救助，最好是大城市医院的狂犬病治疗中心。同时应立即启动急救措施（见"暴露后预防措施"）。

旅行者应避免接触流浪动物，尤其是犬类和猫类，以及野生、放养或被捕获的动物。对于洞穴探险旅行者或爱好者，偶尔暴露于洞穴空气不必担心，但应注意不要接触蝙蝠。在大多数国家里，蝙蝠的疑似接触者应采取暴露后预防措施。地图显示了世界卫生组织对狂犬病风险的分类，从无风险（无狂犬病）、低风险、中等到高风险（犬狂犬病）的国家或地区。分类主要基于狂犬病毒宿主动物的种属，如蝙蝠、犬以及经实验室监测数据证实的宿主。配备适当的医疗服务和狂犬病疫苗的供应已经获得国家层面的考虑。去往2～4类国家或地区，具有一定旅行特点的旅行者应进行暴露前免疫，例如：

第1类：无风险。

第2类：低风险。在这些国家或地区，有可能直接接触蝙蝠的旅行者（如野生动物专家、研究人员、兽医和去有蝙蝠出没地区的冒险者）应采取暴露前预防措施。

第3类：中等风险。在这些国家或地区，参与任何可能直接接触蝙蝠和其他野生动物，尤其是肉食动物活动的旅行者（如野生动物专家、研究人员、兽医和去有蝙蝠及野生动物出没地区的旅行者）应当采取暴露前预防措施。

第4类：高风险。在这些国家或地区，绝大多数时间都在乡村进行一些如跑步、骑车、露营或徒步等活动的旅行者应采取暴露前预防措施。有职业风险的人群如兽医、去有家养动物特别是犬和野生肉食动物暴露风险地区的外派人员也应采取暴露前预防措施。儿童由于喜欢与狗、猫等动物接触，其患病风险更高，也应进行免疫。但他们多是被严重咬伤，很少报告与疑似患狂犬病动物接触。

疫　　苗

抗狂犬病疫苗的使用分为两种情况：

■ 保护有狂犬病暴露风险的人群，如暴露前疫苗接种。

■ 暴露后防止狂犬病临床进展，通常是在被疑似患有狂犬病的动物咬伤后，例如暴露后预防措施。

用于暴露前和暴露后的疫苗是一样的，但免疫程序不同。狂犬病免疫球蛋白仅用于暴露后预防措施。细胞培养或鸡胚来源的现代疫苗比从脑组织生产的疫苗更加安全和有效。这些现代疫苗在发展中国家的主要城市都能获得。另一方面，全球的狂犬病免疫球蛋白供应均短缺，在许多狂犬病流行国家即使是主要城市也难以获得。

暴露前疫苗接种

具有狂犬病暴露高风险的人群，如从事狂犬病毒研究的实验室人员、兽医、动物饲养人员和野生动物保护人员，以及生活在有风险地区或是去那里旅游的人，都应进行暴露前疫苗接种。在乡村地区旅行者的活动大部分时间在户外暴露，诸如跑步、骑车、徒步、露营等，即使旅程时间短，也存在患病风险。生活在有风险地区的儿童或是去那里旅游的儿童容易成为患病动物的目标，也应进行暴露前疫苗接种。旅行者去往一些地区如偏远地区、仅能提供有限医疗服务的地区、狂犬病疫苗短缺的地区，或者不能提供安全有效的狂犬病疫苗的地区时应进行暴露前疫苗接种。

鸡胚细胞疫苗按照0、7、21或28天的程序接种（天数略有变化影响不大）。成年人通常在上臂的三角肌部位注射；小于1岁的幼儿推荐在大腿前外侧部位注射。绝对不要在臀部注射，因为这样会使产生的中和抗体滴度太低。为减少细胞源狂犬病疫苗的浪费，可按照0、7和21或28天的程序皮内注射0.1ml。此法可替代标准的肌肉注射，但其技术要求更高，需要经过训练的人员操作以及要有足够的医疗监护。同时使用氯喹会降低皮内注射细胞源狂犬病疫苗的抗体反应。正在服用抗疟药物或者服抗疟药前没有完成3针暴露前免疫的人应通过肌注方式完成暴露前疫苗接种。

对于一般的旅行者不建议定期加强疫苗接种。然而，接受过暴露前或暴露后疫苗接种（使用细胞源或鸡胚源的疫苗）的旅行者一旦被疑似或已知患狂犬病动物咬伤或抓伤，应再加强两针，最好在暴露当天注射第1针，第2针在3天后注射。同时应彻底处理伤口（见"暴露后预防措施"）。过往接种过疫苗的患者不需使用狂犬病免疫球蛋白。

注意事项和禁忌证

现代狂犬病疫苗具有良好的耐受性。轻微不良反应（如局部疼痛、红肿、瘙痒）发生的频次变化较大。肌注和皮内注射后可能偶尔出现全身反应（全身不适，周身疼痛和头痛）。

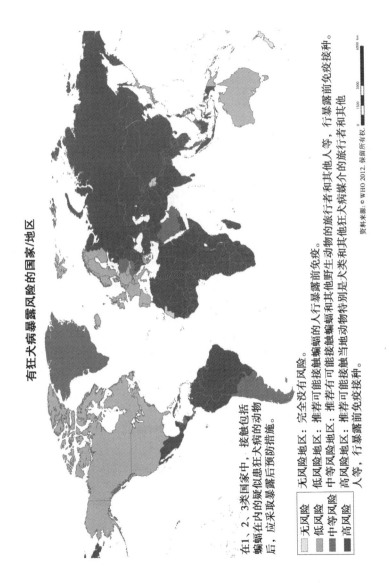

有狂犬病暴露风险的国家/地区

在1、2、3类国家中，接触包括蝙蝠在内的疑似患狂犬病的动物后，应采取暴露后预防措施。

无风险　无风险地区：完全没有风险。

低风险　低风险地区：推荐可能接触蝙蝠的人行暴露前免疫。

中等风险　中等风险地区：推荐有可能接触蝙蝠和其他野生动物的旅行者和其他人等，行暴露前免疫接种。

高风险　高风险地区：推荐可能接触当地动物特别是犬类和其他狂犬病媒介的旅行者和其他人等，行暴露前免疫接种。

资料来源：© WHO 2012. 保留所有权。

疫苗类型：	现代细胞源或鸡胚源疫苗
剂量：	3针，按照0、7和21或28天各肌注（1ml/针或0.5ml/针，因疫苗种类而异）或皮内注射（0.1ml/接种部位）1针[a]
加强免疫：	对于一般旅行者不需要常规加强免疫[b]
不良反应：	轻微的局部或全身反应
出发前免疫：	旅行者计划去有狂犬病的国家或地区，特别是远离主要城市或难以获得暴露后预防措施的地区时，应采取暴露前预防措施

[a] 推荐用于皮内注射的疫苗信息，见 http: //www. who. int/rabies/human/postexp/en/index. html.

[b] 使用细胞源或鸡胚源疫苗进行过暴露前或暴露后全程接种的旅行者一旦被疑似或已知患狂犬病动物咬伤或抓伤，应加强两针，最好在暴露当天注射第一针，第2针在3天后注射。无需注射狂犬病免疫球蛋白。

暴露后预防措施

在有狂犬病风险的国家或地区，在被疑似患有狂犬病的动物咬伤或其他接触后可能需要采取暴露后预防措施，且应立即寻求医疗救助。

应严格依据世卫组织推荐的指南选择最佳的暴露后预防措施。注射疫苗和免疫球蛋白（如需要）必须由医师或在其直接指导下进行。暴露后预防措施取决于与疑似或确认患有狂犬病动物的接触类型，例如：

接触、暴露类型与推荐的暴露后预防措施

分类	与疑似或确认患有狂犬病的家养或野生动物[a]，或与无法检测的动物接触的类型	暴露类型	推荐的暴露后预防措施
I	抚摸或喂养动物时被舔舐无损皮肤	无	如动物无狂犬病史，可不处理
II	轻度咬伤 无出血性的轻微抓伤或擦伤	轻微	应立即注射狂犬病疫苗[b]。如果动物观察10天[c]均无发病，或经可靠的实验室使用适当的诊断技术证实动物没有感染狂犬病时可停止治疗
III	单个或多个穿透皮肤的伤口或抓痕，舔舐受损皮肤 有唾液污染黏膜（如舔舐） 暴露于蝙蝠[d]	严重	应立即注射狂犬病疫苗和免疫球蛋白 如果动物观察10天[c]均无发病，或经可靠的实验室使用适当的诊断技术证实动物没有感染狂犬病时可停止治疗

ª 如果暴露于啮齿类动物、兔和野兔，很少需要专门的抗狂犬病暴露后预防措施。

ᵇ 如果是在或来自低风险国家或地区的狗或猫在观察期内保持健康状态，可以推迟开始治疗的时间。

ᶜ 观察期仅适用于狗和猫的观察。除非是濒临灭绝的物种，其他疑似患有狂犬病的家养和野生动物应被人道处死，采用适当的实验室技术检测其组织中是否含有狂犬病毒的抗原。

ᵈ 与蝙蝠密切接触的人应采取暴露后预防措施，尤其被咬伤或抓伤或是其黏膜被暴露后。

1. 伤口处理

用肥皂或清洁剂和水彻底清洗伤口，然后用酒精、碘酒或聚维酮碘溶液处理伤口。

2. 被动免疫

人抗狂犬病免疫球蛋白（human rabies immunoglobulin，HRIG）或马狂犬病免疫球蛋白（equine rabies immunoglobulin，ERIG）或 F（ab）2 产物，可用于三类暴露和一些二类暴露的情况（见上表）。被动免疫的免疫球蛋白应在暴露后预防措施中注射第一针疫苗前或稍后注射。如果不能马上注射免疫球蛋白，可以推迟到暴露后预防措施的首针疫苗（使用细胞源或鸡胚源狂犬病疫苗）注射后 7 天内进行注射。

剂量和注射方式：HRIG：20IU/kg 体重，ERIG 和 F（ab'）产物：40 IU/kg 体重。免疫球蛋白所有的剂量应尽可能注射在伤口及其周边部位。如有剩余则应将其肌注在远离疫苗接种的部位。应避免多针注射伤口。如果因严重咬伤免疫球蛋白的剂量不能完全浸润伤口，可使用生理盐水稀释以确保伤口完全浸润。

3. 主动免疫

应选择细胞源或鸡胚源的狂犬病疫苗用于暴露后预防措施。肌注或皮内注射均可。

肌肉注射：暴露后疫苗接种推荐使用五针和四针肌注程序，五针法更为常用：

- 五针法是指在第 0、3、7、14 或 28 天在三角肌位置注射疫苗。
- 四针法是指在第 0 天注射两针（左右上臂三角肌各 1 针），然后第 7 天和 21 天在三角肌位置各注射 1 针。

对于有免疫力的健康人群，在其暴露后可选择另一种暴露后方案，即伤口处理、使用高质量的抗狂犬病免疫球蛋白，结合四针世卫组织推荐的疫苗按照第 0、3、7 和 14 天进行肌肉注射。

皮内注射：许多发展中国家难以负担五针或四针的肌注免疫程序，这些国家已成功应用细胞源和鸡胚源狂犬病疫苗的皮内注射。

- 两部位皮内注射法：第 0、3、7 和 28 天每次在两个部位各注射 1 针。

疫苗使用：使用 0.1ml 纯化的 Vero 细胞狂犬病疫苗，或 0.1ml 纯化的鸡胚狂犬病疫苗。

轮状病毒

病 原 体	轮状病毒，属呼肠孤病毒科。
传播途径	主要通过粪口途径传播，人-人间可直接或通过污染物间接传播。呼吸道传播模式也已证实存在。
疾病特征	轮状病毒可导致婴儿和幼童急性胃肠炎，伴随大量水样腹泻，喷射状呕吐和发热。婴儿特别容易发生快速脱水，需尽快治疗。病毒在小肠上皮细胞复制，大量破坏微绒毛，导致吸收障碍和水电解质的流失。
地理分布	轮状病毒呈全球性分布，是全球 5 岁以下儿童发生严重脱水样腹泻的首要病因：每年因轮状病毒感染导致的门诊病例约超过 2500 万，住院病例超过 200 万。2004 年全年因轮状病毒感染致死约 52.7 万（47.5 万～

58万），主要分布于低收入国家。在温带气候地区，轮状病毒胃肠炎的发病高峰在冬季，而热带地区则是全年发病。大龄儿童和成人易再感染，常无临床表现。

旅行者风险　　　成人旅行者由于在幼时反复感染已有较好的免疫性，因此风险很小。5岁以下儿童存在感染风险。

疫　　苗　　　　有两种轮状病毒的减毒活疫苗在全球获准使用，一些国家已将其纳入儿童常规免疫。轮状病毒疫苗的临床效率在绝大多数国家已得到证实。世卫组织推荐将轮状病毒疫苗纳入所有国家的免疫规划项目，特别是轮状病毒感染致严重疾病和致死风险高的国家或地区。RotaTeq™或Rotarix™疫苗的第一次接种应在6～15周龄，其后每次接种要间隔至少4周。Rotarix™疫苗的免疫程序为口服两剂，而RotaTeq™疫苗则为口服3剂。两种疫苗的完全免疫程序都应在32周龄前完成。除了儿童常规免疫规划，疫苗暂不向旅行者或大龄儿童推荐。

风　疹

病　原　体　　　风疹病毒，是一种囊膜病毒，属风疹病毒科。

传播方式　　　　风疹病毒通过呼吸道传播，在鼻咽黏膜及局部淋巴结进行病毒复制。人是已知的唯一宿主。

疾病特征　　　　获得性风疹的典型临床表现为病程短、红斑样皮疹、结膜炎、鼻炎、耳后和枕部的淋巴结肿大、低热及恶心。70%的成人，特别是女性会发生关节痛和关节炎，儿童少见。出血性表现、格林巴利综合征（Guillain-Barré syndrome）和脑炎较为少见。血清学研究发现约有20%～50%的风疹感染是隐性感染。妊娠早期感染可导致先天性风疹和先天性风疹综合征（congenital rubella syndrome，CRS）。如正好在受孕前和孕后8～10周感染风疹病毒，90%的胎儿会出现多种畸形，且常导致流产和死产。虽然各个国家由于CRS所致的疾病经济负担还不十分清楚，但仅在发展中国家估计每年约有超过10万以上的病例发生。

疾病分布	世界范围。
旅行者风险	没有进行过风疹免疫的旅行者在去往风疹疫苗接种没有普及的国家可能会有患病风险。准备怀孕的女性在旅行期间尤其要注意加强防护。
疫　　苗	在国际市场获准上市的疫苗是基于风疹病毒 RA27/3 减毒株在人二倍体细胞中传代制备的，已证明安全有效，保护率达 95％～100％，仅接种一针就有可能终身有效。通过精心策划并有效实施疫苗接种计划，风疹和 CRS 在许多国家已基本消失。在日本和中国还有一种减毒株疫苗。 目前已上市的风疹疫苗有单价、与麻疹或腮腺炎疫苗联合的二价或三价的麻疹-腮腺炎-风疹联合疫苗（MMR），在少数国家还有四价疫苗麻疹-腮腺炎-风疹-水痘联合疫苗（MMRV）。风疹疫苗通常的接种年龄为 12～15 月龄，但也可在 9 月龄时接种。 原则上应避免给孕妇接种，疫苗接种一个月内应避免怀孕，但还没有证据证明妊娠期接种有导致 CRS 的风险。

蜱媒脑炎

病 原 体	蜱媒脑炎（tick-borne encephalitis，TBE）病毒属于黄病毒科，已知有 3 种病毒亚型：欧洲亚型（西部亚型）、远东亚型（春夏脑炎）和西伯利亚亚型。
传播途径	通过感染病毒的蜱（通常可以附着在皮肤上数天）叮咬或偶尔通过饮用未经高温消毒的牛奶感染。没有人-人直接传播途径。
疾病特征	感染后会出现流感样症状，30％的病例会出现高热和中枢神经受累症状。脑炎发展至第二阶段可能会导致麻痹、永久性后遗症甚至死亡。疾病的严重性随着年龄增高而增加。

地理分布	TBE 主要在流行地区内发生。目前，临床病例报告发病率最高的是波罗的海国家、斯洛文尼亚和俄罗斯联邦。俄罗斯联邦西北部地区报告的发病率也较高。其他在境内有报告病例，或由于病毒在蜱中的高度流行而被认为是高危地区的国家还包括阿尔巴尼亚、奥地利、白俄罗斯、波斯尼亚、保加利亚、中国、克罗地亚、丹麦、芬兰、德国、希腊、匈牙利、意大利、蒙古、挪威、波兰、韩国、罗马尼亚、塞尔维亚、斯洛伐克、斯洛文尼亚、瑞典、瑞士、土耳其和乌克兰。
旅行者风险	旅行者在 4 月至 11 月间去疫区旅行将会有风险，在海拔 1400 米以下的的森林地区徒步或露营的风险最大。
注意事项	在疫区徒步或露营时应穿着适宜的衣服包括长裤和满帮不露趾鞋，防止吸血的蜱叮咬皮肤。白天应周身检查有无附着的蜱并尽快清除。在疫区要避免食用未高温消毒的奶制品。
疫　　苗	疫苗仅适用于有感染 TBE 风险的旅行者。

西欧的疫苗：

在西欧有两种疫苗获准上市，有成人和儿童两种剂型。两种疫苗虽基于欧洲亚型病毒株，但对其他所有亚型也有免疫性。疫苗包含在鸡胚中增殖的纯化 TBE 病毒悬液，并经甲醛灭活。两种疫苗均有较好的安全性和可靠的保护性。3 剂基础免疫后的保护期有多长还没有更多的数据证实。

TBE 疫苗在其他国家或地区还没有上市，需要通过特殊申请才能获得。

不良反应

虽然西欧疫苗的不良反应时有报告（低于 45% 的接种者注射部位有短暂发红和疼痛，发热 38℃ 以上的接种者比例低于 5%~6%），但都不严重或没有生命危险。俄罗斯生产的两种疫苗，其反应原性中等，无严重不良反应。然而，某些批次的 EnceVir 疫苗因接种后出现多例高热和过敏反应（尤其是在儿童中）而被召回。此疫苗现在不建议用于 3~17 岁的儿童。

疫苗类型：	灭活
剂量：	西欧疫苗：基础免疫为 3 针肌注，前两针间隔 4～12 周，后两针间隔 9～12 个月 俄罗斯疫苗：基础免疫为 3 针肌注，前两针间隔 1～7 个月，后两针间隔 12 个月
加强免疫：	如有感染 TBE 的风险，50 岁以下的健康人群常规间隔 3～5 年加强一针，也有些国家（如瑞士）间隔为不超过 10 年。在获得更多明确的信息之前，50 岁以上人群仍建议间隔 3～5 年加强 1 针
用于旅行者的加速程序：	根据所选 TBE 疫苗的种类，生产商推荐了一种快速免疫程序（0、14 天和 5～7 个月 3 针），或加速程序（0、7 和 21 天 3 针）
俄罗斯疫苗：	对于有暴露风险的人群建议每 3 年加强 1 针
禁忌证：	对疫苗防腐剂硫柳汞过敏者；之前接种有不良反应者
不良反应：	偶尔有局部反应，少见发热
旅行前：	出发前 2 周接种第 2 针
接种建议：	仅适用于高风险人群
特别注意事项：	通过穿着适宜的衣服防止吸血蜱叮咬皮肤；随时清除蜱虫

结核病

病　原　体	结核菌，属结核分枝杆菌。
传播途径	通常通过空气直接致人与人之间传染。
疾病特征	当暴露于结核分枝杆菌后可能会引起感染，但大部分感染不会导致发病。一生中感染后发病的风险一般为5％～10％，但在有些条件下发病风险可能增加，特别是免疫抑制（如 HIV 感染晚期）。
	多药耐药性结核（MDR－TB）是指结核菌株至少对异烟肼和利福平两种药物产生耐药。在传染力、致病力以及临床表现上，耐药菌株与其他菌株并无不同；但如果是耐药菌株致病，治疗将变得更为困难，死亡风险也将大大增加。广泛耐药性结核（XDR－TB）是指致病结核杆菌至少对异烟肼和利福平耐药，同时对任何氟喹诺酮类药物以及二线药物硫酸卷曲霉素、卡那霉素和阿米卡星的其中至少一种耐药。
地域分布	全世界分布。如结核病新发病例估计数地图所示，不同国家感染风险不同。
旅行者风险	大部分旅行者患结核的风险都比较低。在结核高发病率国家长期停留（超过 3 个月）的旅行者，其患病风险可能高于当地居民。居住环境、旅行持续时间和旅行目的（如紧急救援）对于确定感染风险是非常重要的：高风险因素包括贫困社区、正在经历动乱和内战的地区、难民地区、卫生机构、监狱和为流浪者提供的避难所。HIV 感染者感染结核的风险更高。
注意事项	旅行者应避免与结核患者密切接触。来自低发病率国家的旅行者在相对高发病率国家里可能会感染结核（如卫生技术人员、人道主义救灾人员和传教士等）。因此，在他们回国后应建议再次做结核菌素皮肤试验以进行比较。如果皮肤反应提示有近期感染，旅行者应进行预防性治疗。接受治疗结核的患者在医师根据实验室痰培养结果证实其没有传染性之前，不应去旅行。医师应对患者强调完成处方全程治疗的重要性。

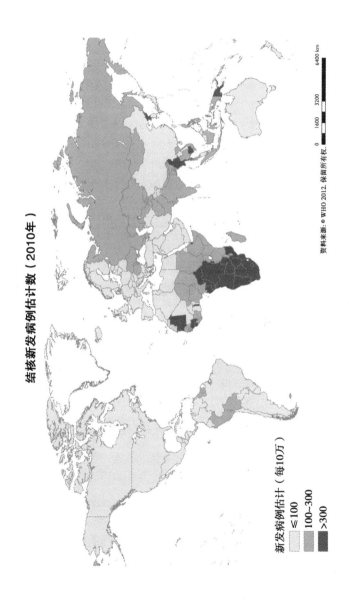

结核新发病例估计计数（2010年）

新发病例估计（每10万）
≤100
100~300
>300

资料来源：© WHO 2012. 保留所有权.

0　1600　3200　6400 km

疫　　苗	所有的卡介苗都是基于原始减毒牛分枝杆菌传代的、活的减毒株制备而成。疫苗经皮内注射可与其他儿童疫苗同时使用。严重的免疫缺陷患者和 HIV 感染者严禁注射卡介苗。 旅行者很少使用卡介苗。在 1 岁以内接种卡介苗可以预防多种类型的结核（如粟粒性结核以及结核性脑膜炎）；在结核发病率高的国家，婴儿在出生后就接种 1 针卡介苗。感染 HIV 的儿童即使没有症状也不应注射卡介苗。注射该疫苗其他的益处还未证实。低发病率地区没有免疫的婴儿去往高发病地区时应接种 1 针卡介苗。 结核发病率低的许多发达国家已不再给新生儿常规接种卡介苗。 世界卫生组织不推荐卡介苗的加强免疫。

伤　寒

病 原 体	伤寒沙门菌（*Salmonella typhi*），仅感染人类。副伤寒和肠热病由沙门菌属的其他菌所致，这些菌可感染家养动物和人。
传播途径	通过摄入被伤寒杆菌污染的食物或水而感染。偶尔会有粪-口途径传播。捕捞自污水区域的甲壳类动物也是重要的传染源。食用由人粪做肥料的生水果和蔬菜以及污染的奶和奶制品也能导致感染。苍蝇可通过将病原体传至食物而导致人感染。当大量的人群饮用同一水源时，水源一旦被污染就很可能导致伤寒流行。
疾病特征	是一种全身性疾病，其严重程度不一。严重病例的典型表现为缓慢发病，发热、头痛、不适、厌食和失眠。大龄儿童和成人中便秘较腹泻更为常见，一些患者如不经治疗可进展为持续发热、心动过缓、肝脾肿大及其他腹部症状，偶有肺炎。白皮肤的患者中有 20% 的病例

可在躯干皮肤上出现玫瑰疹，压之褪色。未经治疗的病例第 3 周可出现胃肠道和脑部的并发症，其中 10%～20% 的病例可能死亡。4 岁以下的儿童病死率最高。2%～5% 的伤寒患者症状消除后变成慢性携带者，细菌可在胆道长期存活。

地理分布　在卫生条件和供水条件较差的国家或地区感染伤寒的风险较高。

旅行者风险　除了非洲西部和北部的部分地区、南亚、印尼部分地区和秘鲁，旅行者感染伤寒的风险总体较低。其他地区，旅行者仅在卫生条件较差时存在感染伤寒的风险。由于疫苗的保护率达不到 100%，即使免疫过的旅行者也应避免摄入可能污染伤寒杆菌的食物和水。

注意事项　遵守所有预防食源和水源性感染疾病的注意事项（见第 3 章）。

疫　　苗
- 口服 Ty21a 疫苗。是一种活的伤寒菌 Ty21a 减毒突变株制成肠溶胶囊，服用 3 剂（北美地区为 4 剂），每 2 天服用 1 剂。在服用最后一剂 7 天后可获得保护性免疫。疫区居民接种疫苗 7 年后的平均保护效率为 67%，对于非疫区的旅行者的保护效率可能更低一些。
- 注射用 Vi CPS。Vi 荚膜多糖疫苗（Vi CPS），每剂量包含 25μg 多糖抗原，肌注 1 针。注射 7 天后可产生保护性免疫。在疫区，接种疫苗 1 年半后保护效率降至 72%，3 年后降至 50%。

两种伤寒疫苗均安全有效。

伤寒/甲肝联合疫苗在一些国家已批准上市。

注意事项和禁忌证

氯胍、甲氟喹和抗生素应在服用 Ty21a 疫苗前后 3 天停用。

Ty21a 和 Vi CPS 疫苗尚无严重不良反应的报告。

由于缺乏 2 岁以下幼童使用这两种疫苗有效性的资料，尚不推荐疫苗用于婴儿免疫计划。

疫苗类型：	口服 Ty21a 和注射用 Vi CPS。
剂量：	口服 Ty21a 疫苗肠溶胶囊 3 剂或 4 剂，每隔 1 天服用一次。Vi CPS 肌注 1 针。
加强免疫：	Vi CPS 疫苗每 2～3 年加强一次。口服 Ty21a 疫苗用法详见说明书[a]。
禁忌证：	除既往对疫苗成分有严重过敏史外没有任何禁忌证。
不良反应：	无明显不良反应。
旅行前：	出发前免疫 1 周。
接种建议	疫苗适用于去往伤寒高流行性地区的旅行者，特别是在疫区停留时间大于 1 个月，和/或去伤寒杆菌耐药株流行地区。
特别注意事项：	Vi CPS 疫苗不能用于 2 岁以下儿童；应避免氯胍、甲氟喹和抗生素与 Ty21a 疫苗一起应用。

[a] Ty21a 的免疫保护期尚没有明确，可能因疫苗剂量和随后感染伤寒（自然加强）的可能性而异。在澳大利亚和欧洲，接种程序为 3 剂按第 1、3、5 天服用，从非疫区到疫区旅行的人群应每年全程接种 1 次，生活在疫区的人群每 3 年全程接种 1 次。在北美，疫苗接种程序为四剂按第 1、3、5、7 天服用，加拿大推荐 7 年、美国推荐 5 年后对全体人群再次接种，不论其居住地是否为疫区。

水 痘

病 原 学	水痘-带状疱疹病毒（VZV），是一种疱疹病毒，属 α-疱疹病毒科亚型。
传播途径	通过飞沫、气溶胶或直接接触传播，患者通常在出现皮疹的数天内直至皮疹结痂都具有传染性。
疾病特征	水痘（又称鸡痘，chickenpox）是一种急性高传染性的疾病。在温带，大多数病例都是 10 岁以下的儿童。热带地区水痘的流行病学资料尚不清楚，有些国家很大比例的成年人其血清学试验为阴性。儿童期的水痘大多症状轻微，而成年人发病症状则趋于严重。水痘的典型临床表现为瘙痒、水疱疹，通常首先出现在头部和面部，同时初期伴有发热和全身不适。当皮疹逐渐延及躯干和四肢时，最初的水泡开始干枯。所有的水泡结痂消失一般需要 7～10 天。这种疾病可能致命，特别是对于婴儿和免疫功能不全者。并发症包括水痘诱发的肺炎或脑炎和侵袭性 A 型链球菌感染。感染水痘后病毒潜伏在神经节，经再激活后水痘-带状疱疹病毒可能引起带状疱疹，主要影响免疫功能不全的患者和老年人。
地理分布	全球范围。
旅行者风险	在一些发达国家，水痘疫苗已被列入儿童免疫计划。大多数来自温带的成年旅行者都已经过免疫（或自然免疫）。来自热带国家且未曾患过水痘的成年旅行者去往温带地区国家旅行，其患水痘的风险可能增加，应接种水痘疫苗。
疫 苗	各种剂型的减毒活疫苗，均基于所谓的水痘-带状疱疹 Oka 株制备。从后勤学和流行病学的观点来看，接种水痘疫苗的最佳年龄是在 12～24 个月龄。有些国家认为无论在任何年龄接种 1 针疫苗已足够。而美国则推荐青少年和成年人应接种两针，间隔 4～8 周。约有不到 5％的接种者会在 4 周内出现轻微水痘样症状的皮疹。接种水痘疫苗的禁忌证包括怀孕（存在理论上对

胎儿的风险；在接种疫苗后 4 周内应避孕）、患有严重的疾病，对疫苗成分有过敏史以及免疫缺陷。

2006 年，美国为 60 岁以上人群批准了一种可以预防带状疱疹的疫苗，这种疫苗与儿童减毒活水痘疫苗类似，但其含有的病毒量多近 14 倍。带状疱疹疫苗能够显著地降低老年患者的经济负担，但在旅行疫苗中未进一步分析。

黄热病

病 原 体	黄热病病毒，是黄病毒属的一种虫媒病毒。
传播途径	黄热病流行于非洲和南美洲中部的城市与乡村。在丛林和森林地区，猴子是黄热病的主要宿主，通过蚊虫叮咬在猴之间传播，偶尔会传播到人。蚊虫主要在白天叮咬。在城市里，蚊子可在人群中传播病毒，能导致人口密集地区黄热病病的大规模流行。在非洲，媒介传播模式在湿润的大草原地区较为常见，黄热病病毒通过蚊子叮咬感染猴子和人从而导致区域性的疫情暴发。
疾病特征	大多数感染都是无症状的，有些可导致急性发病，可分为两个阶段。初始阶段为发热、肌痛、头痛、寒战、厌食、恶心/呕吐，常伴有心动过缓。约有 15% 的患者在数天后发展至第二阶段，表现为再次发热、出现黄疸、腹痛、呕吐和出血，约有半数的患者在发病 10～14 天后死亡。
地理分布	黄热病分布在非洲的热带地区和南美洲中部（见地图）。在美洲，海拔 2300 米以下都可能有黄热病的流行。在非洲，黄热病毒流行的国家和地区实际远远超出了官方的报道。有些国家可能由于疫苗的高接种率或者由于监测不完善而没有病例的报告。推荐接种黄热疫苗国家和地区的风险分类修订版可参见本书 2012 版（见国家名录和附录 1）。

旅行者风险	黄热病疫苗在黄热病病毒暴露风险低的国家或地区不推荐接种。然而，如果旅行者的行程中极可能暴露于蚊虫叮咬（如在乡村地区长时间旅行），即使是在风险较低的地区也应考虑接种黄热病疫苗（见国家名录和附录 1）。
注意事项	避免蚊虫叮咬，黄热病在白天和黄昏传播的风险最高（见第 3 章）。
疫　　苗	黄热病疫苗 17D，是基于减毒活病毒株生产的唯一商业化的黄热病疫苗。仅在皮下（或肌内）注射 1 针即可。黄热病疫苗的有效性非常高（接近 100%）。居住在黄热病疫区的所有 9 月龄或以上的人都应接种黄热病疫苗。

注意事项和禁忌症

除了极少见的疫苗相关亲神经和亲内脏性疾病（见下文），接种黄热病疫苗 17D 是安全的。然而，有些疫苗接种者会发生温和的全身反应，包括肌痛和头痛。禁忌证包括鸡蛋严重过敏者、免疫缺陷（先天或获得性）者和有症状的 HIV 感染者（见第 9 章）。在妊娠期和哺乳期应避免接种黄热病疫苗，因为在理论上存在17D 病毒传播和导致哺乳期婴儿脑炎的风险。未免疫的孕妇和哺乳期妇女应尽可能避免去黄热病疫区。

超敏反应尤其是过敏反应很少见。但由于疫苗是在鸡蛋中生产的，所以对鸡蛋过敏或对鸡蛋制品有严重过敏反应的人严禁使用。

脑炎的报告也很少见，主要见于 6 月龄以下的婴儿。因此，6 月龄以下的婴儿严禁接种，除非感染黄热病的风险非常高，6～8 月龄的婴儿也不推荐。

黄热病疫苗相关亲内脏性疾病作为不良反应仅限于在首次接种黄热病疫苗 17D 后偶尔发生。接种 10 天内症状开始出现，典型的病理表现为严重的多器官衰竭，病死率高达 60% 以上。现在已知的风险因素包括胸腺病病史（如胸腺瘤或胸腺切除术）和年龄大于 60 岁。在美国，70 岁以上的人在接种黄热病疫苗后患亲内脏性疾病的风险约为 2.4 例/100 000 剂次。

黄热病疫苗相关亲神经性疾病（如脑炎，急性播散性脑脊髓炎和格林巴利综合征）的发病率在 6 月龄以下的婴儿和 60 岁以上的老人中明显升高。美国和欧洲报告的旅行者患黄热疫苗亲神经性疾病的发生率为 0.13～0.8 例/100 000 剂次。

一些国家要求旅行者必须接种黄热病疫苗，世界卫生组织推荐所有去黄热病疫区的旅行者接种黄热病疫苗（见国家名录和附录 1）。未接种黄热病疫苗的人去往黄热病疫区患病的风险大大高于接种疫苗发生不良反应的风险。接种黄热疫苗应被视为一个关键的防护策略，分析旅行者行程和仔细评价其接种疫苗后发生严重不良反应的风险非常重要。对于没有暴露风险的人不应注射黄热病疫苗，而应在仔细评估其行程后给予指导意见。虽然不推荐给去低暴露风险地区的人接种疫苗，但医师应在旅行者可能遇到的任何风险因素（如蚊虫叮咬等）和其发生疫苗相关不良反应的风险因素（如改变的免疫状态）之间权衡是否接种。

疫苗类型：	减毒活疫苗
剂量：	1 针 0.5ml
加强免疫：	目前为每 10 年注射 1 次（如需重新认证）
禁忌证：	6 月龄以下的婴儿，有鸡蛋或疫苗成分的过敏史，或前次接种时有过敏反应；有胸腺瘤或胸腺切除史，由药物、疾病导致的免疫缺陷或有症状的 HIV
不良反应：	少见，神经性疾病（脑炎）或多器官衰竭，类似野生型的黄热病

前往非洲地区旅行的黄热疫苗接种推荐（2011年）

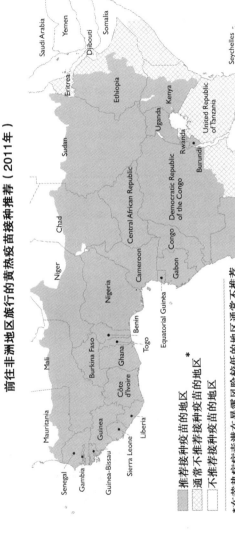

推荐接种疫苗的地区

通常不推荐接种疫苗的地区*

不推荐接种疫苗的地区

*在黄热病病毒潜在在暴露风险较低的地区通常不推荐
接种黄热病疫苗，小部分前往该地区的旅行者，如果
黄热病病毒暴露的危险有所增加（长时间旅行，蚊虫
叮咬暴露可能性大，无法避免蚊虫叮咬）可考虑接种。
在考虑是否接种黄热病疫苗时，任何旅行者都应顾及
病毒暴露的风险、入境要求和可能造成接种后严重不
良反应的危险个体自身因素（如年龄、免疫状况等）。

0　　235　　470　　　　940 km

资料来源：© WHO 2012. 保留所有权。

前往美洲地区旅行的黄热病疫苗接种推荐（2011年）

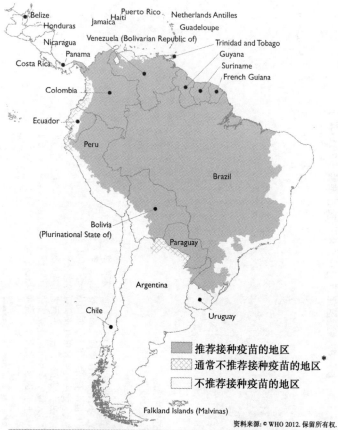

推荐接种疫苗的地区

通常不推荐接种疫苗的地区*

不推荐接种疫苗的地区

*在黄热病病毒潜在暴露风险较低的地区通常不推荐接种黄热病疫苗，小部分前往该地区的旅行者，如果黄热病病毒暴露的危险有所增加（长时间旅行，蚊虫叮咬暴露可能性大，无法避免蚊虫叮咬）可考虑接种。在考虑是否接种黄热病疫苗时，任何旅行者都应顾及病毒暴露的风险、入境要求和接种后可能造成严重不良反应的风险以及个体自身其他风险因素（如：年龄、免疫状况等）。

出发前免疫：	疫苗接种国际证书在接种 10 天后生效
接种建议：	去往疫区和有接种要求国家的所有旅行者。
特别注意事项：	6～8 月龄以下的婴儿不推荐接种，除非其患黄热病的风险非常高。在此年龄段，疫苗接种的风险和益处应在接种前认真评估。应避免在妊娠期和哺乳期接种疫苗，但如果去疫区旅行也可考虑接种

疫苗接种国际证书见"强制性预防接种"部分。

6.3 强制性预防接种

6.3.1 黄热病

预防接种可以防止黄热病病毒输入到有蚊虫媒介和非人灵长类动物宿主存在的非疫区。所有从疫区来的旅行者在非疫区国家入境（包括转机入境）时要求有疫苗接种证明。

如因病有黄热病疫苗接种禁忌证者，则需出具医学豁免证明信。黄热病疫苗接种国际证书在首次接种 10 天后生效，有效期为 10 年。

对黄热病疫苗在入境时有接种证明要求的国家信息见国家名录。

旅行者应了解即使没有黄热病疫苗接种要求的国家并不意味着那里没有感染黄热病的风险。

疫苗接种国际证书的解释性注解见本章末。《国际卫生条例》修订版于 2005 年 5 月 23 日在世界卫生大会上通过，并于 2007 年 6 月开始强制实施（附录 2）。从 2007 年 6 月起，《黄热疫苗接种或复种国际证书》被《疫苗接种或预防措施国际证书》替代，两者的区别在于前者是专门为黄热病疫苗接种签发的证书。

6.3.2 流行性脑脊髓膜炎（流脑）

沙特阿拉伯在朝圣者去往麦加朝圣（一年一度的朝觐）或小朝时要求接种流脑疫苗。

自 2000 年和 2001 年朝觐者中出现了脑膜炎奈瑟球菌 W-135 型感染的脑膜炎后，现在要求朝觐者接种四价流脑疫苗（A，C，Y 和 W-135）。有关朝觐的疫苗接种要求每年都在流行病学周报（*Weekly Epidemiological Record*）上发布，最近的一期发表在 2011 年第 39 卷 8 期 425-436 页。

6.3.3 脊髓灰质炎

一些无脊髓灰质炎流行的国家会要求来自脊髓灰质炎疫区（见 http://www.polioeradication.org/Dataandmonitoring/Poliothisweek.aspx）的旅行者在申请入境签证时提供脊髓灰质炎疫苗的接种证明。最新信息发布在流行病学周报（*Weekly Epidemiological Record*）上。有关朝觐的接种要求信息参见第 9 章。

6.4 特殊人群

6.4.1 婴幼儿

并非所有疫苗都适合年龄很小的儿童，因此除了疫苗接种，预防一些诸如食源性疾病和蚊虫叮咬等健康威胁就显得特别重要。

有些疫苗在一出生就可接种（如卡介苗、口服脊髓灰质炎疫苗、乙型肝炎疫苗）；其他如白喉/破伤风/百日咳疫苗只能在一定年龄之后接种。乙型脑炎疫苗在 6 月龄前、黄热病疫苗在 9 月龄前禁止接种。儿童暴露在环境中的危险度很难降低，因此必须确保其按计划接种疫苗。如果儿童在出国旅行前没有完成相应疾病的计划免疫，就有可能面临感染这些疾病的风险。

6.4.2　少年和青年

少年和青年人是旅行者中最大的群体，也是最可能患性病和旅行相关传染病的群体。他们在有限的经济预算和较差的住宿条件（如背包族）下，或生活方式包含危险的性行为和其他由酗酒、吸毒引发的危险因素，在旅行中更容易患病。该群体通过改变行为方式降低患病风险的可能性不大，应积极鼓励他们接种所有适合的疫苗并遵守相关注意事项。

6.4.3　频繁旅行者

到处旅行的人通常乘坐飞机，且疏于采取健康防护措施。由于多次旅行均没有大的健康问题，他们易忽视适当的疫苗接种。

如何鼓励这些旅行者听从健康建议是健康咨询医师面临的难题之一。

6.4.4　孕　妇

怀孕并不影响接种安全的疫苗，而且接种疫苗也能保护孕妇和胎儿的健康。但有些疫苗如果可能会影响胎儿的发育，则不应给孕妇接种。灭活或死疫苗如流感疫苗、类毒素、多糖和结合疫苗等都可以在妊娠期内使用。活疫苗除了口服脊髓灰质炎疫苗因其对胎儿存在理论上的风险而应禁止孕妇使用。麻疹、腮腺炎、风疹、水痘和黄热病等疫苗在妊娠期应避免接种。接种疫苗的风险和益处应根据具体情况来判断。黄热病疫苗在孕早期可根据其面临的风险考虑接种（见表6.2）。更多详细信息可参见各疫苗相关文件：http://www.who.int/immunization/documents/positionpapers _ intro/en/index. html。

6.4.5　老年旅行者

健康的老年旅行者和年轻旅行者的疫苗接种原则上一样。但如果是未曾完全免疫和/或患病的老年旅行者应予以特殊关注。

许多老年人可能从未接种过儿童时期计划免疫的疫苗或者没有按

照建议进行加强免疫。因此，他们容易感染白喉、破伤风和脊髓灰质炎以及旅行地的其他传染病。

从未接种过疫苗的老年旅行者应进行白喉疫苗、破伤风疫苗、脊髓灰质炎疫苗和乙型肝炎疫苗的全程基础免疫。此外，去发展中国家旅行的老年人如果未接种过甲型肝炎疫苗，应在出发前进行接种。

老年人易患严重且包含并发症的流感，因此推荐其每年常规接种流感疫苗。去往另一半球的旅行者无法在到达旅行地前接种抵御当地流行株的疫苗，若在流感季节到来之前或初期到达并计划停留时间超过2～3周的，应在到达之后尽快进行疫苗接种。

表6.2　妊娠期疫苗接种

疫苗	妊娠期接种	注释
卡介苗*	禁忌	
霍乱疫苗	允许，需要时可口服灭活疫苗	
甲型肝炎疫苗（灭活）	允许，需要时接种	
乙型肝炎疫苗（活疫苗）	禁忌	
流感疫苗	允许，需要时接种	应使用灭活疫苗
乙型脑炎疫苗	禁忌接种活疫苗	安全性尚不确定
麻疹疫苗*	禁忌	
脑膜炎疫苗	允许，需要时接种	
腮腺炎疫苗	禁忌	
脊髓灰质炎疫苗		
口服*	允许，需要时接种	
注射	允许，需要时接种	
风疹疫苗*	禁忌	
白破疫苗	允许，需要时接种	
狂犬病疫苗	允许，需要时接种	
伤寒疫苗 Ty21a*		安全性尚不确定
水痘疫苗*	禁忌	
黄热病疫苗*	允许，需要时接种	除非风险高否则应避免接种

* 活疫苗

考虑到老年旅行者在患流感后有患肺炎的风险，应给予接种肺炎球菌多糖疫苗。不过，该疫苗尚未证实是否能够预防老年群体中流感相关发病率和死亡率最高的非细菌性肺炎。

患有慢性基础疾病的老年旅行者应给予特殊关注（见下文）。

6.4.6　患有慢性病的旅行者

患有慢性病如免疫缺陷性疾病，包括肿瘤、糖尿病、HIV 感染和应用免疫抑制药物治疗的旅行者，在接种活疫苗后可能会产生严重的并发症。

对这类旅行者应避免接种麻疹疫苗、口服脊髓灰质炎疫苗、黄热病疫苗、水痘疫苗和卡介苗等。如果这类旅行者去往有黄热病疫苗接种要求的国家时，应为其出具医学豁免证明信。

伴有慢性心血管和/或呼吸系统疾病或糖尿病的旅行者，患重度流感及其并发症的风险非常高，推荐每年定期为其接种流感疫苗。在流感季节到来之前或初期去往另一半球旅行的旅行者，在到达之后应尽快进行疫苗接种。

脾功能缺乏的旅行者应建议其额外接种流感嗜血杆菌疫苗、脑膜炎疫苗（C 群结合或四价疫苗）和肺炎疫苗，除此外应定期接种流感疫苗。

6.4.7　HIV 阳性旅行者

参见第 9 章。

6.5　不良反应和禁忌证

（参见表 6.3 和 6.4）

6.5.1　疫苗相关的不良反应

疫苗通常是安全有效的，但并非任何疫苗对所有接种者均是完全安全的。疫苗接种有时会引起某种轻微的不良反应如：局部反应、低烧和一些由正常免疫反应导致的全身症状。此外，疫苗的某种成分（如铝佐剂、抗生素或防腐剂等）偶尔也会引起不良反应。成功的疫苗是能将这些不良反应降至最低，同时又能诱导产生最大的免疫力。严重的不良反应较为少见。负责疫苗接种的医务人员须向接种者告知已知的不良反应以及发生的可能性。

禁忌证应清楚地在旅行者的接种记录上标明，以避免接种相关疫苗。在特殊情况下，医师可能会认为旅行者患病风险远大于注射疫苗的理论风险以及可能发生的不良反应而考虑为其接种疫苗。

6.5.2 常见轻微的疫苗接种反应

大多数疫苗会经常产生一些相对轻微的局部和/或全身反应。这些反应通常会在疫苗接种后 1～2 天内出现。接种麻疹或麻风腮三联疫苗的人在接种后 5～12 天内有 5%～15% 的人会出现全身症状，通常归因于正常表现，如童年时期的正常现象。

6.5.3 罕见的严重不良反应

大多数罕见的疫苗反应（表 6.3）都是自限性的而且也不会引起长期问题。例如过敏反应，尽管可能致命，但也能够治疗且也无长期影响。

所有的严重不良反应应立即报告给有关国家卫生部门并记录在接种者的疫苗接种卡上。除此之外，应指导患者及其家属以后要避免接种此种疫苗。

6.5.4 禁忌证

疫苗接种主要的禁忌证总结如表 6.4 所示。

表 6.3 罕见的严重不良反应

疫苗	可能的不良反应	估计发生率[a]/每百万剂次
卡介苗	化脓性淋巴炎	100～1000（多为免疫缺陷患者）
	卡介苗性骨炎	1～700（使用现在的疫苗后少见）
	播散性卡介苗性感染	0.19～1.56
霍乱疫苗	未见报告	—
百白破疫苗	持续哭闹	1000～60 000
	痉挛	570
	低渗低反应症状	570
	过敏	20
流感嗜血杆菌疫苗	未见报告	—
甲型肝炎疫苗	未见报告	—
乙型肝炎疫苗[b]	过敏	1～2
流感疫苗	格林巴利综合征	<1
乙型脑炎疫苗	神经症状（仅见于鼠脑疫苗）	罕见
	超敏反应	1800～6400
麻疹疫苗	发热性痉挛	333
	血小板减少性紫癜	33～45
	过敏反应	1～50
	脑炎	1（未证实）
脑膜炎疫苗	过敏反应	1
腮腺炎疫苗	因菌株而异-无菌性脑膜炎	0～500
肺炎疫苗	过敏反应	极罕见
口服脊髓灰质炎疫苗	疫苗相关瘫痪型脊髓灰质炎	1.4～3.4

表6.3　罕见的严重不良反应

疫苗	可能的不良反应	估计发生率[a]/每百万剂次
注射用脊髓灰质炎疫苗	未见报告	
狂犬病疫苗	神经性麻痹-仅见于动物脑组织 细胞源性疫苗所致的过敏反应	17～44 罕见
风疹疫苗	关节痛/关节炎/关节病	在未曾免疫过的成年女性中一过性关节痛约占25%，关节炎约占12%
破伤风疫苗	臀部神经炎 过敏反应	5～10 1～6
蜱媒脑炎疫苗	未见报告	仅西部疫苗有数据
伤寒疫苗	注射用疫苗-多种反应 口服疫苗-未见报告	非常罕见 -
黄热病疫苗	脑炎（<6月龄） 过敏反应 亲内脏性疾病	500～4000 5-20 0～4

[a] 精确率因调查方法有所不同
[b] 乙型肝炎疫苗注射后也有发生脱髓鞘疾病的报告，但尚无科学证据证实其因果关系

表6.4　疫苗接种禁忌证

疫苗	禁忌证
所有	疫苗前1针（剂）接种后出现抗原相关的过敏反应[a]，应避免继续接种同一系列疫苗 患有严重的疾病
麻风腮、卡介苗、乙脑、水痘疫苗	孕妇（没有绝对的禁忌证，取决于暴露风险） 严重免疫缺陷

表 6.4 疫苗接种禁忌证（续）

疫苗	禁忌证
黄热病疫苗	严重的鸡蛋过敏
	严重的免疫缺陷（由于药物、患病所致或有相应症状）
	孕妇
	HIV 感染[b]
卡介苗	HIV 感染
流感疫苗	严重的鸡蛋过敏

[a] 指非特异性荨麻疹、呼吸困难、口唇和咽喉水肿、低血压或者休克等

[b] 在许多发达国家，有症状的 HIV 感染者或患有免疫缺陷疾病的患者如计划去往黄热病疫区，在其 $CD4^+$ 细胞计数在 $200/mm^3$ 以上时可注射黄热病疫苗

扩展阅读

Global Influenza Surveillance Network (FluNet): http://www.who.int/GlobalAtlas/

Information on safety of vaccines from the Global Advisory Committee on Vaccine Safety: http://www.who.int/vaccine_safety/en/

WHO information on vaccine preventable diseases: http://www.who.int/immunization/en/

WHO vaccine position papers: http://www.who.int/immunization/documents/positionpapers_intro/en/index.html

预防接种国际证书

国际卫生条例修订本，又称 IHR（2005），于 2005 年 3 月 23 日在世界卫生大会全体一致通过，并于 2007 年 6 月强制实施（见附录 2）。从 2007 年 6 月 15 日起，先前的《黄热病疫苗接种或复种国际证书》由《疫苗接种或预防措施国际证书》所取代，如下所示：

International certificate of vaccination or prophylaxis
疫苗接种或预防措施国际证书

Model international certificate of vaccination or prophylaxis

疫苗接种或预防措施国际证书（样式）

This is to certify that［name］ ………………………………………

兹证明［姓名］ …………………………………………………………

date of birth ……………………………sex ………………………………

出生日期……………………………性别…………………………………

nationality ………………………………………………………………

国籍 …………………………………………………………………………

national identification document，if applicable ………………………

身份证明文件（如有）……………………………………………………

whose signature follows ……………………………………………

本人签名 ……………………………………………………………………

has on the date indicated been vaccinated or received prophylaxis against
［name of disease or condition］ ………………………………………

in accordance with the International Health Regulations.

根据《国际卫生条例》在指明日期接种了疫苗或采取了预防措施针对［疾病或状态名称］ ……………………………………………………

Vaccine or prophylaxis 疫苗或预防措施	Date 日期	Signature and professional status of supervising clinician 负责医师签名及专业	Manufacturer and batch no of vaccine or prophylaxis 疫苗或预防制品的生产厂商及批号	Certificate valid. from······ until······ 有效期起止日期	Official stamp of administering centre 施种机构公章
1.					
2.					

This certificate is valid only if the vaccine or prophylaxis used has been approved by the World Health Organization*.

本证书仅在使用世界卫生组织批准的疫苗或预防措施*时有效。

This certificate must be signed in the hand of the clinician, who shall be a medical practitioner or other authorized health worker, supervising the administration of the vaccine or prophylaxis. The certificate must also bear the official stamp of the administering centre; however, this shall not be an accepted substitute for the signature.

证书必须由负责实施疫苗接种和预防措施的医师手写签名, 医师应为执业医师或经官方认可的卫生保健人员。证书必须盖有施种机构的公章, 但也不能取代医师签名。

Any amendment of this certificate, or erasure, or failure to complete any part of it, may render it invalid.

证书如有修改、涂抹或内容不完整均视为无效。

The validity of this certificate shall extend until the date indicated for the particular vaccination or prophylaxis. The certificate shall be fully completed in Eng-

---

* 见 http://www. who. int/immunization _ standards/vaccine _ quality/pq _ suppliers/en/index. html 世界卫生组织技术报告系列, 第 872 卷, 1998 年, 附录 1 (http://www. who. int/biologicals)。

注: 报告中发表的公司名录有如下改变: 埃文斯医疗制药公司 (Evans Medical) 变更为诺华疫苗公司 (Novartis Vaccines), 康诺特制药有限公司 (Connaught Laboratories) 和巴斯德梅里公司 (Pasteur Merieux) 变更为赛诺菲巴斯德公司 (sanofi pasteur); 罗伯特科赫研究所 (Robert Koch Institute) 已停止生产。

lish or in French. The certificate may also be completed in another language on the same document, in addition to either English or French.

　　证书的有效期与疫苗接种和预防措施的有效期一致。证书应使用英语或法语填写，也可使用其他语言同时填写。

（何洪涛　李云峰 译）

7

疟 疾

7.1 背 景

在许多热带和亚热带地区，疟疾是一种常见并可致命的疾病。目前，每年有超过 1.25 亿的旅行者前往有疟疾流行的 100 多个国家或地区旅行。

每年有许多前往疟疾流行区的旅行者感染疟疾，据报道约超过 10 000 人回国后发病。但是，还有一些未经报道的，因此，真正感染疟疾的数字要比实际报道的更多。由于缺乏免疫力，自非疟疾流行区（非疟区）前往疟疾流行区（疟区）的旅行者感染疟疾并发展为重症的风险很高。由于免疫力的减弱或消失，当那些曾经由疟疾流行区移民到无疟疾国家或地区的移民再回国探亲访友时，同样有感染疟疾的风险。旅行者离开疟疾流行国家或地区后 3 个月内出现发热应视为急症并应立即进行检查。

旅行中患病的旅行者可能很难得到可靠的医疗保健。一旦回到无疟疾国家或地区，那些感染了疟疾的旅行者还要面对下面这些特殊问题：医生可能不熟悉疟疾这个病，不能及时诊断，没有或缺乏有效的抗疟药，从而导致病情发展至危重、复杂疟疾，及由此导致高病死率。

7.1.1 病 因

疟疾是一种由疟原虫感染引起的传染病。可引起人类感染的疟原虫有 4 种：恶性疟原虫（*P. falciparum*）、三日疟原虫（*P. malariae*）、卵形疟原虫（*P. ovale*）和间日疟原虫（*P. vivax*）。

人类偶尔也会感染常引起动物感染的疟原虫，如诺氏疟原虫（*P. knowlesi*）。但迄今为止，尚无这种"人畜共患"的疟疾导致人-

蚊-人传播的报道。

7.1.2 传播途径

疟疾是由雌性按蚊叮咬传播，按蚊叮咬主要发生在黄昏、夜间及黎明。

7.1.3 疾病特点

疟疾是一种急性发热性疾病，其潜伏期为 7 天或更长。如果初次暴露后 1 周内出现发热可能就不是疟疾。

大部分重症疟疾由恶性疟原虫感染引起，有各种临床表现，包括发热、寒战、头痛、肌肉痛及乏力、呕吐、咳嗽、腹痛和腹泻。还可能伴随器官衰竭相关症状，如急性肾衰竭、肺水肿、全身抽搐、循环衰竭，继而出现昏迷和死亡。起病初期，由于症状较轻，不易识别是由疟疾感染引起。

只要有疑似疟疾暴露史，从初次暴露后 7 天到末次暴露后 3 个月（或者更迟，但很少）内，出现不明原因发热的病例，都有可能是恶性疟感染，这一点很重要。任何人在这一时段出现发热应立即明确诊断并进行有效治疗，并应告知医务人员本人有疟疾流行区旅行暴露史。恶性疟患者在出现症状后 24 小时，如果不能给予及时治疗，会有生命危险。

幼儿、孕妇、免疫抑制者以及老年人，发展为重症疟疾的风险特别高。无免疫力的孕妇感染疟疾，尤其是恶性疟，致死亡、流产、死产和新生儿死亡的风险增加。

虽然由其他疟原虫感染引起的疟疾的发病率不低，但很少危及生命。在热带或亚热带流行区人群中，有重症间日疟病例报道。间日疟和卵形疟原虫可以在肝中保持休眠状态。这种在肝内长期潜伏的"休眠子（hypnozoites）"可以几个月后引起复发，少数可潜伏达数年之久。目前，除伯氨喹之外，其他药物都不能预防疟疾复发。三日疟隐性感染可致疟原虫在血液中存在许多年，但很少危及生命。

由诺氏疟原虫引起的疟疾已成为在森林地区生活或工作的人群中

一个重要的公共卫生问题。近几年,旅行者中也时有诺氏疟疾病例报道。在东南亚雨林地区或猕猴出没区域,同时具备猕猴这种宿主和蚊子传播媒介的情况下,人类也可以感染这种猕猴疟疾。这些地区包括文莱部分地区、柬埔寨、中国、印度尼西亚、老挝、马来西亚、缅甸、菲律宾、新加坡、泰国和越南。诺氏疟原虫每隔 24 小时就会增殖一代,感染经过 9~12 天的潜伏期后,可引起每天发热并达峰值。症状可能不典型,重症诺氏疟原虫疟疾可导致器官衰竭,已有死亡个案报道。诺氏疟原虫不在肝细胞内长期寄生,不会出现复发情况。对前往诺氏疟原虫疟疾流行的东南亚森林地区旅行的旅行者,应通过防蚊或必要时服用预防药来防止感染(参见国家名录)。

7.1.4 地区分布情况

疟疾最新世界分布情况见本章中疟疾分布图,本章最后的国家名录中列出了有疟疾传播风险的国家和地区。旅行者感染疟疾的风险因国家甚至国家中不同地区而异,必须针对不同情况考虑采取相应的预防措施。

在许多疟疾流行的国家或地区的大城市,不包括市郊,没有疟疾流行。但是在非洲,即使是大城市也有疟疾流行;在印度情况类似,只是程度较轻。通常情况下,1500 米以上的高山地区没有疟疾流行,但在气候条件适宜的情况下,3000 米左右的高山地区也可以发生疟疾感染。感染疟疾的风险还随季节不同而变化,雨季结束或过后感染疟疾的风险最高。

东南亚、加勒比海和拉美的许多旅游胜地都没有染疟风险。

7.1.5 旅行者的风险

在疟疾流行国家或地区的流行季节前往这些国家或地区旅行,所有无免疫力的旅行者被蚊子叮咬后,尤其在黄昏和第二天黎明这段时间,都有感染疟疾的风险。这也包括那些过去有免疫力,但经过 6 个月或更长时间生活在无疟疾国家或地区后,其免疫力已经消失或减弱的旅行者。那些移民到无疟疾国家或地区的儿童,再回到疟疾流行的国家或地区探亲访友时感染疟疾的风险尤其大。

国际旅行卫生

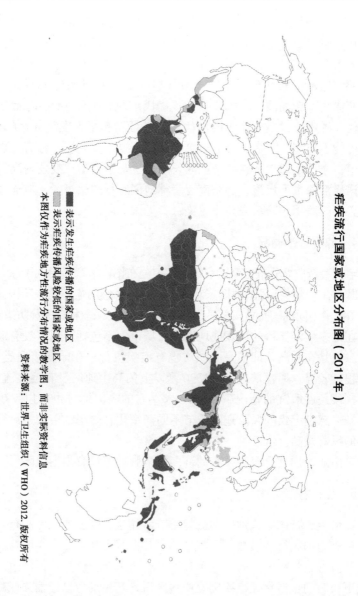

疟疾流行国家或地区分布图（2011年）

■ 表示发生疟疾传播的国家或地区

▨ 表示疟疾传播风险较低的国家或地区

本图仅作为疟疾地方性流行分布情况的教学图，而非实际资料信息。

资料来源：世界卫生组织（WHO）2012. 版权所有

170

旅行者中大多数感染恶性疟者，是由于不遵医嘱服用或根本不服用预防药物，或预防服药方案不当，加之灭蚊措施不够而致。通过对旅行者的行为研究发现，如果旅行者得知感染风险并相信预防措施的作用，服抗疟药的顺应性就能得到改善。即使实施有效的预防服药，迟发性间日疟和卵形疟仍可能发生，这是因为目前使用的预防药只对血液中的疟原虫有效（译者注：引起迟发性疟疾的疟原虫均蛰伏于肝细胞中）。

在疟疾流行区，感染疟疾的风险并非处处相同。旅行者到不同国家旅行，因疟疾流行程度随地区而异，应针对旅行地区的具体流行风险咨询相关旅行建议，如果旅行前不能获得针对性信息，那么建议先遵照最高风险国家或地区的预防要求，等到达目的地获得更多信息后，再行调整预防措施。这种方法对那些前往偏远地区和没有足够医疗诊断和保健设施地区旅行的旅行者尤为重要。

在农村地区野营的旅行者感染疟疾的风险最高。

7.2 预防措施

旅行者和卫生保健工作者应注意 ABCD 四项防疟原则：

- 了解（Aware）疟疾的感染风险、潜伏期、迟发的可能性和主要症状
- 避免蚊子叮咬（Bitten），尤其在黄昏至第 2 天黎明这段时间
- 适时地服用抗疟药（化学药物预防/Chemoprophylaxis）以防感染和发病
- 如果到达疟疾流行区 1 周后以及离开流行区后 3 个月（或更晚，但很少）出现发热，应立即寻求医学诊断（Diagnosis）

7.2.1 防蚊

应建议所有旅行者在黄昏至第 2 天黎明这段时间防止蚊子叮咬，这是防疟的第一道防线。具体预防措施在第 3 章的"预防蚊虫叮咬"一节中详述。

7.2.2 化学药物预防

在众多适用于目的地的抗疟药中，如果选用，处方剂量应正确无误（见表 7.2 和国家名录）。

旅行者和医生应知道所有的抗疟药预防方案都不能完全保护旅行者不受感染，但是好的预防药物（只要按照建议方案服用）可以有效降低死亡风险。用药时应考虑以下几方面的因素：

- 儿童应根据体重考虑使用方法和剂量
- 需每天服用的抗疟药应于到达目的地前一天开始服用（如药物的耐受性需确认的话，应于更早时间开始服用）
- 每周服用 1 次的氯喹应于到达目的地前 1 周开始服用
- 每周服用 1 次的甲氟喹最好在出发前 2～3 周开始服用，可使旅行前血液中药物浓度即达到较高水平，以便观察药物副作用，且便于必要时更换预防药物
- 在疟疾流行区停留期间，所有预防药应根据规定服用，并于离开疫区后再连服 4 周，因为此时肝内仍然有疟原虫存在。阿托伐醌-氯胍例外，1 周后可以停药，因为它主要作用于早期肝内期疟原虫（肝内裂殖体）。但是，在流行区漏服阿托伐醌-氯胍每天预防量的旅行者，归国后仍需服用 4 周阿托伐醌-氯胍
- 根据旅行目的地疟疾流行情况，应告知旅行者可能发生的迟发型卵形疟和间日疟

根据前往国家和地区疟疾流行情况（见国家名录），可以只推荐防蚊方法，或防蚊加服用预防药或带药以备用应急治疗时用，详见表 7.1（同时参照表 7.2 中每种药物的详细说明）。

表 7.1 疟疾感染风险及防护方法

分类	疟疾风险	防护方法
Ⅰ类	感染风险很低	防蚊即可
Ⅱ类	仅间日疟流行或有恶性疟但对氯喹敏感	防蚊同时服用氯喹预防药
Ⅲ类[a]	有间日疟和恶性疟流行并出现氯喹耐药株	防蚊,并服用氯喹氯胍二联预防
Ⅳ类	①恶性疟高风险并有抗疟药耐药报道,或②恶性疟中等或低风险但有抗疟药高度耐药报道[b]	防蚊并服用阿托伐醌氯胍二联药加多西环素或甲氟喹(根据报告的耐药情况选择)

[a] 第Ⅲ类的预防方案仅限于尼泊尔、斯里兰卡、塔吉克斯坦以及哥伦比亚和印度部分地区使用。第Ⅳ类的方案可用于替代

[b] 或者,旅行者前往多药耐药疟疾的农村地区时,如恶性疟风险很低,可用防蚊同时携带备用应急治疗(SBET)措施

抗疟药都有特定的禁忌证和潜在的副作用。疟疾预防用药引起的不良反应很常见,但大多数轻微且不影响旅行活动。严重的副反应事件是指明显危及生命,需要住院或长时间住院治疗,或导致持续或明显残疾或丧失行为能力。这种情况很罕见,通常在药物已经使用一段时间后,通过回顾性调研才能确定。旅行者因服用甲氟喹而出现严重的神经精神紊乱(如抽搐、精神错乱、脑病)的发生率大约为1/10 000,氯喹的副反应发生率与之相似。服药引起副作用的风险应与感染疟疾的风险相权衡,尤其应比较恶性疟和当地的耐药模式。

每一种抗疟药都有其特定人群和个体的禁忌证,因此应仔细了解相关禁忌证(表 7.2),从而减少严重副反应风险。孕妇、携带儿童出行的旅行者以及有慢性病的旅行者应单独进行医学咨询,获取个性化的医学建议。所有服用抗疟药后出现严重副反应者均应停止服药并立即就医,服用甲氟喹后出现神经或精神症状者需特别注意这一点。轻微恶心,偶发呕吐或稀便者可继续服用预防药物,但如果症状持续

应就医。

长期服用预防药

坚持和忍耐对长期服用预防药的旅行者来说至关重要。目前缺乏对旅行时间超过 6 个月的旅行者预防服药方面的研究。

- 长期服用防疟药氯喹和氯胍引起严重副反应的风险是很低的，但是当氯喹的累积量达到 100g 时，要注意视网膜的毒副反应。任何人每周服氯喹 300mg 连服 5 年以上且仍须继续服用时，应每年两次进行视网膜检查，尽早发现视网膜的变化。如果每日服氯喹 100mg，3 年后应开始进行上述检查。
- 研究资料显示，如果短期可以耐受甲氟喹，长期服用不会增加严重副反应风险。药代动力学研究资料显示，长期服用甲氟喹不会产生累积。
- 尽管长期预防服用多西环素（如超过 1 年）的研究数据有限，但其安全性令人欣慰。目前缺乏妇女长期服用多西环素的相关资料，但使用该药与念珠菌性阴道炎发病率增加有关。
- 阿托伐醌-氯胍已在欧洲各国注册使用，但持续用药时间是受限的（从 5 周至 1 年不等），而在美国无此限制。

7.3 治 疗

早诊断和及时治疗能挽救生命。对所有可能感染疟疾的旅行者都应及时到有经验的、可靠的实验室进行血液检查。如果首次血涂片未检出疟原虫，则应再连续数次每隔 6～12 小时采血，非常仔细地进行检测。没有显微镜或没有相应检测能力的检测中心，可利用疟疾快速诊断试剂进行检测。如果不能及时获得检测报告，而患者临床指征和旅行史提示可能感染疟疾，医生应开始进行治疗。

在无疟疾风险国家和地区，对旅行者进行疟疾治疗时，应遵守以下原则：

- 患者因无免疫力，感染疟疾并导致重症的风险很高

- 如果病人已经服用预防药，那么治疗时不应用相同药物
- 注意同时感染恶性疟和间日疟的可能性

下面这些联合治疗方案适用于返回到无疟疾流行风险国家或地区患非重症恶性疟的旅行者：

—蒿甲醚-苯芴醇（artemether-lumefantrine）

—阿托伐醌-氯胍（atovaquone-proguanil）

—双氢青蒿素-哌喹（dihydroartemisinin-piperaquine）

—奎宁＋多西环素或克林霉素（quinine plus doxycycline or clin-damycin）

患间日疟的旅行者治疗建议如下：

- 选择氯喹-伯氨喹联合治疗可达到根治效果（即通过同时治疗红细胞内期和肝细胞内期疟原虫，从而防止再燃和复发）
- 对氯喹耐药的间日疟患者应给予双氢青蒿素-哌喹或蒿甲醚-苯芴醇联合治疗。如果有奎宁，也可以代替治疗。但都应与伯氨喹联合使用
- 用伯氨喹根治时，必须先对旅行者进行葡萄糖6磷酸脱氢酶（G6PD）检测。对中度 G6PD 缺乏者，医学监测溶血的情况下，可选用基础剂量为 0.75mg/kg 的伯氨喹调整方案，每周用药 1 次，连续 8 周。如治疗过程中发生明显溶血，应停用伯氨喹。对严重 G6PD 缺乏者，不可用伯氨喹
- 对同时感染了恶性疟和间日疟的患者，虽然治疗恶性疟的同时也常常治疗了间日疟，但是仍应给予伯氨喹，以达到根治和预防复发的治疗效果

由于各种抗疟药耐药株的不断增加，恶性疟的预防和治疗正变得越来越复杂。耐氯喹的间日疟虽少见，但案例不断增加。下面这些国家和地区现已出现氯喹耐药导致预防和/或治疗这两种疟疾无效：阿富汗、巴西、柬埔寨、哥伦比亚、埃塞俄比亚、圭亚那、印度、印度尼西亚、马达加斯加、马来西亚（婆罗洲）、缅甸、巴基斯坦、巴布亚新几内亚、秘鲁、韩国、所罗门群岛、斯里兰卡、泰国、土耳其，瓦努阿图和越南。印尼已报道三日疟对氯喹耐药。

可以用氯喹和伯氨喹联合治疗卵形疟复发。用治疗间日疟的氯喹标准疗法可以治疗三日疟复发，但三日疟不需要用伯氨喹进行根治，因其感染后并无休眠子（hypnozoit）形成。

患重症恶性疟的归来旅行者应住重症监护病房，静脉注射青蒿琥酯（首选）、蒿甲醚或奎宁抗疟治疗。如果没有这些药物，应给予静脉注射奎尼丁，并进行仔细的临床和心电监测。

显微镜检查时，诺氏疟原虫的成熟裂殖体可能被误认为三日疟原虫，而其环状体与恶性疟原虫相似。诺氏疟原虫疟疾可采用标准的氯喹治疗方案，或采用针对非重症恶性疟而推荐的抗疟治疗。感染诺氏疟原虫的患者临床状况可能快速恶化，重症诺氏疟原虫疟疾可能出现器官衰竭，此时应按照重症恶性疟给予治疗。

患者经显微镜检查诊断为三日疟原虫感染，如有东南亚森林地区旅行史，包括曾在疟疾通常不流行的区域旅行，都应考虑诺氏疟原虫感染的可能。

表 7.3 给出了非重症疟疾治疗的剂量方案。重症疟疾的临床管理详见 WHO 出版的其他指南（见本章末的"扩展阅读"）。

7.3.1　在国外接受治疗

进入疟疾流行区 1 周后出现发热的旅行者，应立即咨询医生或有疟疾诊断资质的实验室，以获得正确的诊断和安全有效的治疗。根据到访国家的政策，旅行者大体上会被给予以青蒿素为基础的联合方案（artemisinin-based combination therapy，ACT）的治疗。有疟疾感染风险的各国家和地区的抗疟治疗政策见以下网址：http：//www. who. int/malaria/publications/treatment-policies/en/index. html。

鉴于一些资源匮乏地区假冒伪劣药品泛滥，旅行者最好在出发前购买有保证的抗疟药，以备感染疟疾后可使用质量有保证的药品。

7.3.2　备用应急治疗

许多旅行者在出现发热症状的 24 小时内能够获得及时的医疗看护。但是，对于其他一些旅行者，尤其是当身处偏远地区，不可能获得及时的医疗看护时，在这种情况下，可建议旅行者带备一些抗疟药用以自救（即"备用应急治疗，stand-by emergency treatment-SBET）"。

SBET 也适用于一些职业人群的旅行，他们长期在有疟疾流行的国家或地区经常短期停留。这些旅行者可选择备用一些化学药物预防药，到疟疾高风险地区和季节才使用。但是，他们应坚持防蚊措施并做好准备应对疟疾发病：他们应随时携带各种抗疟药，以备应急治疗（SBET）；万一出现发热，应立即寻求医疗救治，如果找不到适当的医疗救助，则采取备用应急治疗（SBET）措施。

备用应急治疗（SBET）联合防蚊措施还适用于某些到偏远农村地区旅行 1 周或以上的旅行者。这些地区虽然存在耐多药疟疾，但感染风险非常低，服用化学药物预防的副作用可能超过疟疾感染的危害。到东南亚如泰国某些边境地区，越南和其周边国家，以及部分位于亚马逊流域的国家旅行就属于这种情况。

针对快速诊断检测（rapid diagnostic tests，RDTs）的研究表明，未经培训的旅行者使用和解读快速检测引发的主要问题是量大得让人无法接受的假阴性结果，但训练有素的人实施 RDTs 的结果可靠。在高温地区的多次试验也获得了比较可靠的诊断结果（详见网址 http：//apps. who. int/tdr/svc/publications/tdrresearch-publications/rdt _ round3）。能否成功实施备用应急治疗（SBET）措施，其关键在于旅行者的行动能力，卫生保健工作者应花些时间去解释这些措施的实施方法。在向旅行者推荐应急治疗（SBET）措施时，应给予清楚、准确的书面指南，包括如何识别症状，何时实施治疗，如何实施治疗，可能出现的副作用，以及药物治疗失败的可能性。如果数人同行，应标明每个人的用药剂量。以体重为基础的儿童用药剂量需清楚标明。旅行者应清楚意识到自我治疗只是一种急救措施，实施后仍应尽快就医。

归纳起来，备有 SBET 的旅行者应参考以下指南：

- 进入疟疾流行风险区 1 周或以上，如出现发热，应立即咨询医生

- 如果出现发热 24 小时内不能咨询医生和/或明确诊断，应开始备用应急治疗（SBET）并尽快就医，以进行全面评估，排除其他危险原因引起的发热
- 已用于预防的化学药物预防药不能再用于疑似疟疾的治疗
- 如果先用退烧药退热，再服抗疟药引起呕吐的可能性不大。如果服用抗疟药 30 分钟内出现呕吐，应给予第 2 次全额剂量。如果服用抗疟药 30～60 分钟内出现呕吐，应再次给予半剂量。呕吐伴随腹泻时，由于药物吸收差，可能导致治疗失败
- 完成 SBET 后，可于首次服用治疗剂量药物 1 周后继续服用抗疟化学药物预防药
- 为 SBET 选药，原则上和非重症疟疾的治疗一样（详见本章 7.3 节）。主要围绕旅行地区的疟疾类型和化学预防方案来考虑。在瑞士和英国，蒿甲醚-苯芴醇已注册用于旅行者的 SBET。由于治疗时间长，治疗方案繁琐以及剂量相关性副作用，奎宁不太适用于 SBET。如果奎宁用于 SBET，最后一次奎宁治疗和开始使用甲氟喹进行化学预防的间隔至少 12 小时，以降低药物相互作用的风险。表 7.3 列出了各种药物的用药明细

7.3.3 耐多药疟疾

东南亚国家（柬埔寨、缅甸、泰国、越南）和南美的亚马孙河流域，如巴西、法属圭亚那、苏里南的部分地区，都报道过耐多药疟疾。

在柬埔寨、缅甸和泰国的边境地区，氯喹或磺胺多辛-乙胺嘧啶对治疗恶性疟原虫感染无效；对奎宁的敏感性降低；有报道称使用甲氟喹治疗，50％以上病例治疗失败；柬埔寨西南部省份与泰国交界的边境地区，已经出现青蒿琥酯耐药。鉴于这些情况，应使用阿托伐醌-氯胍或多西环素作为化学预防药，结合个人防护措施来预防疟疾。在感染疟疾风险非常低的情况下，可采用以阿托伐醌-氯胍为基础的 SBET。但是，这些药物不能用于孕妇和幼儿。在耐多药疟疾地区，

尚无既安全又有效的化学预防药或 SBET 方案可供孕妇和幼儿使用，他们应避免到这些疟疾区旅行。在柬埔寨-泰国边境地区新出现的青蒿素耐药提示，应对到以下东南亚国家的国际旅行者加强疟疾管理：泰国东部和柬埔寨西部的边境地区，泰国西部和缅甸东南部的边境地区以及越南的平福省。为了降低耐药疟原虫传播到世界其他疟疾流行区的风险，所有到这些地区旅行的疟疾患者应进行及时诊断和有效地治疗。另外，病人加服单次伯氨喹治疗（单次口服剂量为 0.75mg/kg 体重，成人最大剂量是 45mg），可快速消除配子体，降低了耐药株进一步传播的风险。

7.4 特殊群体

旅行者中的一些群体，尤其是幼儿、孕妇以及免疫抑制者，一旦感染疟疾，罹患重症疟疾的风险特别高。由于缺乏用药安全性方面的资料，很难向他们提供旅行建议。至于生活在无疟疾国家但要回原住疟疾流行国家或地区探亲访友的移民，对这一人群的特别关注将在第9 章中详述。

7.4.1 孕妇

感染疟疾增加了孕产妇死亡、流产、死胎、新生儿低出生体重，以及新生儿死亡的风险。为此，应建议孕妇避免到那些有疟疾传播风险的地区旅行。若旅行不可避免，即使是到那些仅有间日疟传播的地区，采取有效的措施预防疟疾感染也非常重要。如果孕妇疑似感染疟疾，应立即就医；如果不可能立即就医，应采取 SBET。开始 SBET 后必须尽快寻求医疗救助。大多数抗疟药在孕期尤其是孕头 3 个月使用的安全性和有效性方面的资料极其有限。但是，不经意服用了抗疟药不是终止妊娠的适应证。

防蚊措施

孕妇对蚊子尤其易感，应高度警惕，采取预防措施，包括使用驱虫剂和防虫蚊帐。使用驱虫剂时，应注意不要超过推荐剂量。

化学药物预防

疟疾风险Ⅱ类地区，只有间日疟原虫传播，或者已知恶性疟原虫对氯喹完全敏感，可使用氯喹进行化学药物预防。为数不多的Ⅲ类地区，可以应用氯喹联合氯胍进行化学药物预防，孕早期（妊娠期的最初3个月）妇女可以安全使用这两种药物。在Ⅳ类地区，孕中期（妊娠期的第4至6个月）和孕晚期（妊娠末3个月）可使用甲氟喹，但缺乏孕早期使用甲氟喹安全性的资料。鉴于疟疾感染对母亲和胎儿的危害，专家们越来越赞同孕早期妇女无论如何都应避免或推迟到恶性疟原虫对氯喹耐药的地区旅行。如果实在无法避免，应采取可靠的预防措施，包括使用甲氟喹进行化学药物预防。在美国，甲氟喹被推荐用于妊娠各期。孕期应禁止使用多西环素。尚无足够的研究资料支持孕期使用阿托伐醌-氯胍合剂。

治疗

克林霉素和奎宁都被认为是安全的，孕早期也可使用；青蒿素衍生物可用于治疗孕中期和孕晚期的非重症疟疾，孕早期感染疟疾，只有在没有其他合适的药物时，才可使用青蒿素衍生物。氯喹可安全用于治疗孕期间日疟，但是伯氨喹抗复发治疗应推迟至分娩后。目前，关于孕期是否能够使用蒿甲醚-苯芴醇，阿托伐醌-氯胍和双氢青蒿素-哌喹这三种复方药，尚需更多研究数据的支持。

孕早期非重症恶性疟疾的治疗，推荐使用奎宁＋/－克林霉素。对于孕中期和孕晚期，可选择的药物为：根据国家政策使用ACT；青蒿琥酯＋克林霉素；或奎宁＋克林霉素。

感染恶性疟的孕妇，尤其是在孕中期和孕晚期，比其他成人更有可能发展为重症疟疾，通常并发低血糖和肺水肿。重症疟疾，孕产妇死亡率约为50%，远高于非怀孕妇女；胎儿死亡和早产很常见。重症疟疾孕妇必须即刻静脉注射全额剂量的抗疟治疗。孕早期，可使用奎宁或青蒿琥酯。孕中期和孕晚期，首选青蒿琥酯，蒿甲醚可作为第二选择。治疗绝不可延误。如果只有青蒿琥酯、蒿甲醚或奎宁其中一种可供选用，也应立即开始治疗。哺乳期使用抗疟药的安全性等信息见表7.2和表7.3。

7.4.2　旅行期间或旅行后可能怀孕的妇女

也许可以服用预防疟疾药物，但是，服药期间及服用多西环素后1周、服用阿托伐醌-氯胍后3周、服用甲氟喹末次剂量后3个月最好避免怀孕。假如怀孕，也并非是终止妊娠的适应证。

7.4.3　幼童

儿童感染恶性疟是一种突发急症，有可能迅速致死。早期症状不典型，很难识别，首发症状出现后几小时内可出现威胁生命的并发症。如果儿童到有疟疾感染风险的国家或地区旅行3个月内（3个月后的极少）出现发热，应立即就医。应立即采样进行实验室诊断，并尽快给予有效的抗疟药治疗。对于婴儿，即使是不发热的疾病，也应怀疑疟疾感染。

应建议父母不要带婴儿或幼童到有恶性疟感染风险的地区旅行。如果旅行无法避免，应采取非常细致的预防措施，保护儿童不被蚊子叮咬，并适当给予预防药物。长期旅行者或侨民应根据儿童体重的增加调整预防药物的用量。

防止蚊虫叮咬

黄昏至第2天黎明期间，应尽可能让婴儿一直在防虫蚊帐里面。使用驱虫剂时，应仔细阅读生产厂家的使用说明，一定不能超过推荐剂量。

化学药物预防

哺乳期可考虑使用氯喹、氯胍和甲氟喹作为预防药物。母乳以及人工喂养婴儿不能获得来自母亲的药物保护，所以应给予预防药物。给孩子服用的药物剂量应以体重为基础，必要时应将药片压碎或磨碎。服用味苦的药片时，可与果酱或其他食物一起喂服以掩盖其苦味。氯喹或氯胍对于婴幼儿都适用，但是由于氯喹耐药株的传播，其使用受到了限制。甲氟喹可用于体重 5kg 以上的婴儿。由于缺乏安全性方面的资料，一般不推荐阿托伐醌-氯胍作为预防药物用于体重低于 11kg 的儿童；在比利时、加拿大、法国和美国，阿托伐醌-氯胍可作为预防药物用于体重 5kg 以上的婴儿。多西环素禁止用于 8 岁以下的儿童。所有抗疟药物都应远离儿童视线，储存在小孩子接触不到的容器内。氯喹如果服用过量，毒性尤其大。

治疗

考虑到病情可能迅速恶化，重症恶性疟儿童需要细致的临床监护。尽可能给予口服药治疗并确保治疗可以持续。根据不同国家的政策，ACT 在国外可能用于一线治疗。用于 SBET 和归来旅行者的口服治疗药可选择：蒿甲醚-苯芴醇（由于缺乏数据支持，不推荐用于体重在 5kg 以下的儿童），阿托伐醌-氯胍（似乎对体重 ≥ 5kg 的儿童安全，但数据有限），双氢青蒿素-哌喹（认为其对 6 个月龄以上及体重 ≥ 5kg 的儿童安全），奎宁＋克林霉素（安全，但关于克林霉素的安全性数据有限）。奎宁＋多西环素适用于年龄 8 岁及以上的儿童。对于不能吞咽抗疟药的儿童须前往医院进行留院注射治疗。

氯喹可安全用于治疗儿童的三日疟原虫、卵形疟原虫或间日疟原虫感染。伯氨喹抗复发治疗适用的最低年龄界限尚未确定；该药一般禁用于较小的婴儿。用于儿童的疟疾预防和治疗药物的安全性等信息见表 7.2 和表 7.3。

7.4.4 免疫抑制的旅行者

免疫抑制的旅行者感染疟疾的风险增加，因此避免蚊子叮咬和使用化学药物预防进行预防显得极其重要。旅行前应仔细咨询相关旅行建议。HIV/AIDS 旅行者使用抗疟药物治疗失败的风险可能增加。但目前尚缺乏足够的信息资料可用于推荐调整治疗方案（详见第 9 章）。

表7.2　旅行者预防用抗疟药的使用

通用名	给药方案	服药时间	特殊群体			主要禁忌证[a]	注释[a]
			孕妇	哺乳期妇女	儿童		
阿托伐醌-氯胍复合片	每日一剂。11～20kg: 62.5mg阿托伐醌+25mg氯胍(1小儿片) 21～30kg: 每日2小儿片 31～40kg: 每日3小儿片 >40kg: 每日1成人片(250mg阿托伐醌+氯胍100mg)	出发前1天开始服药,持续至返回后7天	没有数据,不推荐使用	没有数据,不推荐使用	数据不足,不推荐体重11kg以下儿童使用	对阿托伐醌和/或氯胍过敏,严重肾功能不全(肌酐清除率<30ml/min)者禁用	与食物或牛奶同服可增加吸收。作为疟疾化学预防药物,该药已在欧洲各国注册使用,但持续用药时间有限制(从5周到1年不等)。该药与利福平、利福布汀、甲氧氯普胺或四环素联合使用,将降低阿托伐醌的血药浓度。与伤寒活疫苗同时使用,可能干扰伤寒活疫苗(免疫应答)

表 7.2 旅行者预防用抗疟药的使用（续）

通用名	给药方案	服药时间	特殊群体			主要禁忌证[a]	注释[a]
			孕妇	哺乳期妇女	儿童		
氯喹	每周一剂 5mg 基量/kg，或每周 10mg 基量/kg 分 6 天服用 成人剂量：300mg 氯喹为基量，每周一剂，或每周 600mg 的基量，氯喹分 6 天服用（每周有一天不用服药）	出发前 1 周开始服药，持续至返回后 4 周 如每天服用：出发前 1 天开始服	安全	安全	安全	对氯喹过敏、有癫痫病史、牛皮癣患者禁用	该药与狂犬疫苗同时使用，可能降低狂犬疫苗的免疫应答
氯喹-氯胍复合片	>50kg：氯喹的基量每天 100mg + 每天 200mg 氯胍（1片）	出发前 1 天开始服药，持续至返回后 4 周	安全	安全	片剂大小不适用于体重 50kg 以下人群服用	对氯喹和/或氯胍过敏、肾功能不全、有癫痫病史、牛皮癣患者禁用	氯喹与狂犬疫苗同时使用，可能降低狂犬疫苗的免疫应答。此合片与伤寒活疫苗同时使用，可能干扰伤寒活疫苗（免疫应答）

[a]有关禁忌证及注意事项，请参考包装说明

表 7.2　旅行者预防用抗疟药的使用（续）

通用名	给药方案	服药时间	特殊群体			主要禁忌证[a]	注释[a]
			孕妇	哺乳期妇女	儿童		
多西环素	每天 1.5mg 盐酸片/kg 成人剂量：100mg/片，每日 1 片	出发前 1 天开始服药，持续至返回后 4 周	禁用	禁用	8 岁以下儿童禁用	对四环素过敏者、肝功能不全者禁用	多西环素会使皮肤更容易晒伤。该药敏感的人应皮肤使用高倍（紫外线）防晒霜，并避免阳光直射，或改用其他预防药物。服药时，应配备足量的水，避免刺激食管。多西环素可能增加阴道念珠菌感染风险。研究的水合物比该药的酸盐表明，其盐酸盐的耐受性要好

表 7.2　旅行者预防用抗疟药的使用（续）

通用名	给药方案	服药时间	特殊群体			主要禁忌证[a]	注释[a]
			孕妇	哺乳期妇女	儿童		
甲氟喹	每周 5mg/kg 片，成人剂量：250mg/片，每周 1 片	出发前至少 1 周（最好 2~3 周）开始服药，持续至返回后 4 周	由于缺乏数据，不建议早孕妇女使用（见第 156~159 页和注释）	安全	由于缺乏数据，不推荐体重 5kg 以下儿童使用	对甲氟喹过敏、精神病（包括抑郁症）或惊厥，有严重精神疾病史、癫痫。在过去 4 周使用甲氟喹治疗者禁用	使用奎宁治疗后 12 小时内不要给药甲氟喹。只有在密切医疗监护下，甲氟喹才能和其他心脏病用药同时使用。氯喹、四环素和甲氧氯普胺可能增加甲氟喹的血药浓度。不要与口服伤寒疫苗同时使用。目前，在美国，甲氟喹作为化学预防药被推荐用于晚期孕妇

表 7.2 旅行者预防用抗疟药的使用（续）

通用名	给药方案	服药时间	特殊群体			主要禁忌证[a]	注释[a]
			孕妇	哺乳期妇女	儿童		
氯胍	每天 3mg/kg 成人剂量：50mg/片，每日 2 片	出发前 1 天开始服药，持续至返回后 4 周	安全	安全	安全	肝或肾功能不全者禁用	仅与氯喹联合使用，药的情况下使用。氯胍可能干扰伤寒活疫苗的免疫应答

[a]有关禁忌证及注意事项，请参考包装说明

187

表 7.3 用于治疗非重症疟疾的抗疟药物

通用名	给药方案	特殊群体			主要禁忌证[a]	注释[a]
		孕妇	哺乳期妇女	儿童		
青蒿素－苯芴醇复合片	3天疗程共服6次，服药时间同分别为0、8、24、36、48 和 60 小时 5～14kg：每次 1 片（20mg 青蒿素＋120mg 苯芴醇） 15～24kg：每次 2 片 25～34kg：每次 3 片 ≥35kg：每次 4 片	没有数据，不推荐使用	没有数据，不推荐使用	因缺乏数据，不推荐体重 5kg 以下儿童使用	对青蒿素和/或苯芴醇过敏者禁用	与脂类食物一起服用可增加吸收。目前市面上，该药已有含香味的小儿分散制剂出售，提高了其在小儿儿童中的使用率

表 7.3 用于治疗非重症疟疾的抗疟药物（续）

通用名	给药方案	特殊群体			主要禁忌证[a]	注释[a]
		孕妇	哺乳期妇女	儿童		
阿托伐醌-氯胍复合片	每天1剂连服3天 5~8kg：每日2小儿片（每片含62.5mg阿托伐醌+25mg氯胍） 9~10kg：每天3小儿片 11~20kg：每日1成人片（250mg阿托伐醌+100mg氯胍） 21~30kg：每日2成人片 31~40kg：每日3成人片 >40kg：每日4成人片（1g阿托伐醌+400mg氯胍）	没有数据	没有数据，不推荐使用	体重>5kg儿童看似安全，但缺乏数据支持	对阿托伐醌利/或氯胍过敏；重度肾功能不全（肌酐清除率<30ml/min）者禁用	与食品或牛奶一起服用可增加吸收。阿托伐醌与利福平、利福布汀、甲氧苄啶或四环素一起使用时将降低其血药浓度。该复合片与伤寒活疫苗同时使用，可能干扰伤寒活疫苗（免疫应答）

表7.3 用于治疗非重症疟疾的抗疟药物（续）

通用名	给药方案	特殊群体			主要禁忌证[a]	注释[a]
		孕妇	哺乳期妇女	儿童		
氯喹	每日 25mg 基量/kg，每天按（10、10、5mg 基量/kg）分次服药，连服 3 天	安全	安全	安全	对氯喹过敏、有癫痫病史、牛皮癣患者禁用	仅用于间日疟、卵形疟、三日疟或诺氏疟原虫疟疾治疗。氯喹与狂犬疫苗同时使用，可能降低狂犬疫苗的免疫应答

[a]有关禁忌证及注意事项，请参考包装说明

表 7.3 用于治疗非重症疟疾的抗疟药物（续）

通用名	给药方案	特殊群体			主要禁忌证[a]	注释[a]
		孕妇	哺乳期妇女	儿童		
克林霉素	<60kg: 5mg基量/kg, 每天 4 次, 连服 5 天 ≥60kg: 300mg基量, 每天 4 次, 连服 5 天	看似安全, 但缺乏数据支持	看似安全, 但缺乏数据支持	看似安全, 但缺乏数据支持	对克林霉素或林可霉素过敏; 有胃肠道疾病史, 尤其是结肠炎; 严重肝或肾损害者禁用	在新发奎宁耐药地区, 与奎宁联合用药
双氢青蒿素－哌喹	每天一剂, 连服 3 天。靶剂量为每天 4mg/kg 双氢青蒿素和每天 18mg/kg 哌喹 >50kg 的成年人: 每天 3 片, 连服 3 天	没有数据, 不推荐使用	没有数据, 不推荐使用	用于体重≥5kg 和≥6月龄的儿童, 被认为是安全的	对双氢青蒿素和哌喹过敏者禁用	双氢青蒿素－磷酸哌喹已在欧洲药品管理局注册用于治疗成年人、儿童, 及≥6月龄且体重≥5kg婴儿的非重症疟疾的治疗

表 7.3 用于治疗非重症疟疾的抗疟药物（续）

通用名	给药方案	特殊群体			主要禁忌证[a]	注释[a]
		孕妇	哺乳期妇女	儿童		
多西环素	>50kg 的成年人：800mg 的盐酸片，共服7天、第一天服2片（100m g/片），间隔12小时。之后每天1片，连服6天。 8岁及以上的孩子： 25～35kg：每次0.5片 36～50kg：每次0.75片 >50kg：每次1片	禁用	禁用	8岁以下儿童禁用	对四环素过敏、肝功能异常者禁用	在新发奎宁耐药的地区，与奎宁联合给用药

[a]有关禁忌证及注意事项，请参考包装说明

表 7.3 用于治疗非重症疟疾的抗疟药物（续）

通用名	给药方案	特殊群体			主要禁忌证[a]	注释[a]
		孕妇	哺乳期妇女	儿童		
甲氟喹	25mg 基量/kg，分次服用（15mg/kg＋10mg/kg，间隔6～24小时）	缺乏数据，不推荐早孕妇女使用（见注释）	安全	缺乏数据，不推荐 5kg 以下儿童使用	对甲氟喹过敏、精神病（包括抑郁症）或惊厥、有严重神经精神疾病史，泛群治疗期间、过去 4 周使用甲氟喹治疗者禁用	使用奎宁末次剂量治疗后 12 小时之内不要使用甲氟喹治疗。甲氟喹和其他化合物（如奎宁、奎尼丁、氯喹），考虑心脏毒性和抑搐的风险可能增加，仅在密切医疗监护情况下，才可同时给药；甲氟喹与抗心律失常药物、钙通道阻滞剂、β-受体阻断剂（H1-阻断剂）、及酚噻嗪同时使用，可能导致 QTc 间期延长。与氨苄西林、四环素和甲氧氯普胺同时使用，可能增加甲氟喹血药浓度。在美国，甲氟喹被推荐用于晚期孕妇疟疾的治疗。详细资料请参见下列网址:（http://www.cdc.gov/malaria/new_info/2011/meflo quine_pregnancy.html）

表 7.3　用于治疗非重症疾疟疾的抗疟药物（续）

通用名	给药方案	特殊群体			主要禁忌证[a]	注释[a]
		孕妇	哺乳期妇女	儿童		
伯氨喹	0.25mg 基重量/kg 每天 1 次，连服 14 天，与食物一起服用。在大洋洲和东南亚地区，剂量应为 0.5mg 基重量/kg	禁忌	G6PD 缺乏的婴儿禁用	低年龄界限尚未确定。一般情况下，年幼婴儿禁用	G6PD 缺乏、活动性类风湿关节炎、红斑狼疮、粒细胞缺乏症易患者、与可能诱发血液系统疾病的药物同时使用。存在上述情况者禁用	用于间日疟和卵形疟的抗复发治疗

[a] 有关禁忌证及注意事项，请参考包装说明

表 7.3 用于治疗非重症疟疾的抗疟药物（续）

通用名	给药方案	特殊群体			主要禁忌证[a]	注释[a]
		孕妇	哺乳期妇女	儿童		
奎宁	8mg 基量/kg，每天 3 次，连服 7 天	安全	安全	安全	奎宁或奎尼丁过敏、耳鸣、视神经炎、溶血、重症肌无力患者禁用。G6PD 缺乏症、房颤、心脏传导异常或阻滞患者慎用。奎宁可增强心脏抑制药的效果。正在使用 β-受体阻滞药、地高辛、钙通道阻滞药等药物治疗的患者慎用	在新发奎宁耐药地区，建议与多西环素、四环素或克林霉素联合用药。奎宁可能引起低血糖，特别是（营养不良的）儿童、孕妇和重病患者

[a] 有关禁忌证及注意事项，请参考包装说明

7.5 发生疟疾的国家和地区

以下列出了所有发生过疟疾的国家/地区。清单中的某些国家/地区,疟疾目前只在其中某些特定地区有一定程度的流行。在许多国家,疟疾呈季节性流行。关于主要流行的疟疾种类,抗疟药的耐药性,推荐的预防方案类型等信息将在正文后《国家名录》中详述。

(* 仅有间日疟原虫感染的风险)

阿富汗	冈比亚	巴拉圭*
阿尔及利亚*	格鲁吉亚*	秘鲁
安哥拉	加纳	菲律宾
阿根廷*	危地马拉	俄罗斯联邦*
阿塞拜疆*	几内亚	卢旺达
孟加拉国	几内亚比绍	圣多美和普林西比
伯利兹	圭亚那	沙特阿拉伯
贝宁	海地	塞内加尔
不丹	洪都拉斯	塞拉利昂
玻利维亚	印度	所罗门群岛
博茨瓦纳	印度尼西亚	索马里
巴西	伊朗伊斯兰共和国	南非
布基纳法索	伊拉克*	斯里兰卡
布隆迪	牙买加	苏丹
柬埔寨	肯尼亚	南苏丹
喀麦隆	朝鲜民主主义	苏里南
佛得角	人民共和国*	斯威士兰
中非共和国	韩国*	阿拉伯叙利亚共和国*
乍得	吉尔吉斯斯坦*	塔吉克斯坦
中国	老挝人民民主共和国	泰国
哥伦比亚	利比里亚	东帝汶
科摩罗	马达加斯加	多哥

刚果	马拉维	土耳其*
刚果民主共和国	马来西亚	乌干达
（前扎伊尔）	马里	坦桑尼亚联合共和国
哥斯达黎加	毛里塔尼亚	乌兹别克斯坦*
科特迪瓦	马约特岛	瓦努阿图
吉布提	墨西哥	委内瑞拉玻利瓦尔
多米尼加共和国	莫桑比克	共和国
厄瓜多尔	缅甸	越南
埃及	纳米比亚	也门
萨尔瓦多	尼泊尔	赞比亚
赤道几内亚	尼加拉瓜	津巴布韦
厄立特里亚	尼日尔	
埃塞俄比亚	尼日利亚	
法属圭亚那	阿曼	
加蓬	巴基斯坦	
	巴拿马	
	巴布亚新几内亚	

扩展阅读

Guidelines for the treatment of malaria, 2nd ed. Geneva, World Health Organization, 2010.

Malaria vector control and personal protection: report of a WHO Study Group. Geneva, World Health Organization, 2006 (WHO Technical Report Series, No. 936).

Management of severe malaria: a practical handbook, 2nd ed. Geneva, World Health Organization, 2000.

These documents are available on the WHO Global Malaria Programme web site: http://www.who.int/malaria.

扩展文件中的所有内容都可在世界卫生组织全球疟疾规划网站 http：//www. who. int/malaria 查获。

（刘春芳 译 刘君 校）

8

血液及其他体液暴露

8.1 输血

输血是一种可挽救生命的治疗方法。在运用得当时可改善健康，挽救生命，但也可能导致急性或延迟性反应，以及输血性感染，因此，仅限在处理死亡风险极高而无其他有效替代治疗方法的情况下进行。

对旅行者而言，输血的需求一般多出现在大量失血相关的急诊中，包括：

—意外伤，如交通事故

—妇产科急诊

—严重的胃肠道出血

—急诊手术

血液及血液制品的安全性有赖于以下关键因素：

• 血液及血液制品的安全供给。包括低风险人群中定期无偿献血者的详细选择，对采集的所有血液进行血源性感染病原体的检测，自采血至输血过程中包括保存、运输等各个环节的适当质量保证体系

• 合理的应用（必要时才使用），所输血液与受血者之间正确的交叉配血，确认患者身份并实行床旁安全注射

在很多国家，并非所有医疗机构都可提供安全的血液和血液制品。此外，世界各地均有数据显示，不同医院、不同专科、甚至同一科室的不同医生在临床血液使用中存在着相当大的不同。说明不必要的输血和使用血制品现象常见。

虽然合理的输血每年可拯救上百万生命，但是血型不配，输血量

不恰当或乙肝、丙肝、HIV、疟疾、梅毒感染及美洲锥虫病等疾病的血源性传播等不安全输血因素可引起受血者的严重反应。

处理大出血首先要进行止血，防止进一步失血并尽快恢复血容量维持组织血液灌注和氧合。这就需要给予患者大量补液治疗直到出血情况被控制。部分患者在补充晶体或胶体液后迅速好转，病情稳定，无需再输血。

在疟疾流行区，输血导致疟疾感染的风险很高。可能有必要对受血者进行疟疾的常规治疗（见第 7 章）。

预防措施

- 旅行者应携带显示自己血型、目前健康状况或治疗情况的医疗卡或文件
- 有可能增加输血概率的患病者，应尽量避免不必要的旅行
- 正接受治疗的贫血患者，应携带并服用必要的药品，以免病情加重
- 旅行者应提高警惕，避免出现交通事故或其他意外伤害（见第 4 章）
- 旅行者应提前获取目的地的一个联系地址，以备在医疗急诊时获得建议及帮助
- 在需要输血时，旅行者应与主诊医生讨论可能的替代治疗方法
- 需定期输血液或血浆衍生制品的慢性病旅行者，如地中海贫血或血友病患者，应在旅行前获得与其健康状况相关的医学建议。同时应对旅行目的地合适的医疗机构进行确认，如果可能的话，也可携带一些安全的输血相关产品

8.2 血液或其他体液的意外暴露

血源性病原体的暴露可发生于以下情况：
—完整皮肤或黏膜接触血液或体液
—被血液或体液污染的针头或利器刺伤

这种暴露可发生于：

—使用了未灭菌或使用过的可能被血液或体液污染但肉眼无法识别的注射器或针头

—遭遇意外或暴力，包括性侵犯

—无保护性交或安全套破损

—医疗机构内外的职业暴露，包括医务人员及其他人员（救援、警务人员）在工作过程或诊疗工作中的暴露

—遭遇自然或人为灾害

意外暴露可导致血源性病原体感染，尤其是乙肝、丙肝及 HIV 病毒感染。丙肝及乙肝单次经皮暴露的血清学平均阳转率分别约为2%及6%～60%。而单次皮肤暴露于 HIV 感染血液的血清学平均阳转率为 0.1%～0.3%。

暴露前预防接种。旅行者可进行暴露前疫苗接种来预防乙肝（见第6章）。尚无疫苗可预防丙肝或 HIV 感染。

暴露后预防措施。暴露后预防措施（PEP）是在可能暴露后的第一时间实施的应急医疗处理，以降低血源性致病菌传播风险。可用于 HIV 和 HBV 暴露后预防措施。

对可能有感染性的血液及其他体液的意外暴露，视为一种医疗急诊。需立即进行以下处理：

1. 立即进行急救处理；

2. 转诊并报告事故经过；

3. 对适用者进行 PEP。

8.2.1　血源性病原体暴露后急救措施

除推荐采取以下紧急处理以外，只要有可能，均应在暴露后 2 小时内就医。

皮肤暴露后

• 勿为伤口止血

• 勿挤压或揉擦伤口

- 立即用无刺激的肥皂水冲洗伤口
- 如果没有自来水，可用洗手液或凝胶清洗暴露部位
- 不要用刺激性强的液体，如漂白剂、碘液或酒精产品，因为这些产品会刺激伤口并使损伤恶化

血液或体液喷溅至完整皮肤后
- 立即用自来水冲洗暴露部位
- 如果没有自来水，可用洗手液清洗暴露部位
- 勿用酒精类抗菌剂
- 勿揉擦皮肤

眼部暴露后
- 立即用无菌眼用溶液、水或生理盐水冲洗眼部
- 坐在椅子上，头仰向后，请人向眼睛中缓慢倒入水或生理盐水，并上下轻扯眼睑，确保眼部得以彻底清洁
- 佩戴隐形眼镜者，冲洗时毋需摘取，因为隐形眼镜可在眼球表面形成一层保护屏障。眼部清洁完毕后摘取隐形眼镜，将眼镜按常规清洗步骤清洗后可再次佩戴
- 切忌在眼部使用肥皂或消毒剂

口部暴露后
- 立即吐出污染体液
- 以水或生理盐水彻底漱口后吐出，重复多次
- 切忌在口部使用肥皂或消毒剂

所有情形均应立即联系医生。

暴露后预防措施（PEP）
人类免疫缺陷病毒（HIV）

　　对 HIV 而言，PEP 是指预防暴露者感染 HIV 所采取的一系列综合性措施。包括风险评估及咨询，以知情同意为前提的 HIV 检测以

及根据风险评估所采取的短期抗逆转录病毒药物（ARV）治疗，同时进行随访和相应的支持治疗。咨询及风险评估是暴露后预防措施（PEP）中预防 HIV 感染的关键。强烈建议暴露者及污染来源者（如果知道）都进行 HIV 检测。HIV 检测不应强制进行或作为 PEP 的条件。所有情形均需进行详细的咨询，并在知情同意的情况下给予PEP。可能还需要做其他检测（乙肝、丙肝相关检测，性暴露情况下还需筛查性病）。

PEP 应在发生暴露后第一时间开始，最好在 2 小时内实施。是否使用抗逆转录病毒药物治疗需考虑一系列因素，包括暴露者及污染来源者（如果知道）的 HIV 感染状况，相关体液的性质，暴露的严重程度及接受治疗距离暴露的时间。对已知或检测结果为 HIV 阳性者不应给予 PEP。

多数情况下，推荐的 PEP 治疗方案是两种抗逆转录病毒药物联用 28 天。在污染来源者可能存在耐药的情况下，需增加第三种药物。对暴露于耐药性 HIV 感染者的情形，专家会诊非常重要。更多信息可参阅 http：//www. who. int/hiv/topics/prophylaxis/en/。

除暴露后最初的 HIV 检测外，暴露者需在 8 周后进行再次检测，使用抗逆转录病毒药物治疗者还需在 6 个月后再检测一次。对任一阶段检测结果为阳性者，应在需要时为其提供心理支持及适当的治疗。

即使进行了抗逆转录病毒药物治疗，HIV 感染的暴露者在 6 个月内也不能进行无保护性交或献血，直到暴露后 6 个月血清学检测结果为阴性。在此 6 个月期间，女性应避孕。哺乳者应与医生讨论是否可继续哺乳，如果有安全的人工喂养可选择，哺乳应停止。

乙型肝炎病毒

个体对乙肝病毒暴露后的反应一方面取决于其免疫状况，即既往的乙肝疫苗接种史，接种乙肝疫苗 1～2 个月后，可通过检测了解其免疫情况（见表 8.1）；另一方面，还取决于暴露是否构成感染风险。乙肝病毒暴露后的预防感染措施对孕期及哺乳期女性是安全的。

表 8.1　基于乙肝免疫状况的乙肝病毒暴露后预防感染措施 *

乙肝免疫状况	暴露后预防感染措施
未免疫	接种乙肝疫苗 及 乙肝免疫球蛋白（HBIG）（暴露后 48 小时内接种）
既往接种过乙肝疫苗，已获免疫〔乙肝表面抗体（HBsAg 阳性）〕	无需处理
既往接种过乙肝疫苗，已知无免疫应答	接种乙肝疫苗 及 乙肝免疫球蛋白（HBIG）（暴露后 48 小时内接种）
既往接种过乙肝疫苗，免疫状况未知	接种乙肝疫苗 及 乙肝免疫球蛋白（HBIG）（暴露后 48 小时内接种），除非可进行检测且结果 HBsAg>10IU/ml

* 信息来源：世界卫生组织采血指南：静脉穿刺术最佳操作. 日内瓦，世界卫生组织，2010.

丙型肝炎病毒

　　目前暂无针对丙肝病毒暴露后的感染预防措施。暴露于丙肝病毒的人可分别在基线、暴露后 4～6 周和 4～6 月进行丙肝病毒 RNA 监测。

戊型肝炎病毒

　　目前暂无针对戊肝病毒暴露后预防感染措施。暴露于戊肝病毒的人可进行抗戊肝 IgM 抗体或戊肝病毒 RNA 监测。

扩展阅读

Post-exposure prophylaxis for HIV: http://www.who.int/hiv/topics/prophylaxis/en/

Updated U.S. Public Health Service guidelines for the management of occupational exposures to HBV, HCV, and HIV and recommendations for postexposure prophylaxis. *Morbidity and Mortality Weekly Report*, 2001, 50(RR-11) (available at: http://www.cdc.gov/mmwr/PDF/rr/rr5011.pdf).

（刘君 译　张敏 校）

9

特殊旅行者人群

9.1 即将出发和迫在眉睫的旅行

旅行需要考虑多方面的因素，包括旅行者的健康状况、计划旅行的类型、时间和目的地。本节将集中讨论距离出发不到 1 个月的旅行，这种旅行可进一步划分为即将出发的旅行（距离出发不超过 2 周）和迫在眉睫的旅行（距离出发不超过 48 小时），而这两类旅行都需要前期进行大量准备。向这类旅行者提供的常规建议与其他类型旅行者相似，但在风险管理、预防接种的选择和强制接种要求（如黄热病疫苗接种）方面需要格外重视。

9.1.1 优选疫苗和干预措施

尽管大多数免疫接种需求在单次咨询中即可解决，但必须结合旅行者的行程安排和停留时间长短来指导疫苗和干预措施的选择和优先次序。需考虑的因素如下：
　　—旅行目的地当地疾病的流行病学
　　—要预防的疾病的严重程度
　　—计划单次行程或是多次往返
　　—旅行时长
　　—旅行方式（如团队旅游，背包族）
　　—与旅行者相关的额外风险（既往存在的基础疾病）
　　—在目的地是否可获得治疗
　　—疫苗接种后产生保护作用的时间
　　—达到短期保护所需接种疫苗的剂数
　　—实施加快免疫程序的可能性

—推迟疫苗接种的可能性（在旅行归来时完成疫苗接种计划，特别是多次往返的旅行）

—延迟接种造成接种证书生效时间推迟

—副作用的风险

—单次咨询时可以完成的注射疫苗的针数

9.1.2　即将出发和迫在眉睫的旅行时的疫苗接种

应该明确的是，因行政管理目的而要求接种的某种疫苗不应该影响卫生保健专业人员评估旅行者的整体预防接种需求。应充分利用每一次咨询的机会确定旅行者的所有常规免疫接种是在有效期内的。疫苗接种的优先次序如下：

—强制要求接种的疫苗（如黄热病疫苗（见第 6 章），或朝觐人员的脑膜炎/脊髓灰质炎疫苗（见第 9 章））

—常规疫苗应在有效期内以保护旅行者、旅行目的地所在社区人群和旅行者归来后居住社区的人群；应始终考虑强化免疫

—前往风险地区时应选择性接种其他疫苗（见第 6 章）

即使只能产生部分免疫应答，对即将出发和出发迫在眉睫的旅行者仍应考虑使用加快免疫程序（见表 9.1）。在可能的情况下，还应将出发前的强化免疫纳入计划中。旅行者应在旅行中或归来时继续进行未完成的疫苗接种（通常情况下，如果注射疫苗的接种时间推迟或错过接种，没有必要重新开始）。当考虑在旅行途中进行接种时，应确保在目的地国家可以获得需接种的疫苗。只有在特殊情况下和确保能达到疫苗储存要求的冷链条件时，方可建议旅行者在行李中带上疫苗和注射器。

只要有可能，应鼓励使用联合疫苗（如果时间允许，在出发前若能完成第 2 剂注射，应考虑甲乙肝联合疫苗）。同一天内同时注射多种疫苗（活疫苗和/或灭活疫苗）是可以的，但各种疫苗不能混合后注射，而应在不同部位进行注射。两种不同活疫苗的接种应间隔一个月，而灭活疫苗则可在任意时间接种。

9.1.3 疟疾

可能暴露于疟疾感染风险的旅行者应当咨询有关疟疾分型和最佳防护措施的建议，因个人防护措施可极大降低感染的风险（见第七章）。

表 9.1　成人疫苗接种加快免疫计划的可选择方案

疫苗名称	短途旅行接种针数	生效时间	加速免疫计划（天）	生效时间（加速免疫后）	备注
甲型肝炎疫苗	1针	小于1周	—	—	
乙型肝炎疫苗	2针或3针	2～7个月	第0，7，21，365天	1个月	灭活疫苗（Engerix 20）适用于15岁以上人群
甲乙肝联合疫苗	2针或3针	2～7个月	第0，7，21，365天	1个月	大于1岁人群
日本脑炎疫苗	2针		第0，7，14天（韩国Green Cross公司的疫苗）		
狂犬病疫苗	3针	2周	第0，7，21天	2周	无论如何，暴露后2针是必需的
蜱媒脑炎疫苗[a]	2针或3针		第0，7，21，365天 第0～14，180～365天	至少14天可能21～42天	Encepur Ticovac

续表

疫苗名称	短途旅行接种针数	生效时间	加速免疫计划（天）	生效时间（加速免疫后）	备注
脑膜炎球菌病疫苗	1针				在出发前至少10天接种
黄热病疫苗	1针				在出发前至少10天接种

ª 参见 http：//www.who.int/wer/2011/wer8624.pdf

9.1.4 风险管理措施

即使在咨询时间较短的情况下，也应告知旅行者被证实有明确意义的预防性建议，包括如下信息：

—深静脉血栓形成（deep vein thrombosis，DVT）（见第2章）

—创伤，包括机动车事故（见第4章）

在适当的情况下，风险管理的建议还应涵盖意外暴露于血液和体液后的暴露后预防措施（见第8章）。

9.1.5 处方药和急救包

在出发前配备基础疾病所需的处方药，或开具治疗旅途中常见疾病如旅行者腹泻或发热的药物是受到旅行者推崇的。关于准备基础急救包的建议也应一并纳入。

有关基础疾病的具体建议在其他章节详细讨论，在此不再赘述。

9.1.6 主动干预

许多卫生保健专业人员已经与企业和组织建立了合作关系，后者会定期派遣员工出国，而这些员工随时都有可能出发。应该建议企业尽早确认那些在不久的将来更有可能被派遣的员工，并介绍他们到旅行医学门诊进行咨询。

免疫接种门诊的卫生保健人员也可以告知旅行者确保常规疫苗接种记录在有效期内的必要性，同时提高他们的意识，即在出发前需要预留时间完成免疫接种以达到最佳预防效果。

9.2 探亲访友的旅行

据联合国数据显示，全球移民数量从 1990 年的 1 亿 2 千万上升至 2008 年的约 2 亿 1 千 4 百万。在许多国家里，目前移民数量已占总人口的 20％以上。越来越多的移民人群回到自己的出生地探亲访友（这类人群简称 VFRs，即 visiting friends and relatives），这种旅行方式现在已是国际旅行的重要组成部分。术语"VFRs"一般是指从发展中国家移民到发达国家，其后因探亲访友又返回本国的人群。

与前往相同目的地的其他旅行者相比，VFRs 感染旅行相关疾病的风险更高。这些疾病包括但不限于：疟疾、甲肝、乙肝、伤寒、狂犬病、结核病以及通常能通过儿童期常规免疫接种预防的疾病。例如，GeoSentinel（一个由旅行医学从业者构建的全球网络）在归来旅行者中获得的全球监测数据就显示，VFRs 中被诊断患有疟疾的人数是其他旅行者的八倍。据估计，在欧洲和北美，半数以上的输入性疟疾病例都发生在 VFRs 中。

VFRs 所面临的较高风险与许多因素有关，包括暴露的风险更高和保护措施不足。这类人群寻求旅行前健康咨询或充分的免疫接种是不太可能的，而他们更可能居住在偏远的农村地区，与当地居民有密切接触，食用高风险食品和饮料，紧急出发（因死亡或与其他家庭内突发情况有关），并在外停留更长时间。因为对出生地的情况很熟悉，VFRs 可能会低估风险，从而导致在出发前接种疫苗或使用药物预防疟疾的比例较低。旅行前咨询的费用通常不包括在医疗保险项目内，而这笔费用对 VFRs 可能是较大的支出，尤其是那些成员较多的家庭。同时文化和语言的限制也可能阻碍了他们获取旅行医学服务。

改善 VFRs 获得旅行前健康咨询的状况越来越具有公共卫生的重要意义。提供初级卫生保健的人员需要增强 VFRs 所面临风险更高的意识。同时，还需要在提高 VFRs 对旅行相关健康风险的认识，促进旅行前健康建议的采纳，提高预防接种比例以及疟疾预防方面制定策略。

9.3　群众性集会

群众性集会即大量人群因特定的目的在指定的时间内聚集在一个特定的地点。这类集会包括体育赛事（如奥运会），文化活动（如展览、音乐节），社会事件（如国庆聚会）以及宗教集会和朝觐。随着航空旅行的增加和全球化进程的发展，大规模集会尽管在规模、性质和目的上各不相同，但都同样面对多种公共卫生挑战。卫生危害可因人群在封闭或非封闭环境中的聚集而增加。群众性集会可考验主办方一个社区、一个城市甚至整个国家的公共卫生储备能力。

群众性集会时与卫生危害风险增加有关的因素包括以下内容：
- 短期内大批旅行者的涌入和随之而来的过度拥挤状况
- 旅行者通常来自地理和文化特点完全不同的地区
- 由这些不同地域的旅行者带来的传染病传入、扩散和传出的可能性
- 主办国卫生系统范围的延伸，以及随之而来的在执行日常卫生管理措施时的困难
- 因此类事件的高调性而产生的其他风险，包括安全隐患

因任一重大事件而前往旅行时都应对由此产生的特殊情况和疾病风险有充分的认识（如本节末提到的朝觐案例），同时也需意识到会有产生各种严重危害全球卫生问题的可能（如 2009 年迅速扩展的甲型 H_1N_1 流感大流行）。

9.3.1　世界卫生组织指导方针

世界卫生组织（WHO）已召开了几个有关群众性集会的技术研讨会，并制定了名为《传染性疾病的预警和群众性集会的反应：关键考虑点》（日内瓦，世界卫生组织，2008）指南，可在 WHO 网站上

获取（http：//www. who. int/csr/Mass _ gatherings2. pdf. ）。

该指南强调对相关公共卫生风险的评估，对现有系统和服务能力的评价，因群众性集会而激增的公共卫生需求的提前预估，在生物监测、应急响应、人群控制、疾病暴发的侦测和反应、实验室服务、大众沟通等方面控制系统的发展，以及潜在检疫防控的筹备和大量人员伤亡的管理。

9.3.2　旅行者的准备

参加群众性集会的旅行者应遵循通常关于前往该目的地国家的旅行健康建议，尤其是确保他们接种了恰当的疫苗。旅行者应具有可能感染任何传染病的风险意识，并采取适当的预防措施，包括良好的手部卫生和正确的咳嗽方式。拥挤的环境可能会带来额外的健康风险，如流感的传播和偶见的脑膜炎球菌病，因此可以考虑针对这些疾病进行免疫接种。旅行者也应对目的地国家的天气状况有所了解，并携带合适的衣物以保护自己免于极端天气的伤害（见第 3 章）。

旅行者也应意识到食品安全问题，尤其是重大事件所在地有大量的街边摊贩，或由临时厨房为大量人群准备食物时。

9.3.3　朝觐——宗教朝圣和群众性集会

对宗教朝圣相关疾病风险进行量化分析的数据是有限的。在健康风险方面的最佳阐述来自朝觐，即每年前往沙特阿拉伯麦加和麦地那的穆斯林朝圣事件。

就规模和国际多样性而言，朝觐是一种独特的宗教朝圣。穆斯林在有生之年至少要前往一次以表示对该宗教的虔诚（而许多穆斯林多次前往朝觐）。副朝是一个类似的朝圣，但对朝圣者在人身限制方面的要求较少，而且可以在任何时候进行。

在朝觐期间，来自世界各地超过两百万的穆斯林汇聚一堂以举行他们的宗教仪式，由此产生的过度拥挤已经造成踩踏、交通意外及火灾事件的发生。心血管疾病是最常见的死亡原因。当朝觐期处于夏季时，中暑和严重脱水也十分常见。与朝觐相关的传染病潜在传播风险早已被认识到。纵观其长达 14 个世纪的历史，朝觐已与重大的卫生问题联系在一起：当检疫隔离是首要的控制手段时，历史上有文件记载的鼠疫和霍乱暴发曾累及了大量的朝圣者。

朝觐日期由伊斯兰阴历决定，每年的具体时间要比上一年提前 10 天或 11 天。因此，朝觐期可位于各个季节中，从而有利于不同疾病的传播，如流感或登革热。过度拥挤也有利于经空气传播疾病或人-人接触传播疾病的潜在扩散。

朝觐期间疫苗接种要求

脑膜炎球菌病在朝圣者中的广泛暴发已促使沙特阿拉伯卫生当局推行强制性的疫苗接种。应首先考虑脑膜炎球菌结合疫苗，但任何涵盖了血清型 A、C、Y 和 W135 的四价脑膜炎球菌疫苗均可满足入关要求。

上呼吸道不适的症状在朝圣者中最常见。已有报道表明，接种季节性流感疫苗后可减少流感样症状，应强烈建议朝觐人群接种，特别是有基础疾病的人群（如老年人，慢性心肺疾病患者以及肝肾功能不全者）。此外，应建议 65 岁以上和因基础疾病接种后可获益的人群进行肺炎球菌疫苗的接种（见第 6 章）。

建议无免疫力的朝圣者接种甲肝疫苗，而常规疫苗如脊髓灰质炎、破伤风、白喉和乙肝的接种记录也应在有效期内（见第 6 章）。来自于有黄热病传播风险的国家或地区的朝圣者需强制接种黄热病疫苗（见附录 1）。

沙特阿拉伯卫生部要求，所有来自报道有本地野生型脊髓灰质炎病毒传播的国家或地区（2010 年为阿富汗、印度、尼日利亚和巴基斯坦）的旅行者在申请入境签证前的至少 6 周接种口服脊髓灰质炎疫苗（OPV）（见第 6 章）。此外，15 岁以下的旅行者若来自报道有野生型脊髓灰质炎病毒传入病例的国家或地区（更新资料可在 http：//www. polioeradication. org/Dataandmonitoring/Poliothisweek. aspx 上查到）也必须满足上述入境签证规定（见第 6 章）。所有上述旅客在抵达沙特阿拉伯时也将在边境口岸接种口服脊髓灰质炎疫苗。

一年一度有关朝觐的要求和建议的更新信息可在《疫情周报》（Weekly Epidemiological Record）上找到（可登录 http：//www. who. int/wer/en 在线获取）。

9.4 感染 HIV/罹患艾滋病的旅行者

由于健康状况和预后改善，使越来越多的 HIV 感染者有可能参加旅行活动，而这些活动会将他们暴露于其他疾病的风险中。

9.4.1 有关 HIV 感染旅行者的特别事项

- 许多热带感染性疾病的易感性/发病率增加
- 疫苗：
  —某些疫苗的免疫应答降低
  —接种活疫苗后出现严重不良反应的风险
- 药物相互作用
- 基于旅行者 HIV 感染状况的入境限制
- 旅行期间医疗资源的获取

9.4.2 HIV 感染的自然病程

HIV 感染的自然病程有两个特点：一是由血浆病毒 RNA 测定水平而反映的 HIV 慢性复制；二是因外周血 CD4 淋巴细胞计数下降而导致的进展性免疫缺陷。旅行前建议也就因旅行者的 CD4 淋巴细胞计数水平而异（见表 9.2）。

9.4.3 抗逆转录病毒治疗

抗逆转录病毒治疗（antiretroviral therapy，ART）可抑制 HIV 复制（仪器检测不出血浆病毒 RNA 水平），并促进免疫功能的部分恢复（CD4 细胞计数上升）。ART 通常包含 3 种抗逆转录病毒药物。为避免耐药性的产生，应严格遵照 ART 方案且不应中断治疗。

旅行前的评估包括以下内容：与行程相关的风险，目前的 ART 方案和 CD4 细胞计数，血浆病毒 RNA 水平，以及病史询问和体格检查。

理想的状态应是，旅行者在长途旅行前 3 个月内都按照固定的 ART 方案进行治疗，并且血浆病毒 RNA 水平检测不出（在有检测条件的情况下）。初诊患者若 CD4 细胞计数低于 $200/\mathrm{mm^3}$ 不妨推迟旅行，尤其是前往环境卫生、卫生和医疗保健不健全的国家，须待 ART 方案治疗后 CD4 细胞计数升高。这种延迟将最大程度地降低旅行相关感染和旅行中免疫重建炎症综合征的风险，同时可利用这段时间来观察抗逆转录病毒药物的疗效和耐受性。

旅行打乱了日常规律，使抗逆转录病毒治疗以及预防性治疗一种或多种机会性感染（如肺囊虫，分枝杆菌，弓形虫）的依从性下降，应该与旅行者就此进行讨论。

如果旅行中涉及时区的变化，则需要调整服药时间以适应新的时区。服药时间间隔最好缩短，而不要延长。通常可通过每天增减一小时来调整，直到找到满意的方便的服药时间。对于短途旅行者（旅行时间为 1～2 周），继续依照在家的服药时间可能更为简单易行。可以在室温下储存的其他抗逆转录病毒药物，没有特殊的存储要求。

表 9.2 根据 CD4 细胞计数实施旅行前咨询

CD4 细胞计数	咨询要点
$>350/\mathrm{mm^3}$	食品和水的卫生
	如果正在进行 ART：药物相互作用，是否坚持治疗
	如果有指征，使用异烟肼预防结核病
$200\sim350/\mathrm{mm^3}$	食品和水的卫生
	有适应证进行 ART
	如果正在进行 ART：药物相互作用，是否坚持治疗
	如果 ART 并不成功：在长途旅行时考虑预防肺囊虫病
	如果有适应证，使用异烟肼预防结核病
	疫苗的效力降低
	黄热病疫苗接种：除非暴露风险高，否则避免接种

CD4 细胞计数	咨询要点
$<200/mm^3$	食品的和水卫生 机会性感染的风险，有指征时在进行 ART 同时使用复方增效磺胺首要预防肺囊虫病、细菌性腹泻和弓形虫病 如果有适应证，使用异烟肼预防结核病 疫苗的效力降低 避免接种黄热病疫苗 考虑推迟长时间旅行，直到完成几个月成功的 ART，并且 CD4 细胞计数$>200/mm^3$ 如果正在进行 ART：药物相互作用，是否坚持治疗
$<50/mm^3$	食品和水的卫生 机会性感染的风险高，有指征时在进行 ART 同时使用复方增效磺胺首要预防肺囊虫病、细菌性腹泻和弓形虫病 疫苗的效力显著降低 避免接种黄热病疫苗 考虑推迟长时间旅行，直到完成几个月成功的 ART，并且 CD4 细胞计数$>200/mm^3$ 如果正在进行 ART：药物相互作用，是否坚持治疗

旅行者应该知道的是，如果停止抗逆转录病毒治疗无法避免（在因紧急情况如自然灾害或国家内乱所造成的药物短缺时），采用核苷类逆转录酶抑制剂（nucleoside reverse transcriptase inhibitor，NRTI）/非核苷类逆转录酶抑制剂（non-nucleoside reverse transcriptase inhibitor，NNRTI）联合方案治疗的，应先停用非核苷类逆转录酶抑制剂（依非韦伦或奈韦拉平），继续服用两种核苷类逆转录酶抑制剂，7 天后再停药。据观察，相较在同一时间停止服用所有三种药物，这种"交错停药"可显著降低对非核苷类逆转录酶抑制剂的耐药性（高达 60%）。

许多抗逆转录病毒药物与其他药物会产生相互作用，当建议旅行者使用疟疾预防药物和其他药物时必须考虑到这一情况。

需要提醒旅行者的是，利托那韦胶囊应冷藏保存，但也可在室温下（低于 25℃）保存最多 28 天。其他抗逆转录病毒药物没有特殊存储要求，可以储存在室温下。

最后，旅行者应携带一份书面文件，证明他们需要这些挽救生命的处方药，但不应提及该旅行者的 HIV 感染状况。应建议他们在随身行李中带上数天治疗量的 ART 药物。

9.4.4 旅行限制

对于 HIV 感染的国际旅行者，一些国家已采取了各种有关限制入境、停留、居留或活动的措施。建议 HIV 感染的旅行者从各驻外使领馆、驻外使团或其他恰当来源处获取上述情况的权威信息。

9.4.5 国外医疗资源

HIV 感染的旅行者应该购买涵盖有国外支出报销、紧急援助和遣送回国等险种的医疗保险。应告知他们携带自己的医学检查报告，同时应向他们介绍国外的医疗资源状况。一个建立在社区基础上的非营利性 HIV 信息提供商制作了一本《各国 AIDS 医疗资源手册》（National AIDS Manual，NAM），其中包括全球 175 个国家中 3300 多家可为 HIV 感染个体提供咨询和护理的组织名单，这份名单可在 www.aidsmap.com 上获取。

9.4.6 对特定病原体的易感性增加和发病风险

HIV 感染者因 CD4 细胞计数下降而对许多病原体更易感，且患严重疾病的风险更高。这些感染在免疫功能健全个体中通常是自限性的，而在 HIV 感染者中可能慢性化和重症化。因此，避免暴露十分重要，毕竟通过接种疫苗所能预防的疾病是有限的，而疫苗的免疫原性在免疫功能最脆弱的患者中是降低的。

旅行者腹泻

HIV 感染者对大多数食源性和水源性的病原体更易感，同时发病率和死亡率可能更高，如非伤寒沙门氏菌在严重免疫缺陷患者中往往导致侵袭性感染。隐孢子虫、等孢子球虫、环孢子虫和小孢子虫等原虫在免疫功能健全的旅行者中仅引起自限性的腹泻，而在免疫缺陷患者中可导致慢性或破坏性极大的机会性感染。因此，食品卫生极其关键（见第 3 章）。

中度至重度免疫缺陷的 HIV 感染者应随身携带抗生素和其服用方法等完整信息，以便在偏远地区旅行时出现发热或痢疾样腹泻时实施经验性治疗。在开具抗生素处方药时，必须考虑旅行地区的沙门氏菌、志贺氏菌、大肠杆菌和弯曲杆菌的耐药情况。氟喹诺酮和复方增效磺胺对好几种肠道致病菌有效，并且同 ART 药物没有明显的相互作用。阿奇霉素也是一个不错的选择，特别适合前往亚洲地区的旅行者，但其他大环内酯类抗生素可能与 ART 药物产生明显的相互作用，选用时须予考虑。如果症状在 24～48 小时内没有改善，患者应寻求专业治疗。

结核

HIV 感染者结核分枝杆菌暴露后或结核分枝杆菌潜伏感染后再次激活，成为活动性结核的风险更高。应对 HIV 感染的旅行者进行有无潜伏结核感染，有无密切接触暴露于结核感染者（如家庭内）的风险评估；只要排除了活动性结核，可用异烟肼进行预防性治疗（isoniazid preventive therapy，IPT）。无论 HIV 感染患者有无临床症状，都不应注射卡介苗（BCG）。

其他病原体

利什曼病（经白蛉传播的原虫感染）、疟疾（经蚊子叮咬传播）、锥虫病和真菌感染，尤其是组织胞浆菌病和球孢子菌病（美洲地区），以及马尔尼菲青霉病（东南亚地区）等，这些疾病在 HIV 感染者中的易感性和/或发病率更高，同时也具有重要意义。预防措施包括使用经药水浸渍的蚊帐、蚊香和驱虫剂等防止节肢动物叮咬，避免前往和停留在不流动的水域、蝙蝠和鸟类洞穴等风险较高地点。

9.4.7 疫苗

适用于所有旅行者的疫苗接种基本原则，如接种时间、剂量和抗体应答评估（见第 6 章）同样适用于 HIV 感染者。个别疫苗的差异总结在表 9.3 中。

免疫原性

CD4 细胞计数降低和病毒复制与大多数疫苗的免疫原性降低相关。疫苗接种后短时间内抗体滴度较低，并且滴度的下降更为迅速，这种情况在 CD4 细胞计数低于 $200/mm^3$ 的患者中更为明显。如果可行的话，针对旅行相关疾病的疫苗接种应推迟，直到 ART 已成功使 CD4 细胞计数稳定升高（理想状态是高于 $350/mm^3$）。因疫苗种类而异，某些疫苗在免疫接种程序中需额外或加强接种。如果暴露无法推迟，即使患者的 CD4 细胞计数较低也应完成有指征的灭活疫苗接种，然后待其免疫功能恢复后再次复种。

疫苗安全性

HIV 感染者接种灭活疫苗是安全的。通常而言，HIV 感染的旅行者应避免接种活疫苗，但在 CD4 细胞计数高于 $200/mm^3$ 的患者中可考虑接种黄热病疫苗和麻疹/风疹/腮腺炎三联疫苗。

9.4.8 疟疾在 HIV 感染旅行者中的情况

HIV 相关免疫抑制的恶化可导致患者体内的载虫量增加，疟疾的临床表现也更为严重。同其他所有旅行者一样，免疫功能低下的个体在前往有疟疾传播风险的国家或地区旅行时，咨询医生应让他们树立风险意识并了解保护措施避免感染疟疾，如：选择恰当的处方药进行预防和提出清晰明确的防蚊建议。若一旦出现发热，需立即寻求诊断和治疗（见第 3 章和第 7 章）。

最好在出发前就开始药物预防，若出现不良反应则有时间调整方案。对 HIV 感染患者而言，对药物预防方案的依从性，及早寻求治疗（任何发热性疾病发病后的 24 小时内），快速确诊（疟疾血涂片或快速诊断测试）和有效治疗是极为重要的。HIV 感染的旅行者一旦出现症状，应及时接受有效的抗疟治疗，推荐的治疗方案与其他国际旅行者一致（见第 7 章）。

表 9.3　HIV 感染旅行者的暴露前疫苗接种

疫苗名称	适应证	注意事项
活疫苗		
流感疫苗（鼻内制剂）	禁忌	使用灭活注射疫苗。家庭内接触者应避免接种
日本脑炎疫苗（减毒株 SA - 14 - 14 - 2）	禁忌	
麻疹/腮腺炎/风疹三联疫苗（MMR）	适用于麻疹 IgG 抗体阴性且 CD4 细胞计数 >200/mm³ 的旅行者。禁用于 CD4 细胞计数 ≤200/mm³ 的旅行者	接种后 1 个月内避免怀孕 哺乳者无禁忌 接种 2 针（至少间隔 1 个月）可能增强预防麻疹的效力 没有数据显示接种了麻疹疫苗的 HIV 感染儿童会出现更多的不良反应，但针对腮腺炎和风疹的效力可能受损 家庭内接触者可接种

疫苗名称	适应证	注意事项
口服脊髓灰质炎疫苗（OPV）	适用	所有来自报道有野生型脊髓灰质炎病毒传播的国家或地区（可参见 http：//www.who.polioeradi-cat-ion.org/casecount.asp）的旅行者都有接种指征。既往接种过至少三剂口服或注射疫苗的旅行者应在出发前再接种一剂。无免疫力的个体必须完成全程接种 HIV 感染儿童不是禁忌人群 从让旅行者接受接种的角度而言，口服或注射疫苗均可用于无症状的 HIV 感染个体
结核病疫苗（卡介苗）	禁忌	
伤寒疫苗（含 Ty21a 减毒活菌苗）	适用于 CD4 细胞计数 >200/mm³ 的个体	考虑灭活伤寒疫苗（含 Vi 荚膜多糖）
水痘疫苗	适用于水痘抗体阴性且 CD3 细胞计数 >200/mm³ 的患者	接种后 1 个月内避免怀孕
黄热病疫苗（YF）	适用于感染风险极高且 CD4 细胞计数 >200/mm3 的旅行者，无论其是否进行 ART。禁用于使用趋化因子 CCR5 抑制剂[a] 且 CD4 细胞计数 ≤200/mm³ 的 HIV 感染旅行者	是否接种黄热病疫苗应该总是以获得感染的风险可能性大小作为判断依据 对于前往有黄热病风险的国家或地区但有接种禁忌的旅行者，应给他们出具一份免于接种的证书 应建议采取避免蚊子叮咬的措施

疫苗名称	适应证	注意事项
灭活疫苗/类毒素		
霍乱疫苗（WC/rBS）	适用于前往疾病正流行或自然灾害后等高危区的旅行者	有关效力和安全性数据有限 可同时产生对产毒性大肠埃希菌（enterotoxigenic *Escherichia coli*，ETEC）的保护作用 CD4 细胞计数＜100/mm³ 的旅行者对疫苗的免疫应答较弱 强调食品质量和水卫生
白喉/破伤风/百日咳疫苗	适用	
甲肝疫苗	适用于前往有风险的国家或地区且没有免疫力的旅行者，尤其是高危人群[b]	如果条件允许，在接种前可先进行血清学检测以明确有无自然感染 血清学应答在免疫功能抑制的患者中是减弱的，但是即使在 CD4 细胞计数降低的情况下，疫苗也可达到较好的效力 需要接种 2~3 针 在免疫功能严重抑制的旅行者中可考虑使用人血丙种球蛋白（human normal immunoglobulin，HNIG） 有单独的甲肝疫苗和甲乙肝联合疫苗
乙肝疫苗	推荐所有无免疫力的易感旅行者接种	全程为 3 针（0，1，2~12 月），由血清学抗体水平决定是否需要强化免疫 对初次全程接种无应答者（乙肝表面抗体 HBsAb＜10mIU/ml）应进行第二次全程接种 强调采取降低风险的措施，尤其在高危人群中，如男-男性关系者

疫苗名称	适应证	注意事项
季节性流感疫苗	适用	在流感季节开始时推荐注射灭活流感疫苗
日本脑炎疫苗（JE）	适用于前往东南亚和西太平洋地区的长途旅行者，即使是在上述地区进行短途旅行，只要广泛暴露在农村地区也需接种	从鼠大脑组织提取的经甲醛水溶液灭活的日本脑炎疫苗可引起严重的神经系统不良反应，必须仔细评估旅行者的风险和接种的必要性 新型灭活疫苗（见第6章）已在几个国家获得批准上市，但在HIV感染者中的使用方面还没有相关信息
脑膜炎奈瑟菌疫苗	赴沙特阿拉伯的朝觐人员强制接种；适用于前往非洲"流脑带"的旅行者	推荐四价（ACYW）疫苗 没有证据显示HIV感染人群接种后的不良反应增加
注射脊髓灰质炎疫苗（IPV）	适用	所有来自报道有野生型脊髓灰质炎病毒传播的国家或地区（可参见 http：//www. who. polioeradic-ation. org/casecount. asp）的旅行者都有接种适应证 既往接种过至少3剂口服或注射疫苗的旅行者应在出发前再接种1剂。无免疫力的个体必须完成全程接种

疫苗名称	适应证	注意事项
狂犬病疫苗	适用于有狂犬病患病动物暴露可能的旅行者（见第 6 章和地图）	推荐肌内注射而非皮内注射 评估 CD4 细胞计数≤200/mm³ 的旅行者的免疫应答反应，如果条件许可，在抗体水平没有达到>0.5IU/ml 的情况下考虑是否强化免疫 告知所有前往有风险国家或地区的旅行者如何进行伤口处理和暴露后预防
蜱媒脑炎疫苗	适用于计划将在危险地区丛林地带行走、露营或工作的 HIV 感染旅行者	有关效力的数据有限；CD4 细胞计数>400/mm³ 的旅行者通常有更强的血清学应答反应 春末夏初时的风险最高 强调避免蜱叮咬和不饮用未经巴氏消毒牛奶的重要性
伤寒疫苗（Vi 荚膜多糖，ViCPS）	适用于有暴露风险的 HIV 感染旅行者，尤其是在高危地区	每 3 年进行强化免疫 在 CD4 细胞计数≤200/mm³ 的旅行者中血清学应答反应减弱 强调食品卫生和水卫生

a 在一个 HIV 感染呈阴性但由基因所致的趋化因子受体 5/依赖激活 T 细胞分泌调节蛋白轴（CCR5-RANTES axis）被破坏的个体中，报道有黄热病疫苗接种后的严重嗜内脏疾病的发生

b 男-男性关系者，静脉吸毒者，输注血浆中提取的浓缩物的血友病患者和感染乙肝和/或丙肝共同感染的患者

　　HIV 感染的患者可能同时在服用其他药物，如复方增效磺胺（复方新诺明）预防机会性感染，和/或正在进行抗逆转录病毒治疗。有关抗逆转录病毒治疗和以青蒿素为基础的疟疾联合治疗（artemisinin-based combination therapy，ACT）之间药物相互作用的资料是有限的。一项使用青蒿琥酯-阿莫地喹治疗无并发症疟疾的研究表明，

该方案在 HIV 感染儿童和未感染儿童中都十分有效。然而有意义的是，相较未感染儿童，HIV 感染儿童在治疗开始后的 14 天出现嗜中性粒细胞减少症的风险是前者的 7～8 倍。在 HIV 感染人群中，大约 1/5 的疟疾发作都是十分严重或危及生命的。采用含齐多夫定的 ART 治疗 HIV 感染儿童时，发生嗜中性粒细胞减少症的风险明显增加。已有报道表明依非韦伦与青蒿琥酯-阿莫地喹同时使用会产生肝细胞毒性。鉴于这一有限但令人担忧的信息，如有可能，在治疗疟疾时，若 HIV 感染患者正使用齐多夫定或依非韦伦，则应避免采用含阿莫地喹的 ACT 方案。有关 ACT 方案中其他药物相互作用的信息同样有限。虽然 HIV 感染和复方增效磺胺都可能使嗜中性粒细胞计数降低，但是关于含阿莫地喹的 ACT 方案与复方增效磺胺和 HIV 感染相互作用的资料有限，也就无法作出相应建议。

- HIV 感染患者一旦出现疟疾症状应得到及时有效的抗疟治疗，推荐的与其他国际旅行者是一致（见第 7 章）
- 若 HIV 感染患者正服用复方增效磺胺（复方新诺明）预防其他感染性疾病，在国外治疗疟疾时应避免采用含磺胺多辛的 ACT 方案
- 服用齐多夫定或依非韦伦的 HIV 患者若在国外接受抗疟治疗，在可能的情况下，应避免使用含阿莫地喹的 ACT 方案

扩展阅读

Ahmed QA, Arabi YM, Memish ZA. Health risks at the Hajj. *Lancet*, 2006, 367:1008–1015.

Behrens RH, Barnett ED. Visiting friends and relatives. In: Keystone JS et al. eds. *Travel medicine,* 2nd ed. Edinburgh, Mosby, 2008, 291–298.

Geretti AM et al. British HIV Association guidelines for immunization of HIV-infected adults 2008. *HIV Medicine*, 2008, 9:795–848.

Guidelines for the treatment of malaria, 2nd edition. Geneva, World Health Organization, 2010.

Information on GeoSentinel: http://www.istm.org/geosentinel/main.html.

International migration and development. Report of the Secretary General. New York, United Nations, 2006 (A60/871).

Leder K et al. Illness in travelers visiting friends and relatives: a review of the GeoSentinel Surveillance Network. *Clinical Infectious Diseases,* 2006, 43(9):1185–1193.

Tourism highlights: 2006 edition. Madrid, World Tourism Organization, 2006 (available at http://www.unwto.org/facts/menu.html).

Trends in total migrant stock: the 2005 revision. New York, Population Division, Department of Economic and Social Affairs, United Nations (available at: http://www.un.org/esa/population/publications/migration/UN_Migrant_Stock_Documentation_2005.pdf).

（孟菁 译　张敏 校）

10
心理健康

10.1 一般注意事项

国际旅行期间，旅行者远离家人和熟悉的环境，面对不同语言、文化，健康和安全受到各种不可知因素的威胁，常常会感到压力。精神高度紧张会引发旅行者生理、心理和社会适应问题，那些遭遇极度精神紧张的人更具发生精神疾病的危险。旅途中在压力下，既往患精神疾病的人病情可能会加重，而那些有精神疾病倾向的人，也可能在旅途中首次发作。

旅行者应意识到在本土和海外接受精神治疗会有所不同，如：可利用的医疗资源（例如急救设备、医护人员、病床、检查设施），以及能得到的医疗服务类型、质量在不同国家和地区都会有所不同。阜外可能缺乏或完全没有既能听懂旅行者母语，又能理解各国文化差异的临床医生和其他医务人员，所以找个口语翻译尤为必要。不同国家和地区医生的法定执业范围有很大不同，精神科药物使用范围也有不同规定，甚至在一些国家使用精神科药物会受到严惩。考虑到这些地区差异，接诊医生首先应考虑到的是该旅行者在目的地国家能否得到精神治疗或是否需要遣送回本国接受治疗。

在治疗精神疾病时，医生应注意遵循国际公约和本国法律的相关规定，充分保护和尊重精神病人的权利。这包括告知病人有接受治疗的权利、有了解自身健康状况以及选择治疗方式的权利。而且，所有诊断、治疗、干预措施都应预先得到患者的同意。

总之，旅行者出现精神疾病并不罕见。就需要飞机护送旅行者回国接受继续治疗的常见疾病而言，继严重外伤、心血管疾病之后，"精神科急诊"也是主要原因之一。

226

10.2 旅行途中预防措施

尽管对旅途中可能引起精神紧张的事件无法预测，但采取一些预防措施仍可能减低精神疾病发病率。旅行者应在出发前搜集必要的信息（例如，旅程相关信息，包括旅行方式、期限，或目的地情况以及预计可能遭遇的困难等），这不但能增强旅行者的自信心以及适应陌生环境的能力，还可使他们找到将风险降到最低的应对方法。所以，旅行前做好信息搜集工作，有助于降低发生精神疾患的风险，或减少原有精神疾患恶化的危险。

在接受甲氟喹预防疟疾的旅行者中，大约 1/10 000 会出现精神疾病（癫痫、重症精神病和脑病），所以近期出现过精神症状（如抑郁、焦虑）的旅行者应该用其他可替代的药物预防疟疾。

应帮助有紧张、焦虑倾向，特别是对乘坐飞机感到焦虑的旅行者找到应对措施。如果可能的话，那些对飞行感到恐惧的人应该参加航空公司举办的特定课程。

考虑到海外旅行时可能出现的精神科急诊，询问精神病史或相关治疗史应成为旅行前咨询的标准内容之一。有过精神病史的旅行者应接受专家关于医疗和精神方面的建议。那些在服用精神科药物的人在旅途中应该继续服药。在一些国家，没有医生证明而携带处方精神类药物（如苯二氮䓬）是违法行为，所以强烈建议该类旅行者携带有医生签名的使用该精神药物必要性的证明信（见第 1 章），或携带临床情况记录加上药物处方在内的治疗细节等所有文件（所有这些文件应该采用目的地国可以理解的语言文字）。在海外长期旅行的人员（例如海外派驻人员或商人），应该在出发前被教会如何进行自我心理监测和释放压力。不同国家对精神类药物最大剂量的法律规定有很大差别，如果怀疑病人所服药量达到了目的国定义为滥用药物的剂量，应提醒旅行者。

如果采取了适当的干预措施，大部分既往有精神病史，目前病情稳定的患者，在专科医生的监测下是能够出国旅行的。

10.3　精神障碍

10.3.1　焦虑症

在美国，Matsumoto 和 Goebert 的研究表明，大约 3.5% 在飞行途中出现的疾病属于精神障碍，而上述精神障碍中 90% 只是焦虑状态，仅有 4% 为精神病。

飞行恐惧症

对飞行感到极度恐惧是一种特定恐惧症。特定恐惧症是一种强烈的，对某种事物不能自我控制的惧怕，而该事物实际上很少或没有现实的危险。特定恐惧症的表现特点是对特定的对象或情景的恐惧，或有明显地逃避类似对象或情景的意愿。患者一方面对特定环境感到焦虑或逃避，同时自身能清醒地认识到这些情绪和行为是过度或不合理的，并由此产生了重大内心冲突。有飞行恐惧症的患者通常害怕或避免飞行，并可能在听到关于飞行、飞行需要的生动描述，或在为即将到来的飞行做准备时感到焦虑。这种恐惧可严重影响个体从事某些职业或限制个体享受外出休闲。飞行恐惧症可与其它特定恐惧症一起存在，而抗焦虑药或酒精常被用来对付恐惧症。

飞行恐惧症通过暴露疗法常可取得较好的疗效。开始治疗前，需要向患者讲解飞行技术与维护、飞行控制或飞行员培训等知识，因为对这些知识的缺乏可能会导致他或她对可能发生的空难担心不已。常规的治疗方案通常为 2 天，旨在帮助患者识别自身焦虑层次以及进行系统脱敏训练。新的模拟飞行技术可帮助治疗师创建更真实的情景，从而帮助患者完成脱敏训练。但是，该技术目前在大多数国家还不普及。其他技术如基于飞行过程中的自我控制、放松和挑战负面想法等，也可帮助乘客克服自己的恐惧。有关这些技术的知识可以从认知行为励志书籍，或从心理治疗师的认知行为培训中获得。

惊恐发作

经常有旅行者因惊恐发作而到精神科急诊就医的报道。惊恐发作的定义是突然发作的强烈焦虑和不可控制的自主神经症状。随之而来的，患者可能感觉呼吸短促、胸痛、窒息、恶心、现实感丧失和濒死感。惊恐发作症状高峰通常持续约 10 分钟，有时很快就能过去，有时可持续 30 分钟。这些症状类似于大麻或酒精等药物滥用所产生的戒断症状。惊恐发作也可发作于有飞行恐惧症的旅客。经历过惊恐发作的患者在飞行过程中，坐在靠过道的位子上，常常会感觉更安全舒服。

旅途中惊恐发作常常发生在紧张的生活事件带来的压力不断积累期间或之后，而且这些事件本身可能与旅行相关。某些含咖啡因的药物可以使焦虑障碍的症状加重，因此有严重焦虑症的旅客应该避免使用该类药物。

10.3.2 情绪障碍及企图自杀

抑郁症

长期在国际间旅行或海外迁居者，特别是多愁善感的人，由于远离家人和熟悉的社会支持系统，以及对外国的文化和语言的不适应，所有这些因素均可致抑郁症。虽然并不常见，但抑郁症可引起旅行者出现自杀倾向或精神病的症状，或两者同时发生。

抑郁症的特点是患者数星期情绪低落或对周围事物缺乏兴趣。患抑郁症的人往往表现为行为相对不活跃、对周围事物无反应和做事缺乏动机。与之相关的症状可能包括睡眠困难、食欲和体重下降（个别患者可能出现贪吃或嗜睡），自我评价低和绝望，有自杀意念或死亡的想法，注意力不集中和记忆障碍等。有些人可能会出现精神病的症状，例如与他们的情绪相符合的妄想或幻觉。抑郁发作经常表现为单次发作、反复发作，有时也可能为双相情感障碍的一部分。如果有治疗指征，应接受专业精神科医师的治疗和监测。

自杀风险

对陷入抑郁状态的人，应该对其自杀风险做出全面评估，如：其自杀企图发生频率和持续时间；是否有自杀计划；是否容易接触到可行的自杀方式；自杀企图强烈程度；是否有自杀的历史；家族中是否有人自杀；是否有精神病史或滥用药物史；最近是否有重大不良生活事件和他们社会人口的详细信息（例如，性别、年龄、婚姻和就业状态）等。如果自杀风险评分高，最佳选择是让患者立即入住精神科医院（或送其到最近的适当机构）。不建议送患者到没有精神科的普通医院住院，以免其发生自残行为。如患者发生自残行为，还是需要到普通医院接受外伤救治，不过在这种情况下，应对其继续密切监测，防止发生住院后进一步自伤行为。

不论下列措施是否能立即落实，临床医生都应尝试对患者实施预防自杀干预。这些措施包括：对有自伤企图或行为的患者安排 24 小时陪护（家庭成员、私人护士等）；避免其接触任何曾想过或曾用于自残的自杀工具（火器、药物、刀、农药、有毒物质等）；应逐步控制患者饮酒量或减少其对其他精神药物的依赖，并应对其出现的戒断症状进行评估。建议对自称有自伤企图，或在过去数月内被发现有自伤计划，或在过去数年内出现过自伤行为的人，进行定期随访。出现精神病症状或因药物滥用而出现严重精神问题的患者应送交精神病专科医生会诊。值得一提的是，在自杀属于非法的国家，自杀幸存者还需要得到进一步的法律援助。

躁狂症

虽然相对少见，但躁狂症仍可能会是海外旅行过程中紧急就医的原因之一。躁狂状态被视为双相情感障碍的一部分，患者同时也可能出现抑郁发作。躁狂症发作的特点是患者出现情绪高涨或易激惹状态，并持续几天或几周。患者经常伴有自尊心极度膨胀、精力旺盛、睡眠减少、性欲亢进和对自身异常状态缺乏自知。这些症状可能会导致对各种决定的判断力下降（例如金融、性、职业生涯，或药物使用方面）。偶尔，患者会出现精神病症状，例如与现实不一致的妄想和幻觉。轻度躁狂状态是不太严重的躁狂症的类型，通常不需要住院治疗。那些因情绪高涨而草率决定外出旅行的人更容易出现轻度躁狂状态。

旅行者在海外躁狂症发作时，如果可能的话通常应立即住院，或等患者病情稳定后送回国接受继续治疗。以患者自己和他人将要受到的威胁作为判断标准来确定某个体是否需要治疗，这种做法不可能永远奏效。因为患者缺乏自知力所以很难获得其对治疗的自愿首肯，此时往往有必要请患者家人或其资方给予协助才能使其合作。医生应对躁狂症患者进行医学评估，其中包括精神测试和药物滥用情况（例如，安非他命或可卡因的使用）的测试，因为药物滥用也会导致出现躁狂的症状。

10.3.3 精神病

精神病人的症状特点是妄想、幻觉、思维障碍或行为方式严重改变（例如严重自我否定或紧张症）。很多不同的心理疾病，如躁狂症、抑郁症以及许多药物滥用等都可能会出现精神病症状。精神病发作常常表现为精神科急诊，特别是那些非慢性精神障碍或以前没有过类似发作的患者。

急性短暂性精神病

急性短暂性精神病的特点是发病急、病情持续时间相对较短（＜3 个月）。鉴于已知应激与急性短暂性精神病之间的关联，这类疾病与患者旅途中所承受的压力之间的关系就显而易见了。有人推测，长途旅行中的孤独感、药物滥用、不规则饮食、失眠都可能与该病有关。另一方面，文化和个人因素也可能是重要的病因。有些精神症状可能与有历史、艺术、宗教意义的目的地有关。在麦加、耶路撒冷、印度的圣地德孔波斯特拉等朝圣中心，有些旅客的精神可能不堪重负，从许多来自这些地点的病例报告可以看出，许多精神病患者病情发展很快，大都无既往精神病史，治疗后症状快速缓解。同时，一些既往有精神病史的旅客，在这些特定的情况下，原有的精神病可能复发或加重而演变为精神分裂症。

有效的治疗取决于正确的诊断。由于多种心理障碍可诱发精神病，所以诊断旅行性精神病必须排除下列情形，如：继发于情绪障碍、药物滥用（例如吸食大麻）、精神分裂症、以及某些疾病（例如脑型疟疾）性精神病，或药物（例如甲氟喹）副作用导致的精神病。如果患者无条件到内设精神病专科的医院和精神科医生处就诊，那么普通医院也应提供一个安全的、可以密切监测的病房，以免患者暴力伤害他人或自杀。

精神分裂症

近来，旅客因突发精神分裂症而需要国际机场或大使馆提供紧急援助的病例并不少见。患精神分裂症的旅客可能因"古怪"或"可疑"的行为而被警方逮捕，警察或患者家人可能因此而联系大使馆寻求帮助。该症的特点是精神症状可随着时间的推移时好时坏（症状可能免于迁延，尤其是治疗后）。即便没有明显的精神病表现，某些不良症状诸如情感贫乏、行为缺乏动机、思维和言论的贫乏等症状可以维持较长的时间。精神分裂症经常在青少年或成年初期发病，表现为慢性的疾病过程，发病年龄相对年轻，就些都说明旅行并非是此症的致病因素。罹患精神分裂症的个体常常滥用药物，所以可能同时存在滥用药物的症状。

10.3.4 使用兴奋剂所致精神障碍

国际旅行者中存在各种各样兴奋剂滥用的情况，使用一种或多种兴奋剂可导致各种不同程度的精神障碍。贝利斯等人研究表明，1008名青年背包族（18～35 岁）中有超过一半的人（55.0%）在旅行途中至少使用过一种非法药物。与在国内的行为相比，他们在国外的个人酒精消费频率明显增加（每周饮酒 5 次以上人数所占的比例在国内为 20.7%，在国外为 40.3%，几乎翻了一番）。

对兴奋剂产生依赖的特点是：渴望获得（瘾君子有强烈的获得该物质的欲望）；用药行为控制困难（即无法控制何时开始、结束用药，或无法控制用药程度）；减少或停止使用该物质会出现生理戒断状态（或者说，需要使用相同的或相近的物质来缓解或避免其发生）；可出现耐受状态（为了达到最初低剂量产生的兴奋效果，而不得不使用更大剂量的药物）；使用了精神活性物质后逐渐忽视了其他乐趣或兴趣（必须花更多时间获取或使用该物质，或需时间从该物质的作用中恢复）；不顾显而易见的有害后果持续使用该物质。旅行不可能是物质依赖产生的决定因素。不过，在一个陌生的、有异国情调的地方、摆脱了在家乡的家人和社会的制约，同时，能够轻而易举地获得便宜的兴奋剂，这些都可能让某些已经断瘾的人重新滥用药物。

有物质依赖的人，有时在计划旅行时，会携带小剂量的药物（或美沙酮等替代物质）以避免引起戒断综合征。然而在很多国家，兴奋剂的占有或使用被视为严重的犯罪。所以，在出发前应对旅行者的药物戒断综合征和药物滥用进行治疗。滥用药物的旅客在国外可能因药物中毒或出现药物戒断综合征而被强迫送至医院就诊。

中毒

急性中毒是与药物剂量相关的一种短暂病理情况，通常发生在过量服用酒精或其他精神活性药物时，患者可出现意识水平、思维进程、感知、情绪、行为或心理生理学功能紊乱。单纯酒精中毒（即醉酒）一般不会成为精神科的急诊，除非患者出现暴力或自杀倾向。兴奋剂、致幻剂、苯环哌啶、吸入剂和大麻等引起的药物中毒，更常导致以精神科急症为表现的精神病状态。鉴于治疗这些中毒状况的复杂性，最好住院治疗或在急诊室留医数小时后再行门诊治疗。

药物戒断

药物戒断也可表现为精神科急症。酒精、镇静剂或安眠药的戒断症状特点通常是自主神经亢奋、震颤、失眠、焦虑和精神激动，但是，偶尔它也可能会表现为癫痫发作或震颤性谵妄，这主要表现为谵妄、严重的自主神经亢奋、生动的幻觉、妄想、严重震颤和精神激动等，震颤性谵妄与高死亡率相关。患者如出现药物戒断综合征，应对

国际旅行卫生

其同时服用的其他药物，以及可能会导致诊断和治疗复杂化的药物进行评估。足够的社会心理支持，对于患者逐步减少对药物的依赖有积极作用。

在对滥用物质进行检测后，即使与患者的短暂接触也可为干预和减少药物滥用的危害提供专业的帮助。医护人员应针对不同患者提供个性化的指导：劝其减少或停止继续使用某类药物；提供相关信息包括怎样获取干净的注射器，采取安全的性行为，意外过量服用药物的危害等。还应尽可能向患者提供随访服务。有些病人呈现药物中毒的表现，而大多数人是出现药物戒断综合征，其表现取决于他们滥用的药物种类，应建议他们在原居住国接受长期治疗。

10.4 其他需关注的领域

10.4.1 空中暴力

乘客在飞行过程中因心理问题而引发的过激行为已成为一个备受公众关注的问题，尽管并不常见，但发生率仍在上升。空中暴力形式多样，可能是针对机组人员和其他旅客的口头威胁，也可能是身体侵犯和其他反社会行为。空中暴力行为中身体攻击虽然较为常见，但严重伤害不多见。空中暴力与道路暴力行为类似，好发于年轻男性，偶尔与精神障碍有关，主要原因是：酒精和药物滥用（例如药物中毒或戒断），与其他旅客争执，人群拥挤，航程延误，旅程问题的相关信息缺乏等，预防工作可能牵涉到对机组人员进行的相关培训。

10.4.2 文化冲击及逆向文化冲击

旅行中往往会接触不同的文化，旅行者有必要自我及时调整以适应不同的风俗习惯、生活方式和语言。长时间旅行中（如外派或移民），适应新的文化显得尤为重要。重大的文化改变可能会使一些个体出现严重困惑和不适，这被称作"文化冲击"。这种情况常出现在旅行者突然处于一个完全陌生的外阜文化环境中，他们可能困惑于：原有的生活方式哪些需要改变，哪些需要保留，对新的生活方式应作出哪些调整。儿童和青年移民往往比中年和老年移民更容易适应环境，因为他们学习新的语言并在新文化中继续成长的能力较强。如果个体是随家庭或一个团体一起出行，并且旅行活动是积极而有计划的，压力可能会小一点。再者，如果原有的文化能安然融入新的文化当中，压力将被最小化。

在适应过程中出现反应性症状是可以理解的，其中包括焦虑、抑郁、孤独、恐惧和一种身份缺失感等。不断的自我认知，时间的推移，来自朋友、家人和同事的鼓励，通常能减轻适应新文化和缺乏经验等精神痛苦。造访专业医护人员，可有助于这些心情苦闷的人了解：经历这些反应是自然必经过程，这些精神不适会随着对新文化的适应而逐渐平息。在新社区中积极参加活动，尝试与邻居及同事多接触可减轻文化冲击的影响。

对于在外国旅行和居住很长一段时间的人，尤其是对海外旅行感到十分惬意，而预计回国后未来生活不会那么令人兴奋和满足的人，回国也可能成为一种心理挑战。一些年轻或长期侨居在外的旅行者，可能表现出继续留在国外的强烈愿望和对返回家园的恐惧；而另一些旅行者回国后，他们和亲戚都意识到世事已变，国内外的不同经历拉大了他们之间的距离，于是失落和丧失感就产生了。这种不适应可能引发惊讶、沮丧、混乱、焦虑和悲伤等感觉，通常被称为逆向文化冲击。有时朋友和亲戚因归来者的这些精神反应受到伤害，感到意外。对这种状况的自我理解和正确解读可帮助归国者、朋友和亲戚各方抚平情绪，恢复正常关系。

扩展阅读

Bellis MA et al. Effects of backpacking holidays in Australia on alcohol, tobacco and drug use of UK residents. *BMC Public Health*, 2007, 7:1 (available at http://www.biomedcentral.com/content/pdf/1471-2458-7-1.pdf).

Committee to Advise on Tropical Medicine and Travel (CATMAT). Travel statement on jet lag. *Canada Communicable Disease Report*, 2003, 29:4–8.

Gordon H, Kingham M, Goodwin T. Air travel by passengers with mental disorder. *Psychiatric Bulletin*, 2004, 28:295–297.

国际旅行卫生

Lavernhe JP, Ivanoff S. Medical assistance to travellers: a new concept in insurance – cooperation with an airline. *Aviation Space and Environmental Medicine*, 1985, 56:367–370.

Matsumoto K, Goebert D. In-flight psychiatric emergencies. *Aviation Space and Environmental Medicine*, 2001, 72:919–923.

Sanford C. Urban medicine: threats to health of travellers to developing world cities. *Journal of Travel Medicine*, 2004, 11:313–327.

Sugden R. Fear of flying – Aviophobia. In: Keystone JS et al., eds. *Travel medicine*. Edinburgh, Mosby, 2004: 361–365.

Tourism highlights: 2007 edition. Madrid, World Tourism Organization, 2007.

Tran TM, Browning J, Dell ML. Psychosis with paranoid delusions after a therapeutic dose of mefloquine: a case report. *Malaria Journal*, 2006, 5:74.

Valk TH. Psychiatric disorders and psychiatric emergencies overseas. In: Keystone JS et al., eds. *Travel medicine*. Edinburgh, Mosby, 2004: 367–377.

Waterhouse J et al. Jet lag: trends and coping strategies. *Lancet*, 2007, 369:1117–1129.

（王俊贤 译　张敏 校）

国家名录[1]
——对应的黄热病疫苗接种要求、接种推荐意见及疟疾相关信息

介绍

针对每一个国家提供的信息包括：该国政府规定的黄热病疫苗接种要求，世界卫生组织（WHO）关于黄热病疫苗接种给旅行者的建议，及关于疟疾状况的详细信息和预防措施建议[2-3]。

黄热病

黄热病疫苗接种

进行黄热病疫苗接种主要有两个不同目的：

1. 保护各国不受黄热病病毒传入或播散的危害，阻止黄热病在国际间的传播。本书所提供的接种要求基于各国的规定：

有预防接种证明要求的那些国家可能有也可能没有黄热病发生，但存在蚊虫病媒和非人类灵长类的黄热病病毒潜在宿主。黄热病病毒通过受感染的旅行者以任何方式传入这些国家后，都可能得以存留并

---

[1] 在这本出版物中，国家的含义包括：主权国家、地域领土和地区。

[2] 请注意，一些国家要求年龄大于 6 个月的婴儿接种黄热病疫苗，这与 WHO 的建议不同（见第 6 章）。应告知旅行者进入这些国家的黄热病疫苗接种要求。

[3] WHO 出版这类要求条例仅以信息发布为目的，本出版物不用于证实各国的要求条例与《国际卫生条例》达成一致和认可。

传播，进而引发人群感染的永久风险。旅行者到达这些国家后，只要是来自有黄热病传播风险国，有时甚至是经停风险国，都会被要求出示黄热病疫苗接种证明。2010年的一次黄热病专家会议提议：在风险国机场内停留12小时以内的过境旅客传播黄热病的风险几乎不存在，因此黄热病疫苗接种证明可能没有必要。该信息已提交世界卫生组织各成员国，建议旅行者通过联系他们想访问国的当地大使馆咨询每一个国家的具体要求。应该注意有些国家要求所有的旅行者均出示黄热病疫苗接种证明。

根据《国际卫生条例》，多国将接种黄热病疫苗作为入境要求。各国的要求随时会更新，信息更新情况可查询网址：http://www.who.int/ith。本章包含由多国提供的黄热病疫苗接种要求信息。

事实上，没有黄热病疫苗接种要求的国家，并非无黄热病传播风险。

2. 保护可能有黄热病暴露风险的个体旅行者。

一个国家的黄热病传播风险取决于病毒是否存在于人类、蚊子或动物体内。对于没有接种过疫苗的人而言黄热病往往是致命的，因此，推荐所有前往黄热病疫区的旅行者接种黄热病疫苗（个别例外，见第6章）。

根据人类和/或动物黄热病诊断病例，黄热病病毒血清抗体调查结果及媒介和动物宿主存在情况[4]，WHO决定哪些区域存在"黄热病传播风险"。

决定给旅行者使用黄热病疫苗必须权衡几个因素，包括感染旅行相关的黄热病病毒的风险、国家要求、潜在的黄热病疫苗接种后的严重不良反应（见第6章）。

---

[4] 更多可以定义黄热病病毒传播风险的详细分类描述可以在以下网站查询：http://www.who.int/ith/YFrisk.pdf。这些分类还能对疫苗推荐提供帮助。

下表总结了 WHO 为旅行者修订的黄热病疫苗接种建议：

黄热病疫苗接种分类	推荐接种的基础理论
推荐	所有大于等于 9 个月的旅行者，若有证据显示其前往的地区有黄热病病毒持续或周期性传播，即应推荐接种黄热病疫苗
一般不推荐	前往黄热病病毒暴露的潜在风险很低的地区（以前没有报道过人类黄热病病例，证据显示只在从前有低水平黄热病病毒传播），一般不推荐接种黄热病疫苗。若少数旅行者在这些地区的蚊虫暴露风险增加，或无法避免蚊虫叮咬时，疫苗接种可予考虑。在考虑接种时，必须考量所有旅行者被黄热病病毒感染的风险，入境国家的要求，以及疫苗相关的严重副反应等个体风险因素（如年龄、免疫状况等）

附录 1 提供了一个关于世界各国全部还是部分区域有黄热病传播风险的总结列表，以及入境需要黄热病疫苗接种证明的国家名单。

其他疾病

霍乱　没有国家将霍乱疫苗接种证明作为入境条件。有关霍乱疫苗的选择性应用请参考第 6 章。

天花　自从 1980 年宣布全球消灭天花以来，WHO 不再向旅行者推荐天花疫苗。

其他传染病　威胁旅行者的主要传染病信息，如地理分布、相应预防措施见第 5 章。第 6 章主要提供了疫苗可预防疾病的相关信息。

疟疾

关于疟疾的总体情况，第 7 章介绍了其地理分布和预防措施相关细节，第3章介绍了针对蚊虫叮咬的保护措施，而本章节提供了针对每一个国家的特定信息。包括所有国家疟疾传播地区的流行病学详情（地理分布、季节分布、海拔高度、优势种群、报告过的耐药性），还说明了推荐的预防措施。对于每一个国家，推荐的预防措施取决于以下因素：疟疾感染的概率；该区域疟原虫流行的主要种类；各国报告过相关耐药性的程度和范围；使用不同预防性药物导致严重副反应的可能风险。当一个区域同时有恶性疟原虫和间日疟原虫时，优先预防恶性疟原虫。除非疟疾风险被定义专指某一种类（恶性疟原虫或间日疟原虫），旅行者可能会感染任何种类的疟原虫，包括混合感染。

下表中的Ⅰ、Ⅱ、Ⅲ和Ⅳ指的是预防措施的类别

	疟疾感染风险	预防措施
Ⅰ类	疟疾传播风险非常有限	仅仅预防蚊虫叮咬
Ⅱ类	只有间日疟的风险；或全部是氯喹敏感的恶性疟	预防蚊虫叮咬和氯喹药物预防
Ⅲ类	间日疟和恶性疟共同传播，并出现氯喹耐药	预防蚊虫叮咬和氯喹＋氯胍药物预防
Ⅳ类	①高风险的恶性疟，合并报告过的抗疟药耐药；或者②中或低风险的恶性疟合并报告过的高度耐药性	预防蚊虫叮咬和阿托伐醌-氯胍、多西环素、甲氟喹药物预防（结合报道过的耐药情况来选择用药）

ª 哥伦比亚的一部分和印度、尼泊尔、斯里兰卡和塔吉克斯坦这些地区仍然可以选择Ⅲ类预防措施。如果需要，也可以用Ⅳ类措施替代。

ᵇ 当前往恶性疟感染风险非常低但存在耐多药疟疾的偏远地区时，可用预防蚊虫叮咬加紧急备用治疗方案。

阿富汗

黄热病

国家要求：旅行者来自有黄热病传播风险的国家，需提供黄热病疫苗接种证明。

黄热病疫苗推荐：否

疟疾：感染风险来自恶性疟原虫和间日疟原虫，从 5 月到 11 月在海拔 2000 米下地区有风险。报告过恶性疟原虫对氯喹和磺胺多辛-乙胺嘧啶耐药。

危险地区推荐预防措施：Ⅳ类

阿尔巴尼亚

黄热病

国家要求：来自有黄热病传播风险的国家 1 岁以上的旅行者，需提供黄热病疫苗接种证明。

黄热病疫苗推荐：否

阿尔及利亚

黄热病

国家要求：来自有黄热病传播风险的国家 1 岁以上的旅行者，及在这些国家机场转机停留超过 12 小时的旅行者，需提供黄热病疫苗接种证明。

黄热病疫苗推荐：否

疟疾：感染风险有限。曾在六个南部或东南部的省中（Adrar，El

Oued，Illizi，Ghardaia，Ouargla，Tamanrasset）有小范围的间日疟原虫传播，一些地区受穿越撒哈拉沙漠的移民影响，在 2010 年报告过 5 例恶性疟疾。

美属萨摩亚

黄热病

国家要求：无

黄热病疫苗推荐：否

安道尔共和国

黄热病

国家要求：无

黄热病疫苗推荐：否

安哥拉

黄热病

国家要求：1 岁以上的所有旅行者需提供黄热病疫苗接种证明。

黄热病疫苗推荐：是

疟疾：疟疾风险主要来自恶性疟原虫，全国全年存在风险。报告过恶性疟原虫对氯喹和磺胺多辛-乙胺嘧啶耐药。

推荐预防措施：Ⅳ类

安圭拉

黄热病

国家要求：来自有黄热病传播风险的国家 1 岁以上的旅行者，以及在这些国家转机的旅行者，需提供黄热病疫苗接种证明。

黄热病疫苗推荐：否

安提瓜和巴布达

黄热病

国家要求：来自有黄热病传播风险的国家1岁以上的旅行者，需提供黄热病疫苗接种证明。

黄热病疫苗推荐：否

阿根廷

黄热病

国家要求：无

黄热病疫苗推荐：是

推荐前往北部和东北部与巴西和巴拉圭交界的海拔2300米以下雨林地区的所有大于9月龄的旅行者接种疫苗。旅行者去以下省份时应该接种：Misiones（全境）和 Corrientes（Berón de Astrada，Capital，General Alvear，General Paz，Ituzaingó，Itatí，Paso de los Libres，San Cosme，San Martín，San Miguel，Santo Tomé）。也推荐前往参观伊瓜苏瀑布的旅行者接种。

旅行路线在海拔2300米以下的旅行者，如果仅到下列省份的指定地点，通常不推荐接种[1]：

Formosa（全区），Chaco（Bermejo），Jujuy（Ledesma，San Pedro，Santa Bárbara，Valle Grande），Salta（Anta，General José de San Martín，Oran，Rivadavia）（见地图）。

旅行路线位于海拔2300米以上地区，以及上述地名之外的所有省份和地点的旅行者，不推荐接种。

疟疾：间日疟原虫风险非常低，仅仅局限于与玻利维亚交界处的Salta省低地，及与巴拉圭交界的Chaco和Misiones省低地。

危险地区推荐预防措施：Ⅱ类

亚美尼亚

黄热病

国家要求：无

黄热病疫苗推荐：否

---

[1] 前往黄热病病毒暴露的潜在风险很低的地区，一般不推荐接种黄热病疫苗。但当少数旅行者在这些地区的黄热病病毒暴露危险增加时（如长期旅行，过多接触蚊子，无法避免蚊虫叮咬），疫苗接种可能会被考虑。在考虑接种时，所有旅行者必须考量被黄热病病毒感染的风险，入境国家的要求，以及疫苗相关的严重副反应等个体风险因素（如年龄、免疫状况等）。

澳大利亚

黄热病

国家要求：入境前 6 天在有黄热病传播风险国家的农村停留过一晚或更长时间的年龄大于 1 岁的旅行者，需提供黄热病疫苗接种证明。以上所指地区不包括厄瓜多尔的 Galapagos 群岛、阿根廷的 Misiones 省，但包括圣多美和普林西比、索马里和坦桑尼亚。

黄热病疫苗推荐：否

奥地利

黄热病

国家要求：无

黄热病疫苗推荐：否

阿塞拜疆

黄热病

国家要求：无

黄热病疫苗推荐：否

疟疾：感染风险主要来自间日疟原虫，从 6 月到 10 月集中分布在低地，主要是 Kura 河和 Arax 河之间的区域。在 Baku 市（首都）无疟疾传播。2011 年报告过 4 例当地病例。

危险地区推荐预防措施：Ⅰ类

亚速尔群岛　参见葡萄牙

巴哈马群岛

黄热病

国家要求：来自有黄热病传播风险的国家 1 岁以上的旅行者，以及在这些国家机场转机停留超过 12 小时的旅行者，需提供黄热病疫苗接种证明。

黄热病疫苗推荐：否

针对 Great Exuma 推荐预防措施：Ⅰ类

巴林

黄热病

国家要求：来自有黄热病传播风险的国家 1 岁以上的旅行者，需提供黄热病预防接种证明。

黄热病疫苗推荐：否

孟加拉国

黄热病

国家要求：来自有黄热病传播风险的国家 1 岁以上的旅行者，需提供黄热病疫苗接种证明。

黄热病疫苗推荐：否

疟疾：感染风险全年存在，但只在 64 个行政区域中的 13 个区域的农村地区传播。高风险地区：Chittagong Hill Tract（Bandar-ban，Rangamati 和 Khagrachari），Chittagong 和 Cox Bazaar。低风险

地区：Hobigonj，Moulvibazar，Mymensingh，Netrakona，Sherpur，Sunamgonj，Sylhet 和 Kurigram。包括 Dhaka 市在内的该国大部分地区无疟疾风险。报道过恶性疟原虫对氯喹和磺胺多辛-乙胺嘧啶耐药。

巴巴多斯

黄热病

国家要求：来自有黄热病传播风险的国家 1 岁以上的旅行者，以及在这些国家机场转机停留超过 12 小时的旅行者，需提供黄热病疫苗接种证明。来自圭亚那、特立尼达和多巴哥的旅行者除外。

黄热病疫苗推荐：否

白俄罗斯

黄热病

国家要求：无

黄热病疫苗推荐：否

比利时

黄热病

国家要求：无

黄热病疫苗推荐：否

伯利兹

黄热病

国家要求：来自有黄热病传播风险的国家 1 岁以上的旅行者，需提供黄热病疫苗接种证明。

黄热病疫苗推荐：否

疟疾：所有地区的感染风险都来自间日疟原虫，不同地区风险各异。中度风险地区：Stan Creek 和 Toledo Districts；低风险地区：Cayo，Corozal 和 Orange Walk。

危险地区推荐预防措施：Ⅱ类

贝宁

黄热病

国家要求：所有 1 岁以上的旅行者需提供黄热病疫苗接种证明。

黄热病疫苗推荐：是

疟疾：感染风险主要来自恶性疟原虫，全国全年存在风险。报道过恶性疟原虫对氯喹和磺胺多辛-乙胺嘧啶耐药。

推荐预防措施：Ⅳ类

百慕大群岛

黄热病

国家要求：无

黄热病疫苗推荐：否

不丹

黄热病

国家要求：来自有黄热病传播风险国的，以及在这些国家机场转机停留的旅行者，需提供黄热病疫苗接种证明。

黄热病疫苗推荐：否

疟疾：南部七个地区风险全年存在：Chukha，Dagana，Jonkhar，Pemagatshel，Samdrup，Samtse，Sarpang，Zhemgang；以下四个地区无疟疾传播：Bumthang，Gasa，Paro，Thimphu；其他地区的疟疾传播有季节性（如多雨的夏季月份）。报告过恶性疟原虫对氯喹和磺胺多辛-乙胺嘧啶耐药。

危险地区和季节推荐预防措施：Ⅳ类

玻利维亚

黄热病

国家要求：来自有黄热病传播风险的国家 1 岁以上的旅行者，需提供黄热病疫苗接种证明。

黄热病疫苗推荐：是

推荐年龄等于或大于 9 个月，前往海拔低于 2300 米的东部安第斯山脉地区的旅行者接种疫苗。所涉区域包括：Beni，Pando，Santa Cruz 的整个区域以及 Chuquisaca，Cochabamba，La Paz，Tarija 的指定区域（见地图）。

不推荐行程限于海拔 2300 米以上地区的旅行者接种，区域包括所有上面未列地区，及城市 La Paz 和 Sucre。

疟疾：感染风险主要来自间日疟原虫（94%），全国海拔低于 2500 米的地区全年存在风险。恶性疟发生在 Santa Cruz，Beni 和 Pando 的北部地区，尤其是 Guayaramín 和 Riberalta 两处。报告过恶性疟原虫对氯喹和磺胺多辛-乙胺嘧啶耐药。

危险地区推荐预防措施：Ⅱ类，但 Beni，Pando 和 Santa Cruz 等地适用Ⅳ类

波斯尼亚和黑塞哥维那

黄热病

国家要求：无

黄热病疫苗推荐：否

博茨瓦纳

黄热病

国家要求：来自或旅程经过有黄热病传播风险的国家 1 岁以上的旅行者，以及在这些国家机场转机停留超过 12 小时的旅行者，需提供黄热病疫苗接种证明。

黄热病疫苗推荐：否

疟疾：风险主要来自恶性疟原虫，从 11 月到 5 或 6 月在北部的：Bobirwa，Boteti，Chobe，Ngamiland，Okavango，Tutume 地区及周边。报告过恶性疟原虫对氯喹耐药。

推荐预防措施：IV 类

巴西

黄热病

国家要求：无

黄热病疫苗推荐：是

推荐所有年龄等于或大于 9 个月，前往 Acre, Amapá, Amazones, Distrito Federal（Brasília 首府），Goiás, Maranhão, Mato Grosso, Mato Grosso do Sul, Minas Gerais, Pará, Rondônia, Roraima 和 Tocantins 各州全境的旅行者，以及 Bahia, Paraná, Piauí, Rio Grande do Sul, Santa Catarina, São Paulo states 各州指定区域（见地图）的旅行者接种疫苗；也推荐前往巴西伊瓜苏瀑布的旅行者接种疫苗。

不推荐行程限于 Fortaleza, Recife, Rio de Janeiro, Salvador 和 São Paulo 等上述未提及区域（见地图）的旅行者接种疫苗。

疟疾：亚马逊河流域之外的区域，其风险可以忽略不计或根本无风险。在 Acre, Amapá, Amazonas, Maranhão（西部），Mato Grosso（北部），Pará（Belém 市除外），Rondônia, Roraima 和 Tocantins（西部）等亚马逊河流域九个州内海拔低于 900 米的大多数森林地区，存在感染风险，其中包括间日疟原虫（84%）感染、恶性疟原虫（15%）感染和混合感染（1%）。疟疾的传播强度因地区而异，在丛林矿区、短于 5 年的农业聚集区、Cruzeiro do Sul, Manaus 和 Pôrto Velho 的外围郊区风险高。疟疾也发生在一些大城市的外围，如：Boa Vista, Macapá, Maraba, Rio Branco 和 Santarém。报告过恶性疟原虫耐多种药物，间日疟原虫对氯喹耐药。

危险地区推荐预防措施：IV 类

英属维尔京群岛

黄热病

国家要求：无

黄热病疫苗推荐：否

文莱达鲁萨兰国

黄热病

国家要求：来自有黄热病传播风险的国家 1 岁以上的旅行者，以及在这些国家机场转机停留超过 12 小时的旅行者，需提供黄热病疫苗接种证明。

黄热病疫苗推荐：否

疟疾：报道过人类诺氏疟原虫感染。

推荐预防措施：Ⅰ类

保加利亚

黄热病

国家要求：无

黄热病疫苗推荐：否

布基纳法索

黄热病

国家要求：所有 1 岁以上的旅行者需提供黄热病疫苗接种证明。

黄热病疫苗推荐：是

疟疾：感染风险主要来自恶性疟原虫，全国全年存在风险。报告过恶性疟原虫对氯喹和磺胺多辛-乙胺嘧啶耐药。

推荐预防措施：Ⅳ类

布隆迪

黄热病

国家要求：来自有黄热病传播风险的国家 1 岁以上的旅行者需提供黄热病疫苗接种证明。

黄热病疫苗推荐：是

疟疾：感染风险主要来自恶性疟原虫，全国全年存在风险。报告过恶性疟原虫对氯喹和磺胺多辛-乙胺嘧啶耐药。

推荐预防措施：Ⅳ类

柬埔寨

黄热病

国家要求：来自有黄热病传播风险的国家 1 岁以上的旅行者，及在这些国家机场转机停留超过 12 小时的旅行者，需提供黄热病疫苗接种证明。

黄热病疫苗推荐：否

疟疾：在南部的一些核心地区全年存在感染风险，包括 Chukha，Dagana，Pemagatshel，Samdrup，Jonkhar，Samtse，Sarpang，Zhemgang 七个地区。Bumthang，Gasa，Thimphu，Paro 四个地区无疟疾传播。多雨的夏季疟疾在该国的其他一些核心地区有季节性传播。报告过恶性疟原虫对氯喹和磺胺多辛-乙胺嘧啶耐药。

危险地区推荐预防措施：Ⅳ类

喀麦隆

黄热病

国家要求：所有 1 岁以上的旅行者需提供黄热病疫苗接种证明。

黄热病疫苗推荐：是

疟疾：感染风险主要来自恶性疟原虫，全国全年存在风险。报告过恶性疟原虫对氯喹和磺胺多辛-乙胺嘧啶耐药。

推荐预防措施：Ⅳ类

加拿大

黄热病

国家要求：无

黄热病疫苗推荐：否

加那利群岛　参见西班牙

佛得角

黄热病

国家要求：来自有黄热病传播风险的国家 1 岁以上的旅行者，需提供黄热病疫苗接种证明。

黄热病疫苗推荐：否

疟疾：感染风险有限，主要来自恶性疟原虫。从每年 8 月至 11 月集中分布在 Santiago 岛和 Boa Vista 岛（2010 年有 8 例当地病例报告）。

危险地区推荐预防措施：Ⅰ类

开曼群岛

黄热病

国家要求：无

黄热病疫苗推荐：否

中非共和国

黄热病

国家要求：所有 9 月龄以上的旅行者需提供黄热病疫苗接种证明。

黄热病疫苗推荐：是

疟疾：感染风险主要来自恶性疟原虫，全国全年存在风险。报告过恶性疟原虫对氯喹和磺胺多辛

-乙胺嘧啶耐药。

推荐预防措施：Ⅳ类

乍得

黄热病

国家要求：旅行者来自有黄热病传播风险的国家，到达时需提供黄热病疫苗接种证明。

黄热病疫苗推荐：是

推荐所有 9 月龄以上前往撒哈拉沙漠以南地区（见地图）的旅行者接种疫苗。

不推荐行程仅限于撒哈拉沙漠区域（见地图）内的旅行者接种疫苗。

疟疾：疟疾风险主要来自恶性疟原虫，全国全年存在风险。报告过恶性疟原虫对氯喹和磺胺多辛-乙胺嘧啶耐药。

推荐预防措施：Ⅳ类

智利

黄热病

国家要求：无

黄热病疫苗推荐：否

中国

黄热病

国家要求：来自有黄热病传播风险的国家 9 月龄以上的旅行者，及在这些国家机场转机停留的所有旅行者，需提供黄热病疫苗接种证明。

黄热病疫苗推荐：否

疟疾：在云南和海南小范围区域有感染包括恶性疟在内的疟疾风险。报告过恶性疟原虫对氯喹和磺胺多辛-乙胺嘧啶耐药。在南部和中部一些省份如：安徽、贵州、河南、湖北、江苏等，有感染间日疟原虫的风险，但风险有限。大城市里无疟疾传播风险。

危险地区推荐预防措施：Ⅱ类；海南和云南两地适用Ⅳ类

中国香港特别行政区

黄热病

国家要求：无

黄热病疫苗推荐：否

中国澳门特别行政区

黄热病

国家要求：无

黄热病疫苗推荐：否

圣诞岛

（印度洋）

黄热病

要求同澳大利亚本土

黄热病疫苗推荐：否

哥伦比亚

黄热病

国家要求：无

黄热病疫苗推荐：是

推荐所有年龄大于 9 个月，去海拔 2300 米以下的下列地区（见地图）的旅行者接种疫苗：Amazonas，Antioquia Antioquia，Arauca，Atlántico，Bolivar，Boyacá，Caldas，Caquetá，Casanare，Cauca，Cesar，Córdoba，Cundinamarca，Guainía，Guaviare，Huila，Magdalena，Meta，Norte de Santander，Putumayo，Quindio，Risaralda，San Andrés，Providencia，Santander，Sucre，Tolima，Vaupés，Vichada，Choco（仅指 Acandí，Juradó，Riosucio，Unguía 等自治市），La Guajira（仅指 Albania，Barrancas，Dibulla，Distracción，ElMolino，Fonseca，Hatonuevo，La Jagua del Pilar，Maicao，Manaure，Riohacha，San Juan del Cesar，Urumita，Villanueva 等自治市）。

一般不推荐旅行者接种[1]：行程

---

[1]前往黄热病病毒暴露的潜在风险很低的地区，一般不推荐接种黄热病疫苗。但当少数旅行者在这些地区的黄热病病毒暴露危险增加时（如长期旅行，过多接触蚊子，无法避免蚊虫叮咬），疫苗接种可能会被考虑。在考虑接种时，所有旅行者必须考量被黄热病病毒感染的风险，入境国家的要求，以及疫苗相关的严重副反应等个体风险因素（如年龄、免疫状况等）。

仅限于西部安第斯山脉海拔 2300 米以下的下列地区：Cauca，Nariño 和 Valle de Cauca，Choco 的中部和南部，Barran-quilla 的城市，Cali，Cartagena，Medellín（见地图）。

不推荐旅行者接种：行程仅限于海拔 2300 米以上区域，包括 Bogotá 市和 La Guajira 省的 Uribia 市。

疟疾：感染风险来间日疟原虫（72%）、恶性疟原虫（27%）。海拔低于 1600 米的农村/丛林地区全年都有高风险，特别是 Amazo-nia，Orinoquía，Pacífico 和 Urabá–Bajo Cauca。传播强度随地区变化而异，Amazonas，Antioquia，Chocó，Crdoba，Guaviare，La Guajira，Nariño 和 Vichada 风险最高。在 Amazonia，Pacífico 和 Urabá–Bajo Cauca 有耐氯喹的恶性疟原虫。报告过磺胺多辛-乙胺嘧啶耐药。

危险地区推荐预防措施：Ⅲ 类；但在 Amazonia，Pacífico，Urabá–Bajo Cauca 适用 Ⅳ 类

科摩罗

黄热病

国家要求：无

黄热病疫苗推荐：否

疟疾：感染风险主要来自恶性疟原虫，全国全年存在风险。报告过对氯喹和磺胺多辛-乙胺嘧啶耐药。

推荐预防措施：Ⅳ 类

刚果

黄热病

国家要求：所有 1 岁以上的旅行者需提供黄热病疫苗接种证明。

黄热病疫苗推荐：是

疟疾：感染风险主要来自恶性疟原虫，全国全年存在风险。报告过对氯喹和磺胺多辛-乙胺嘧啶耐药。

推荐预防措施：Ⅳ 类

库克群岛

黄热病

国家要求：无

黄热病疫苗推荐：否

哥斯达黎加

黄热病

国家要求：来自有黄热病传播风险的国家（除阿根廷、巴拿马及特立尼达和多巴哥外）9 龄月以上的旅行者，及在这些国家机场转机停留超过 12 小时的旅行者，需提供黄热病疫苗接种证明。

黄热病疫苗推荐：否

疟疾：感染风险主要来自间日疟原虫，Limón 省主要在 Matina 州全年存在风险风险。该国其他州的疟疾传播风险可以忽略或不存在。

危险地区推荐预防措施：**Ⅱ 类**

科特迪瓦

黄热病

国家要求：1 岁以上的旅行者需提供黄热病疫苗接种证明。

黄热病疫苗推荐：是

疟疾：感染风险主要来自恶性疟原虫，全国全年存在风险。报告过氯喹和磺胺多辛-乙胺嘧啶耐药。

推荐预防措施：**Ⅳ 类**

克罗地亚

黄热病

国家要求：无

黄热病疫苗推荐：否

古巴

黄热病

国家要求：无

黄热病疫苗推荐：否

塞浦路斯

黄热病

国家要求：无

黄热病疫苗推荐：否

捷克共和国

黄热病

国家要求：无

黄热病疫苗推荐：否

朝鲜

黄热病

国家要求：来自有黄热病传播风险的国家 1 岁以上的旅行者需提供黄热病疫苗接种证明。

黄热病疫苗推荐：否

疟疾：感染风险有限，在南方一些地区主要来自间日疟原虫。

危险地区推荐预防措施：**Ⅰ 类**

刚果民主共和国（前扎伊尔）

黄热病

国家要求：1 岁以上的所有旅行者需提供黄热病疫苗接种证明。

黄热病疫苗推荐：是

推荐所有 9 月龄以上的旅行者接种疫苗，但下述情况除外：

不推荐接种[1]：所有行程仅限于

---

[1] 前往黄热病病毒暴露的潜在风险很低的地区，一般不推荐接种黄热病疫苗。但当少数旅行者在这些地区的黄热病病毒暴露危险增加时（如长期旅行，过多接触蚊子，无法避免蚊虫叮咬），疫苗接种可能会被考虑。在考虑接种时，所有旅行者必须考量被黄热病病毒感染的风险，入境国家的要求，以及疫苗相关的严重副反应等个体风险因素（如年龄、免疫状况等）。

加丹加省的旅行者。

疟疾：感染风险主要来自恶性疟原虫，全国全年存在风险。报告过对氯喹和磺胺多辛-乙胺嘧啶耐药。

推荐预防措施：Ⅳ类

丹麦

黄热病

国家要求：无

黄热病疫苗推荐：否

吉布提

黄热病

国家要求：来自有黄热病传播风险的国家1岁以上的旅行者需提供黄热病疫苗接种证明。

黄热病疫苗推荐：否

疟疾：感染风险主要来自恶性疟原虫，全国全年存在风险。报告过恶性疟原虫对氯喹和磺胺多辛-乙胺嘧啶耐药。

推荐预防措施：Ⅳ类

多米尼加

黄热病

国家要求：来自有黄热病传播风险的国家1岁以上的旅行者，转机停留超过12小时的旅行者，需提供黄热病疫苗接种证明。

黄热病疫苗推荐：否

多米尼加共和国

黄热病

国家要求：无

黄热病疫苗推荐：否

疟疾：感染风险主要来自恶性疟原虫，全年存在风险，尤其在西部省份：Dajabón，Elias Pina，San Juan。在其他地区风险可以忽略。没有证据表明恶性疟原虫对任何一种抗疟药物耐药。

危险地区推荐预防措施：Ⅱ类

厄瓜多尔

黄热病

国家要求：来自有黄热病传播风险的国家1岁以上的旅行者需提供黄热病疫苗接种证明。厄瓜多尔的公民和居民出发前往有黄热病传播风险的地区时要求具有黄热病疫苗接种证明。

黄热病疫苗推荐：是

推荐接种：所有年龄在9个月以上的旅行者，前往海拔低于2300米的安第斯山脉东部省份：Morona-Santiago，Napo，Orellana，Pastaza，Sucumbios，Zamora-Chinchipe（见地图）。

一般不推荐接种[1]：行程仅限于海拔低于 2300 米的安第斯山脉西部省份：Esmeraldas，Guayas，Los Rios 和 Manabi，以及 Azuay，Bolivar，Canar，Carchi，Chimborazo，Cotopaxi，El Oro，Imbabura，Loja，Pichincha，Tungurahua 的指定地区（见地图）。

疟疾：感染风险来自间日疟原虫（87%），恶性疟原虫（13%）。海拔低于 1500 米的地区全年存在风险，在沿海省份风险中等，在 Guayaquil，Quito 及其他安第斯山脉中部的城市无传播风险。报告过对氯喹和磺胺多辛-乙胺嘧啶耐药。

危险地区推荐预防措施：**Ⅳ类**

埃及

黄热病

国家要求：来自黄热病传播风险

---

[1]前往黄热病病毒暴露的潜在风险很低的地区，一般不推荐接种黄热病疫苗。但当少数旅行者在这些地区的黄热病病毒暴露危险增加时（如长期旅行，过多接触蚊子，无法避免蚊虫叮咬），疫苗接种可能会被考虑。在考虑接种时，所有旅行者必须考量被黄热病病毒感染的风险，入境国家的要求，以及疫苗相关的严重副反应等个体风险因素（如年龄、免疫状况等）。

的国家 1 岁以上的旅行者需提供黄热病疫苗接种证明。

要求所有来自苏丹的旅行者出具黄热病疫苗接种证书，或出具由苏丹官方中心的文件，证明 6 天内无北纬 15 度以南苏丹地区的停留史。

黄热病疫苗推荐：否

疟疾：有限的恶性疟原虫和间日疟原虫传播风险，从 6 月到 10 月可能集中在 El Faiyûm 地方辖区（自 1998 年以来无本土病例报告）。

推荐预防措施：**无**

萨尔瓦多

黄热病

国家要求：来自有黄热病传播风险的国家年龄 1 至 60 岁的旅行者需提供黄热病疫苗接种证明。

黄热病疫苗推荐：否

疟疾：感染风险非常低，几乎仅农村地区有间日疟原虫存在，并受来自危地马拉的疟原虫迁徙的影响。该国家的其他地区有零星的间日疟原虫疟疾病例报告。

危险地区推荐预防措施：**Ⅰ类**

赤道几内亚

黄热病

国家要求：来自有黄热病传播风

险国家的旅行者需提供黄热病疫苗接种证明。

黄热病疫苗推荐：是

疟疾：感染风险主要来自恶性疟原虫，全国全年存在风险。报告过对氯喹和磺胺多辛-乙胺嘧啶耐药。

推荐预防措施：Ⅳ类

厄立特里亚

黄热病

国家要求：来自有黄热病传播风险的国家的旅行者需提供黄热病疫苗接种证明。

黄热病疫苗推荐：通常不推荐

一般不推荐接种[1]：前往 Anseba，Debub，Gash Barka，Mae Kel 和 Semenawi Keih Bahri 的旅行者。

不推荐接种：前往以上未列出的所有地区，包括 Dahlak Archipelagos 群岛（见地图）的旅行者。

---

[1]前往黄热病病毒暴露的潜在风险很低的地区，一般不推荐接种黄热病疫苗。但当少数旅行者在这些地区的黄热病病毒暴露危险增加时（如长期旅行，过多接触蚊子，无法避免蚊虫叮咬），疫苗接种可能会被考虑。在考虑接种时，所有旅行者必须考量被黄热病病毒感染的风险，入境国家的要求，以及疫苗相关的严重副反应等个体风险因素（如年龄、免疫状况等）。

疟疾：感染风险来自恶性疟原虫和间日疟原虫，海拔低于 2200 米的地区全年存在风险。在 Asmara 无风险。报告过对氯喹和磺胺多辛-乙胺嘧啶耐药。

危险地区推荐预防措施：Ⅳ类

爱沙尼亚

黄热病

国家要求：无

黄热病疫苗推荐：否

埃塞俄比亚

黄热病

国家要求：来自有黄热病传播风险的国家 1 岁以上的旅行者需提供黄热病疫苗接种证明。

黄热病疫苗推荐：是

除下述情况外，推荐所有大于 9 个月的旅行者接种：

如果旅行者的行程在 Afar 和 Somali 省的有限范围（见地图）一般不推荐[1]接种。

疟疾：近 60% 的感染为恶性疟原虫，40% 为间日疟原虫，全国海拔低于 2000 米的区域全年存在感染风险。报告过恶性疟原虫对氯喹和磺胺多辛-乙胺嘧啶耐药。报告过间日疟原虫对氯喹耐药。在 Addis Ababa 无疟疾风险。

危险地区推荐预防措施：Ⅳ类

福克兰群岛（马尔维纳斯群岛）

黄热病

国家要求：无

黄热病疫苗推荐：否

法罗群岛

黄热病

国家要求：无

黄热病疫苗推荐：否

斐济

黄热病

国家要求：来自有黄热病传播风险的国家 1 岁以上的旅行者，及在这些国家机场转机停留超过 12 小时的旅行者，需提供黄热病疫苗接种证明。

黄热病疫苗推荐：否

芬兰

黄热病

国家要求：无

黄热病疫苗推荐：否

法国

黄热病

国家要求：无

黄热病疫苗推荐：否

法属圭亚那

黄热病

国家要求：所有 1 岁以上的旅行者需提供黄热病疫苗接种证明。

黄热病疫苗推荐：是

疟疾：有恶性疟原虫（45%），间日疟原虫（55%）感染风险。在与巴西（Oiapoque 河谷）和苏里南（Maroni 河谷）接壤的 9 个城市全年传播风险高。在其他 13 个城市，传播风险很低或可以忽略。受巴西移民影响，一些地区曾报告过多重耐药恶性疟原虫。

危险地区推荐预防措施：Ⅳ 类

法属波利尼西亚

黄热病

国家要求：无

黄热病疫苗推荐：否

加蓬

黄热病

国家要求：所有 1 岁以上的旅行者需提供黄热病疫苗接种证明。

黄热病疫苗推荐：是

疟疾：疟疾风险主要来自恶性疟原虫，一年四季全国都有风险。报告过恶性疟原虫对氯喹和磺胺多辛-乙胺嘧啶耐药。

推荐预防措施：Ⅳ 类

加拉帕戈斯群岛　参见厄瓜多尔

冈比亚

黄热病

国家要求：来自有黄热病传播风险的国家所有 1 岁以上的旅行者需提供黄热病疫苗接种证明。

黄热病疫苗推荐：是

疟疾：感染风险主要来自恶性疟原虫，全国全年存在风险。报告过恶性疟原虫对氯喹和磺胺多辛-乙胺嘧啶耐药。

推荐预防措施：Ⅳ类

格鲁吉亚

黄热病

国家要求：无

黄热病疫苗推荐：否

疟疾：有限的疟疾风险主要来自间日疟原虫，从 6 月到 10 月可能主要在与阿塞拜疆接壤的东部的局部地区存在。在 2010 年无病例报告，在 2011 年报告过 1 例当地病例。

危险地区推荐预防措施：Ⅰ类

德国

黄热病

国家要求：无

黄热病疫苗推荐：否

加纳

黄热病

国家要求：所有年龄 9 个月以上的旅行者需提供黄热病疫苗接种证明。

黄热病疫苗推荐：是

疟疾：感染风险主要来自恶性疟原虫，全国全年存在风险。报告过氯喹和磺胺多辛-乙胺嘧啶耐药。

推荐预防措施：Ⅳ类

直布罗陀

黄热病

国家要求：无

黄热病疫苗推荐：否

希腊

黄热病

国家要求：无

黄热病疫苗推荐：否

疟疾：感染风险非常有限的（只有间日疟原虫）。在 Lakonia 行政区的 Evrotas 三角地带有大量流动人口的农业区（面积 20 平方公里），从 5 月到 10 月间可能存在风险。在旅游地区无风险。

危险地区推荐预防措施：Ⅰ类

格陵兰

黄热病

国家要求：无

黄热病疫苗推荐：否

格林纳达

黄热病

国家要求：来自有黄热病传播风险的国家 1 岁以上的旅行者，及在这些国家机场转机停留超过 12 小时的旅行者，需提供黄热病疫苗接种证明。

黄热病疫苗推荐：否

瓜德罗普

黄热病

国家要求：来自有黄热病传播风险的国家 1 岁以上的旅行者，需提供黄热病疫苗接种证明。

黄热病疫苗推荐：否

关岛

黄热病

国家要求：无

黄热病疫苗推荐：否

危地马拉

黄热病

国家要求：来自有黄热病传播风险的国家 1 岁以上的旅行者，需提供黄热病疫苗接种证明。

黄热病疫苗推荐：否

疟疾：风险主要来自间日疟，海拔低于 1500 米的区域全年存在感染风险。在 Escuintla 和 Izabal 两地风险中等，在 Alta Vera-

paz，Baja Verapaz，Chiquimala，Petén，Suchitepéquez 和 Zacapa 传播风险低。

危险地区推荐预防措施：Ⅱ类

几内亚

黄热病

国家要求：来自有黄热病传播风险的国家 1 岁以上的旅行者需提供黄热病疫苗接种证明。

黄热病疫苗推荐：是

疟疾：风险主要来自恶性疟原虫，全国全年存在风险。报告过对氯喹耐药。

推荐预防措施：Ⅳ类

几内亚-比绍

黄热病

国家要求：所有年龄 1 岁以上的旅行者需提供黄热病疫苗接种证明。

黄热病疫苗推荐：是

疟疾：风险主要来自恶性疟原虫，全国全年存在风险。报告过对氯喹和磺胺多辛-乙胺嘧啶耐药。

推荐预防措施：Ⅳ类

圭亚那

黄热病

国家要求：除阿根廷、巴拉圭、

苏里南和特立尼达和多巴哥外，来自有黄热病传播风险的国家 1 岁以上的旅行者需提供黄热病疫苗接种证明。

黄热病疫苗推荐：是

疟疾：有间日疟原虫（44%）、恶性疟原虫（45%）感染和混合感染（10%）的风险，整个内陆地区全年高风险。第 1、2、4、7、8、9 和 10 地区风险最高，第 3、5、6 地区风险最低。人口稠密的沿海地带零星报告过疟疾病例。报告过间日疟原虫对氯喹耐药。

危险地区推荐预防措施：Ⅳ类

海地

黄热病

国家要求：旅行者来自有黄热病传播风险的国家需提供黄热病疫苗接种证明。

黄热病疫苗推荐：否

疟疾：风险主要来自恶性疟原虫，全国全年存在风险。无报告称恶性疟原虫对氯喹耐药。

推荐预防措施：Ⅱ类；如果旅行前没有预防性服用氯喹，则应采用Ⅳ类措施。

洪都拉斯

黄热病

国家要求：来自有黄热病传播风

险的国家（除巴拿马外）1 岁以上的旅行者，以及在这些国家机场转机停留超过 12 小时的旅行者，需提供黄热病疫苗接种证明。

黄热病疫苗推荐：否

疟疾：风险来自间日疟原虫（85%），恶性疟原虫（14%）和混合感染（1%）。在 Gracias a Dios 和 Islas de la Bahía 间日疟原虫传播风险高；在 Atlántida，Colón，Olancho，Valle 和 Yoro 传播风险中等；在 Gracias a Dios 恶性疟原虫传播风险高；在 Atlántida，Colon，Islas de la Bahía，Olancho 和 Yoro 也报告过少数病例。

危险地区推荐预防措施：Ⅱ类

匈牙利

黄热病

国家要求：无

黄热病疫苗推荐：否

冰岛

黄热病

国家要求：无

黄热病疫苗推荐：否

印度

黄热病

国家要求：任何（年龄 9 个月以下的婴儿除外）乘飞机或轮船到达者，如果属下列情况之一却无黄热病疫苗接种证明，将被扣留隔离 6 天：

①出发前 6 天之内到达过有黄热病传播风险的地区；

②在风险地区过境（除外这些乘客和机组成员在有风险地区的机场过境时，整个停留期间都在机场范围内，并获得本国卫生官员同意予以豁免）；

③除非乘坐的船只已按照世卫组织规定的程序进行了除虫，只要乘坐的轮船在到达印度 30 天前，从有黄热病传播风险的任何一个港口或区域出发或曾经到岸；

④乘坐的飞机自有黄热病传播风险地区抵达，且未按照 1954 年《印度飞机公共卫生规则》或世卫组织的建议除虫。

以下国家和地区被认为有黄热病传播风险：

非洲：安哥拉、贝宁、布基纳法索、布隆迪、喀麦隆、中非共和国、乍得、刚果、科特迪瓦、刚果民主共和国、赤道几内亚、埃塞俄比亚、加蓬、冈比亚、加纳、几内亚、几内亚比绍、肯尼亚、利比里亚、马里、尼日尔、尼日利亚、卢旺达、塞内加尔、塞拉利昂、苏丹、多哥和乌干达。

美洲：委内瑞拉玻利瓦尔共和国、巴西、哥伦比亚、厄瓜多尔、圭亚那、法属圭亚那、巴拿马、秘鲁、玻利维亚多民族国、苏里南、特里尼达和多巴哥。

注意：任何国家一经报告有黄热病病例发生，这个国家会被印度政府作为有黄热病传播风险国家加入上述名单中。

黄热病疫苗推荐：否

疟疾：全国海拔低于 2000 米的区域全年存在风险。40%～50% 的病例由恶性疟原虫引起，其余病例由间日疟原虫引起。在 Himachal Pradesh, Jammu, Kashmir 和 Sikkim 州的部分地区无疟疾感染风险。恶性疟原虫的感染风险和耐药性在东北部的各州相对较高：Andaman 和 Nicobar 群岛，Chhattisgarh, Gujarat, Jharkhand, Karnataka（除外 Bangalore 市）Madhya Pradesh, Maharasthra（除外 Mumbai, Nagpur, Nasik 和 Pune 各市），Orissa, West Bengal（除外 Kolkata 市）。报告过恶性疟原虫对氯喹和磺胺多辛-乙胺嘧啶

耐药。

危险地区推荐预防措施：Ⅲ类；上述高危地区推荐采用Ⅳ类措施

印度尼西亚

黄热病

国家要求：来自有黄热病传播风险的国家9月龄以上的旅行者需提供黄热病疫苗接种证明。

黄热病疫苗推荐：否

疟疾：风险在以下东部五个省份的大部分地区一年四季存在：东Nusa Tenggara，Maluku，北Maluku，Papua，西Papua。在该国的其他地区仅一些区域有疟疾风险，但Jakarta自治市、城市和城区以及主要的旅游胜地无疟疾风险。报告过恶性疟原虫对氯喹和磺胺多辛-乙胺嘧啶耐药。报告过间日疟原虫对氯喹耐药。在Kalimantan省报告过人类诺氏疟原虫感染。

危险地区推荐预防措施：Ⅳ类

伊朗（伊斯兰共和国）

黄热病

国家要求：旅行者来自有黄热病传播风险的国家需提供黄热病疫苗接种证明。

黄热病疫苗推荐：否

疟疾：风险主要来自间日疟原虫

和恶性疟原虫，3月到11月份在Hormozgan省的农村地区、Kerman（热带地区）和Sistan-Baluchestan省的南部地区有风险。报告过恶性疟原虫对氯喹和磺胺多辛-乙胺嘧啶耐药。

危险地区推荐预防措施：Ⅳ类

伊拉克

黄热病

国家要求：旅行者来自有黄热病传播风险的国家需提供黄热病疫苗接种证明。

黄热病疫苗推荐：否

疟疾：有限的疟疾风险主要来自间日疟原虫，从5月至11月份在海拔1500米以下的北部地区（Duhok，Erbil和Sulaimaniya省）可能有风险。2009年以来无当地病例报告。

危险地区推荐预防措施：Ⅰ类

爱尔兰

黄热病

国家要求：无

黄热病疫苗推荐：否

以色列

黄热病

国家要求：无

黄热病疫苗推荐：否

意大利

黄热病

国家要求：无

黄热病疫苗推荐：否

牙买加

黄热病

国家要求：来自有黄热病传播风险的国家1岁以上的旅行者，以及在这些国家机场转机停留的所有旅行者，需提供黄热病疫苗接种证明。

黄热病疫苗推荐：否

疟疾：非常有限的恶性疟原虫风险可能会出现在 Kingston St Andrew Parish。在 2010 - 2011 年无本地病例报告。

危险地区推荐预防措施：Ⅰ类

日本

黄热病

国家要求：无

黄热病疫苗推荐：否

约旦

黄热病

国家要求：来自有黄热病传播风险的国家1岁以上的旅行者需提供黄热病疫苗接种证明。

黄热病疫苗推荐：否

哈萨克斯坦

黄热病

国家要求：旅行者来自有黄热病传播风险的国家需提供黄热病疫苗接种证明。

黄热病疫苗推荐：否

肯尼亚

黄热病

国家要求：来自有黄热病传播风险的国家1岁以上的旅行者需提供黄热病疫苗接种证明。

黄热病疫苗推荐：是

除以下情况外，推荐所有年龄9个月或以上的旅行者接种疫苗。

一般不推荐接种[1]：当旅行者所有行程仅限于 North Eastern 省全境，Kilifi 州，Coastal 省的 Kwale，Lamu，Malindi，Tanariver，以及 Nairobi 市 和 Mombasa 市（见地图）。

---

[1]前往黄热病病毒暴露的潜在风险很低的地区，一般不推荐接种黄热病疫苗。但当少数旅行者在这些地区的黄热病病毒暴露危险增加时（如长期旅行，过多接触蚊子，无法避免蚊虫叮咬），疫苗接种可能会被考虑。在考虑接种时，所有旅行者必须考量被黄热病病毒感染的风险，入境国家的要求，以及疫苗相关的严重副反应等个体风险因素（如年龄、免疫状况等）。

疟疾：风险主要来自恶性疟原虫，全国全年存在风险。通常情况下，内罗毕市、中部地区、东部地区、Nyanza、Rift Valley 和西部省份的高原地区（海拔 2500 米以上）疟疾风险很小。报告过对氯喹和磺胺多辛-乙胺嘧啶耐药。

推荐预防措施：Ⅳ类

基里巴斯

黄热病

国家要求：来自有黄热病传播风险的国家 1 岁以上的旅行者需提供黄热病疫苗接种证明。

黄热病疫苗推荐：否

科威特

黄热病

国家要求：无

黄热病疫苗推荐：否

吉尔吉斯斯坦

黄热病

国家要求：来自有黄热病传播风险的国家 1 岁以上的旅行者，及在这些国家机场转机停留超过 12 小时的旅行者，需提供黄热病疫苗接种证明。

黄热病疫苗推荐：否

疟疾：风险完全来自间日疟原虫。从 6 月至 10 月，主要在该

国南部和西部地区与塔吉克斯坦和乌兹别克斯坦接壤的地区（Batken，Jalal‐Abad 和 Osh 地区）以及 Bishkek 的郊区。

危险地区推荐预防措施：Ⅰ类

老挝人民民主共和国

黄热病

国家要求：旅行者来自有黄热病传播风险的国家需提供黄热病疫苗接种证明。

黄热病疫苗推荐：否

疟疾：风险主要来自恶性疟原虫，全国全年存在风险。报告过恶性疟原虫对氯喹和磺胺多辛-乙胺嘧啶耐药。

推荐预防措施：Ⅳ类

拉脱维亚

黄热病

国家要求：无

黄热病疫苗推荐：否

黎巴嫩

黄热病

国家要求：来自有黄热病传播风险的国家年龄 6 个月以上的旅行者需提供黄热病疫苗接种证明。

黄热病疫苗推荐：否

莱索托

黄热病

国家要求：来自有黄热病传播风险的国家年龄 9 个月以上的旅行者，及在这些国家机场转机停留超过 12 小时的旅行者需提供黄热病疫苗接种证明。

黄热病疫苗推荐：否

利比里亚

黄热病

国家要求：所有年龄 1 岁以上的旅行者需提供黄热病疫苗接种证明。

黄热病疫苗推荐：是

疟疾：风险主要来自恶性疟原虫，全国全年存在风险。报告过恶性疟原虫对氯喹和磺胺多辛-乙胺嘧啶耐药。

推荐预防措施：Ⅳ类

利比亚

黄热病

国家要求：旅行者来自黄热病传播风险的国家需提供黄热病疫苗接种证明。

黄热病疫苗推荐：否

列支敦士登

黄热病

国家要求：无

黄热病疫苗推荐：否

立陶宛

黄热病

国家要求：无

黄热病疫苗推荐：否

卢森堡

黄热病

国家要求：无

黄热病疫苗推荐：否

马达加斯加

黄热病

国家要求：旅行者来自黄热病传播风险的国家需提供黄热病疫苗接种证明。

黄热病疫苗推荐：否

疟疾：疟疾风险主要来自恶性疟原虫，全国全年存在风险，在沿海地区有高风险。报告过氯喹耐药。

推荐预防措施：Ⅳ类

马德拉群岛　参见葡萄牙

马拉维

黄热病

国家要求：来自有黄热病传播的风险国家 1 岁以上的旅行者，在这些国家机场转机停留超过 12 小时的旅行者，需提供黄热病疫苗接种证明。

黄热病疫苗推荐：否

疟疾：风险主要来自恶性疟原虫，全国全年存在风险。报告过恶性疟原虫对氯喹和磺胺多辛-乙胺嘧啶耐药。

推荐预防措施：Ⅳ类

马来西亚

黄热病

国家要求：来自有黄热病传播风险的国家1岁以上的旅行者，及在这些国家机场转机停留超过12小时的旅行者，需提供黄热病疫苗接种证明。

黄热病疫苗推荐：否

疟疾：疟疾风险只限于 Sabah 和 Sarawak 的纵深腹地及马来西亚半岛的中部地区。市区、郊区和沿海地区都无疟疾。报告过恶性疟原虫对氯喹和磺胺多辛-乙胺嘧啶耐药。报告过人类诺氏疟虫感染。报告过间日疟原虫对氯喹耐药。

危险地区推荐预防措施：Ⅳ类

马尔代夫

黄热病

国家要求：来自有黄热病传播风险的国家1岁以上的旅行者需提供黄热病疫苗接种证明。

黄热病疫苗推荐：否

马里

黄热病

国家要求：所有1岁以上的旅行者需提供黄热病疫苗接种证明。

黄热病疫苗推荐：是

推荐所有年龄9个月或以上，去撒哈拉沙漠以南地区（见地图）的旅行者，接种疫苗。

行程仅限于在撒哈拉沙漠地区（见地图）的旅行者，不推荐接种疫苗。

疟疾：疟疾风险主要来自恶性疟原虫，全国全年存在风险。报告过恶性疟原虫对氯喹和磺胺多辛-乙胺嘧啶耐药。

推荐预防措施：Ⅳ类

马耳他

黄热病

国家要求：来自有黄热病传播风险的国家年龄9个月以上的旅行者，需提供黄热病疫苗接种证明。来自黄热病传播风险地区9月龄以下的婴儿，如果有流行病学表现，会受到隔离或监测。在有黄热病传播风险的国家机场转机停留的旅行者不需要提供接种证。

黄热病疫苗推荐：否

马绍尔群岛

黄热病

国家要求：无

黄热病疫苗推荐：否

马提尼克

黄热病

国家要求：来自有黄热病传播风险的国家1岁以上的旅行者需提供黄热病疫苗接种证明。

黄热病疫苗推荐：否

毛里塔尼亚

黄热病

国家要求：来自有黄热病传播风险的国家1岁以上的旅行者需提供黄热病疫苗接种证明。

黄热病疫苗推荐：是

推荐接种：所有年龄在9个月以上前往撒哈拉沙漠以南地区的旅行者（见地图）。

不推荐接种：旅行者的行程限于撒哈拉沙漠领域（地图）。

疟疾：风险主要来自恶性疟原虫，全国除南部地区Dakhlet - Nouadhibou和Tiris - Zemour外全年存在风险。雨季（集中在7月至10月份）在Adrar和Inchiri有疟疾风险。曾报告氯喹耐药。

危险地区推荐预防措施：Ⅳ类

毛里求斯

黄热病

国家要求：来自有黄热病传播风

险的国家1岁以上的旅行者，及在这些国家机场转机停留超过12小时的旅行者，需提供黄热病疫苗接种证明。

黄热病疫苗推荐：否

马约特岛（法属海外领地）

黄热病

国家要求：来自有黄热病传播风险的国家1岁以上的旅行者需提供黄热病疫苗接种证明。

黄热病疫苗推荐：否

疟疾：风险主要来自恶性疟原虫，全年存在风险。曾报告氯喹和磺胺多辛-乙胺嘧啶耐药。

推荐预防措施：Ⅳ类

墨西哥

黄热病

国家要求：无

黄热病疫苗推荐：否

疟疾：疟疾风险几乎完全来自间日疟原虫，在一些没有游客参观的农村地区全年存在风险。Chiapas和Oaxaca州的一些地方（主要是在Costa和Loxichas）风险中等；在Chihuahua, Durango, Nayarit, Quintana Roo和Sinaloa州部分地区也发现了疟疾传播但风险非常低。

中等风险地区推荐预防措施：

Ⅱ类
低风险地区推荐预防措施：Ⅰ类

密克罗尼西亚联邦

黄热病
国家要求：无
黄热病疫苗推荐：否

摩纳哥

黄热病
国家要求：无
黄热病疫苗推荐：否

蒙古

黄热病
国家要求：无
黄热病疫苗推荐：否

黑山共和国

黄热病
国家要求：无
黄热病疫苗推荐：否

蒙特色拉特岛

黄热病
国家要求：来自有黄热病传播风险的国家1岁以上的旅行者需提供黄热病疫苗接种证明。
黄热病疫苗推荐：否

摩洛哥

黄热病
国家要求：无

黄热病疫苗推荐：否

莫桑比克

黄热病
国家要求：来自有黄热病传播风险的国家1岁以上的旅行者需提供黄热病疫苗接种证明。
黄热病疫苗推荐：否
疟疾：风险主要来自恶性疟原虫，全国全年存在风险。报告过恶性疟原虫对氯喹和磺胺多辛-乙胺嘧啶耐药。
推荐预防措施：Ⅳ类

缅甸

黄热病
国家要求：来自有黄热病传播的风险国家1岁以上的旅行者，及在这些国家机场转机停留超过12小时的旅行者，需提供黄热病疫苗接种证明。缅甸的国民和居民到有黄热病传播风险的地区时要求持有黄热病疫苗接种证明。
黄热病疫苗推荐：否
疟疾：风险主要来自恶性疟原虫。在偏远的农村、丘陵和森林地区以及在 Rahkine 州的一些沿海地区全年存在风险。在城市和大城市地区无疟疾传播。中部平原和干旱地区一般无疟疾传播，但有散在病例。据报告恶性疟原虫对氯喹和磺胺多辛-乙胺嘧啶耐药。在 Kayin 州和 Shan 州的东部报告了甲氟喹耐药。在缅甸东南部怀疑新出现青蒿素耐药。间日疟原虫对氯喹耐药。报告过人类诺氏疟原虫感染。

危险地区推荐预防措施：Ⅳ类

纳米比亚

黄热病

国家要求：旅行者来自有黄热病传播风险的国家需提供黄热病疫苗接种证明。非洲和南美洲流行区的国家或地区都被视为有黄热病传播风险的地区。旅行者搭乘风险区以外国家起飞的航班，路经这些危险区，如转机时一直在预定的机场或附近城镇，则不需要提供接种证书。搭乘起飞自黄热病传播风险国家的航班，或搭乘计划外航班在这些风险国家过境的所有旅行者，都必须持有接种证书。不坚持要求年龄未满1岁的儿童持有黄热病疫苗接种证书，但可能对婴儿实施监测。

黄热病疫苗推荐：否

疟疾：疟疾风险主要来自恶性疟原虫，从 11 月到 6 月主要集中在以下区域：Ohangwena, Oma-heke, Omusati, Oshana, Oshiko-

to 和 Otjozondjupa。在 Kunene 沿河地区，Caprivi 和 Kavango 地区全年存在风险。报告过对氯喹和磺胺多辛-乙胺嘧啶耐药。

危险地区推荐预防措施：Ⅳ类

瑙鲁

黄热病

国家要求：来自有黄热病传播风险的国家 1 岁以上的旅行者需提供黄热病疫苗接种证明。

黄热病疫苗推荐：否

尼泊尔

黄热病

国家要求：旅行者来自黄热病传播风险的国家需提供黄热病疫苗接种证明。

黄热病疫苗推荐：否

疟疾：风险主要来自间日疟原虫，在与印度接壤的 Terai 农村 20 个行政区全年存在风险，从 7 月到 10 月偶然有恶性疟疾暴发。在 Terai 区域内和中部山岭地带的 45 个区有季节性的间日疟传播。报告过恶性疟原虫对氯喹和磺胺多辛-乙胺嘧啶耐药。

危险地区推荐预防措施：Ⅲ类

荷兰

黄热病

国家要求：无

黄热病疫苗推荐：否

荷属安的列斯群岛（博内尔岛、库拉索岛、萨巴、圣尤斯特歇斯、圣马田）

黄热病

国家要求：来自有黄热病传播风险的国家年龄 6 个月以上的旅行者需提供黄热病疫苗接种证明。

黄热病疫苗推荐：否

新喀里多尼亚及属地

黄热病

国家要求：来自有黄热病传播风险的国家 1 岁以上的旅行者需提供黄热病疫苗接种证明。

注意：当黄热病疫情威胁到该领土时，特指的黄热病疫苗接种证明可能会被要求。

黄热病疫苗推荐：否

新西兰

黄热病

国家要求：无

黄热病疫苗推荐：否

尼加拉瓜

黄热病

国家要求：来自有黄热病传播风险的国家 1 岁以上的旅行者需提供黄热病疫苗接种证明。

黄热病疫苗推荐：否

疟疾：低风险，主要来自间日疟原虫（82%）。在北大西洋自治区的一些直辖市全年存在风险。在 Boaca，Chinandega，Jinoteca，Léon 和 Matagalpa 有零星传播病例报道。在中部和西部地区的其他直辖市也有病例报告，但这些区域的风险非常低，或可以忽略不计。

危险地区推荐预防措施：II 类

尼日尔

黄热病

国家要求：要求所有 1 岁以上的到达旅行者需持有黄热病疫苗接种证明。建议要离开尼日尔的旅行者也备好黄热病疫苗接种证明。

黄热病疫苗推荐：是

推荐接种：所有年龄在 9 个月以上前往撒哈拉沙漠以南地区的旅行者（见地图）。

不推荐接种：旅行者的行程仅限于在撒哈拉沙漠地区（见地图）。

疟疾：风险主要来自恶性疟原虫，全国全年存在风险。曾报道恶性疟原虫对氯喹耐药。

推荐预防措施：IV 类

尼日利亚

黄热病

国家要求：来自有黄热病传播风险的国家 1 岁以上的旅行者需提供黄热病疫苗接种证明。

黄热病疫苗推荐：是

疟疾：风险主要来自恶性疟原虫，全国全年存在风险。报告过恶性疟原虫对氯喹和磺胺多辛-乙胺嘧啶耐药。

推荐预防措施：Ⅳ类

纽埃

黄热病

国家要求：来自有黄热病传播风险国家年龄 9 个月以上的旅行者需提供黄热病疫苗接种证明。

黄热病疫苗推荐：否

诺福克岛　参见澳大利亚

北马里亚纳群岛

黄热病

国家要求：无

黄热病疫苗推荐：否

挪威

黄热病

国家要求：无

黄热病疫苗推荐：否

阿曼

黄热病

国家要求：来自有黄热病传播风

险的国家 1 岁以上的旅行者需提供黄热病疫苗接种证明。

黄热病疫苗推荐：否

疟疾：零星的恶性疟原虫和间日疟原虫传播可能与国际旅行输入性疟原虫相关。但 2010 年北 Sharqiya 地区报道过当地恶性疟和间日疟病例暴发。2011 年也有当地病例报道。

推荐预防措施：Ⅰ类

巴基斯坦

黄热病

国家要求：来自有黄热病传播风险的国家之任何地区 1 岁龄以上的旅行者，及在这些国家机场转机停留超过 12 小时的旅行者，均需提供黄热病疫苗接种证明。

黄热病疫苗推荐：否

疟疾：海拔低于 2000 米的全部地区全年存在风险，多与间日疟原虫和恶性疟原虫相关。曾报告恶性疟原虫对氯喹和磺胺多辛-乙胺嘧啶耐药。

危险地区推荐预防措施：Ⅳ类

帕劳

黄热病

国家要求：无

黄热病疫苗推荐：否

巴拿马

黄热病

国家要求：来自有黄热病传播风险国家的所有旅行者需提供黄热病疫苗接种证明。

黄热病疫苗推荐：是

推荐接种：所有年龄在 9 个月或以上的旅行者，到苏伊士运河东部的所有大陆地区旅游行（Embera 人和 Kuna Yala 人的原住民地区全境，Darién 省，Colón 和 Panama 省的东部运河区）（见地图）。

不推荐接种[1]：旅行者的行程仅限于苏伊士运河以西地区、巴拿马市、苏伊士运河区、Balboa 和 San Blas 群岛（见地图）。

疟疾：风险主要来自间日疟原虫（99%）。沿大西洋海岸的省份、土著人居留地与哥斯达黎加和哥伦比亚 的 边界：Bocas del Toro，Chiriquí，Colón，Darién，Kuna Yala，Ngäbe Buglé，Panama 和 Veraguas 等地全年存在风险。在巴拿马市、苏伊士运河区及其他省份无传播风险或可以忽略。在 Darién 和 San Blas 有抗氯喹恶性疟原虫报告。

危险地区推荐预防措施：Ⅱ类，但东部流行地区适用Ⅳ类

巴布亚新几内亚

黄热病

国家要求：来自有黄热病传播风险的国家年龄 1 岁以上的旅行者需提供黄热病疫苗接种证明。

黄热病疫苗推荐：否

疟疾：风险主要来自恶性疟原虫，海拔低于 1800 米的全部区域全年存在风险。报告过恶性疟原虫对氯喹和磺胺多辛-乙胺嘧啶耐药。间日疟原虫对氯喹耐药。

推荐预防措施：Ⅳ类

巴拉圭

黄热病

国家要求：来自有黄热病传播风险的国家年龄 1 岁以上的旅行者需提供黄热病疫苗接种证明。

黄热病疫苗推荐：是

除下述情况，建议年龄 9 个月以上的所有旅行者接种疫苗：

一般不推荐接种[1]，旅行者行程仅限于 Asunción 市。

疟疾：风险几乎完全来自间日疟

---

[1]前往黄热病病毒暴露的潜在风险很低的地区，一般不推荐接种黄热病疫苗。但当少数旅行者在这些地区的黄热病病毒暴露危险增加时（如长期旅行，过多接触蚊子，无法避免蚊虫叮咬），疫苗接种可能会被考虑。在考虑接种时，所有旅行者必须考量被黄热病病毒感染的风险，入境国家的要求，以及疫苗相关的严重副反应等个体风险因素（如年龄、免疫状况等）。

原虫。在 Alto Paraná 和 Caaguazú 省区域的一些城市传播风险中等，其他地区无传播危险或风险可忽略不计。

危险地区推荐预防措施：Ⅱ类

秘鲁

黄热病

国家要求：无

黄热病疫苗推荐：是

推荐接种：年龄 9 个月或以上的旅行者，前往海拔低于 2300 米下的下列地区：Amazonas 地区，Loreto, Madre de Dios, San Martin, Ucayali, 以及下列指定地区（见地图）：Ancash 远东部，Apurímac 北部，Ayacucho 北部及远东部，Cajamarca 北部及远东部，Cusco 西北、东北、北部，Huancavelica 最北部，Huánuco 北部、中部和东部，Junín 北部和东部，La Libertad 东部 Pasco 中部和东部，Piura 东部，Puno 北部。

一般不推荐接种[1]：旅行者的行

程仅限于西部安第斯山脉以下区域：Lambayeque 和 Tumbes 整个区域和 Piura 西部和 Cajamarca 中西部指定区域（见地图）。

不推荐接种：旅行者的行程仅限于以下：所有海拔 2300 米以上的地区，上面未列出的西部安第斯山脉地区，城市库斯科和利马，马丘比丘，印加古道（见地图）。

疟疾：在海拔 2000 米以下的农村地区一年四季存在感染间日疟原虫（89％）和恶性疟原虫（11％）风险。23 个风险最高的地区主要集中在：

Ayacucho，Junín，Loreto，Madre de Dios，Piura，San Martin 和 Tumbes。Loreto 坐落在亚马逊区域，包含该国家的 18 个风险最高的地区，报告的恶性疟原虫病例占 99％。恶性疟原虫对氯喹及磺胺多辛 - 乙胺嘧啶耐药。间日疟原虫对氯喹耐药。

危险地区推荐预防措施：Ⅱ类，在间日疟危险地区：Loreto 适用 Ⅳ类。

菲律宾

黄热病

国家要求：来自有黄热病传播风险的国家 1 岁以上的旅行者及在

---

[1] 前往黄热病病毒暴露的潜在风险很低的地区，一般不推荐接种黄热病疫苗。但当少数旅行者在这些地区的黄热病病毒暴露危险增加时（如长期旅行，过多接触蚊子，无法避免蚊虫叮咬），疫苗接种可能会被考虑。在考虑接种时，所有旅行者必须考量被黄热病病毒感染的风险，入境国家的要求，以及疫苗相关的严重副反应等个体风险因素（如年龄、免疫状况等）。

这些国家机场转机的所有旅行者都需提供黄热病疫苗接种证明。

黄热病疫苗推荐：否

疟疾：在海拔 600 米以下的地区全年存在风险，以下 22 个省除外：Aklan，Albay，Benguet，Biliran，Bohol，Camiguin，Capiz，Catanduanes，Cavite，Cebu，Guimaras，Iloilo，Northern Leyte，南 Leyte，Marinduque，Masbate，东 Samar，北 Samar，西 Sama，Siquijor，Sorsogon，Surigao Del Norte 和 Manila 市。据称在市区或平原地区无传播风险。报告过恶性疟原虫对氯喹和磺胺多辛-乙胺嘧啶耐药。在 Palawan 省报告过人类诺氏疟原虫感染。

危险地区推荐预防措施：Ⅳ类

梵蒂冈

黄热病

国家要求：来自有黄热病传播风险的国家 1 岁以上的旅行者需提供黄热病疫苗接种证明。

黄热病疫苗推荐：否

波兰

黄热病

国家要求：无

黄热病疫苗推荐：否

葡萄牙

黄热病

国家要求：无

黄热病疫苗推荐：否

波多黎各

黄热病

国家要求：无

黄热病疫苗推荐：否

卡塔尔

黄热病

国家要求：无

黄热病疫苗推荐：否

韩国

黄热病

国家要求：无

黄热病疫苗推荐：否

疟疾：有限的疟疾风险主要来自间日疟原虫，主要在 Gangwon 道和 Gyeonggi 道的北部地区和仁川市（向非军事区延伸）。

危险地区推荐预防措施：Ⅰ类

摩尔瓦多共和国

黄热病

国家要求：无

黄热病疫苗推荐：否

留尼旺岛

黄热病

国家要求：无

黄热病疫苗推荐：否

罗马尼亚

黄热病

国家要求：无

黄热病疫苗推荐：否

俄罗斯联邦

黄热病

国家要求：来自黄有热病传播风险的国家年龄 9 个月以上的旅行者需提供黄热病疫苗接种证明。

黄热病疫苗推荐：否

疟疾：由于受独联体南方国家大量移民迁移的影响，可能存在间日疟原虫感染风险，但风险非常有限。

推荐预防措施：**无**

卢旺达

黄热病

国家要求：所有年龄 1 岁以上的旅行者需提供黄热病疫苗接种证明。

黄热病疫苗推荐：是

疟疾：疟疾风险主要来自恶性疟原虫，全国全年存在风险。报告过恶性疟原虫对氯喹和磺胺多辛-乙胺嘧啶耐药。

推荐预防措施：**Ⅳ类**

圣赫勒拿

黄热病

国家要求：来自有黄热病传播风险的国家 1 岁以上的旅行者需提供黄热病疫苗接种证明。

黄热病疫苗推荐：否

圣基茨和尼维斯

黄热病

国家要求：来自有黄热病传播风险的国家 1 岁以上的旅行者，及在这些国家机场转机停留超过 12 小时的旅行者，需提供黄热病疫苗接种证明。

黄热病疫苗推荐：否

圣卢西亚岛

黄热病

国家要求：来自有黄热病传播风险的国家 1 岁以上的旅行者需提供黄热病疫苗接种证明。

黄热病疫苗推荐：否

圣皮埃尔和密克隆

黄热病

国家要求：无

黄热病疫苗推荐：否

圣文森特和格林纳丁斯

黄热病

国家要求：来自有黄热病传播风

国际旅行卫生

险的国家 1 岁以上的旅行者需提供黄热病疫苗接种证明。

黄热病疫苗推荐：否

萨摩亚

黄热病

国家要求：来自有黄热病传播风险国的家 1 岁以上的旅行者需提供黄热病疫苗接种证明。

黄热病疫苗推荐：否

圣马力诺

黄热病

国家要求：无

黄热病疫苗推荐：否

圣多美和普林西比

黄热病

国家要求：所有年龄 1 岁以上的旅行者需提供黄热病疫苗接种证明。

黄热病疫苗推荐：是

一般不推荐[1] 到圣多美和普林西

---

[1]前往黄热病病毒暴露的潜在风险很低的地区，一般不推荐接种黄热病疫苗。但当少数旅行者在这些地区的黄热病病毒暴露危险增加时（如长期旅行，过多接触蚊子，无法避免蚊虫叮咬），疫苗接种可能会被考虑。在考虑接种时，所有旅行者必须考量被黄热病病毒感染的风险，入境国家的要求，以及疫苗相关的严重副反应等个体风险因素（如年龄、免疫状况等）。

比的旅行者接种。

疟疾：风险主要来自恶性疟原虫，全国全年存在风险。报告过恶性疟原虫对氯喹耐药。

推荐预防措施：IV 类

沙特阿拉伯

黄热病

国家要求：所有来自有黄热病传播风险国家的旅行者需提供黄热病疫苗接种证明。

黄热病疫苗推荐：否

疟疾：有限的疟疾风险主要来自恶性疟原虫，从 9 月份到 1 月份主要沿着与也门接壤的南部边界区域流行（除外高海拔地区 Asir 省）。在 Mecca 或 Medina 市无传播风险。报告过恶性疟原虫对氯喹耐药。

危险地区推荐预防措施：IV 类

塞内加尔

黄热病

国家要求：来自有黄热病传播风险的国家年龄 9 个月以上的旅行者，及在这些国家机场转机的所有旅行者，均需提供黄热病疫苗接种证明。

黄热病疫苗推荐：是

疟疾：疟疾风险主要来自恶性疟原虫，全国全年存在风险。从 1

274

月到 6 月中西部地区疟疾风险小。对氯喹和磺胺多辛-乙胺嘧啶耐药。

推荐预防措施：Ⅳ类

塞尔维亚

黄热病

国家要求：无

黄热病疫苗推荐：否

塞舌尔

黄热病

国家要求：来自有黄热病传播风险的国家 1 岁以上的旅行者，及在这些国家机场转机的所有旅行者需提供黄热病疫苗接种证明。

黄热病疫苗推荐：否

塞拉利昂

黄热病

国家要求：所有旅行者需提供黄热病疫苗接种证明。

黄热病疫苗推荐：是

疟疾：风险主要来自恶性疟原虫，全国全年存在风险。对氯喹和磺胺多辛-乙胺嘧啶耐药。

推荐预防措施：Ⅳ类

新加坡

黄热病

国家要求：到达前 6 天来自有黄热病传播风险的国家或在这些国家的机场转机停留超过 12 小时的 1 岁以上的旅行者需提供黄热病疫苗接种证明。

黄热病疫苗推荐：否

疟疾：报告过人类诺氏疟原虫感染。

诺氏疟原虫危险区推荐预防措施：Ⅰ类

斯洛伐克

黄热病

国家要求：无

黄热病疫苗推荐：否

斯洛文尼亚

黄热病

国家要求：无

黄热病疫苗推荐：否

所罗门群岛

黄热病

国家要求：来自有黄热病传播风险国家的旅行者需提供黄热病疫苗接种证明。

黄热病疫苗推荐：否

疟疾：风险主要来自恶性疟原虫，除了一些偏远东部、南部的小岛，全年存在风险。报告过恶性疟原虫对氯喹和磺胺多辛-乙胺嘧啶耐药。间日疟原虫对氯喹耐药。

危险地区推荐预防措施：Ⅳ类

索马里

黄热病

国家要求：来自有黄热病传播风险国家的旅行者需提供黄热病疫苗接种证明。

黄热病疫苗推荐：通常不推荐

一般不推荐[1]去以下区域的旅行者接种：Bakool，Banaadir，Bay，Gado，Galgadud，Hiran，Juba 低地，Juba 中部，Shabelle 低地，Shabelle 中部（见地图）。前往上述未列出地区的旅行者不推荐接种黄热病疫苗。

疟疾：风险主要来自恶性疟原虫，全国全年存在风险。该国北部风险相对较低并呈季节性，而中部和南部风险相对较高。报告过恶性疟原虫对氯喹和磺胺多辛-乙胺嘧啶耐药。

推荐预防措施：Ⅳ类

---

[1]前往黄热病病毒暴露的潜在风险很低的地区，一般不推荐接种黄热病疫苗。但当少数旅行者在这些地区的黄热病病毒暴露危险增加时（如长期旅行，过多接触蚊子，无法避免蚊虫叮咬），疫苗接种可能会被考虑。在考虑接种时，所有旅行者必须考量被黄热病病毒感染的风险，入境国家的要求，以及疫苗相关的严重副反应等个体风险因素（如年龄、免疫状况等）。

南非

黄热病

国家要求：1 岁以上的来自有黄热病传播风险国家的旅行者，包括来自厄立特里亚、圣多美和普林西比、索马里、坦桑尼亚联合共和国、赞比亚的旅行者，以及曾在有黄热病传播风险国家的机场转机的旅行者，需提供黄热病疫苗接种证明。

黄热病疫苗推荐：否

疟疾：风险主要来自恶性疟原虫，在 Mpumalanga 省（包括 Kruger 国家公园），Limpopo 省和 KwaZulu-Natal 东北部，南至 Tugela 河的低海拔地区，全年存在风险，且从 10 月到第二年 5 月份风险最高。报告过对氯喹和磺胺多辛-乙胺嘧啶耐药。

危险地区推荐预防措施：Ⅳ类

南苏丹

黄热病

国家要求：无

黄热病疫苗推荐：是

疟疾：风险主要来自恶性疟原虫，全国全年存在风险。报告过恶性疟原虫对氯喹和磺胺多辛-乙胺嘧啶耐药。

推荐预防措施：Ⅳ类

西班牙

黄热病

国家要求：无

黄热病疫苗推荐：否

斯里兰卡

黄热病

国家要求：来自有黄热病传播风险国家所有 1 岁以上的旅行者需提供黄热病疫苗接种证明。

黄热病疫苗推荐：否

疟疾：有限的风险来自间日疟原虫（88%）和恶性疟原虫（12%）。除 Colombo，Galle，Gampaha，Kalutara，Matara 和 Nuwara Eliya 地区外全年有感染风险。报告过恶性疟原虫对氯喹和磺胺多辛-乙胺嘧啶耐药。

危险地区推荐预防措施：Ⅲ类

苏丹

黄热病

国家要求：来自有黄热病传播风险的国家所有年龄 9 个月以上的旅行者需提供黄热病疫苗接种证明。离开苏丹的旅行者也可能会被要求出示接种证明。

黄热病疫苗推荐：是

推荐接种：年龄 9 个月以上所有前往撒哈拉沙漠以南地区的旅行者（地图）。

不推荐接种：旅行者的行程只限于撒哈拉大沙漠和 Khartoum 市区（见地图）。

疟疾：风险主要来自恶性疟原虫，全国全年存在风险。该国的北部风险低并呈季节性，中部和南部地区风险较高。红海沿岸的疟疾风险非常有限。报告过恶性疟原虫对氯喹和磺胺多辛-乙胺嘧啶耐药。

推荐预防措施：Ⅳ类

苏里南

黄热病

国家要求：来自有黄热病传播风险的国家所有 1 岁以上的旅行者需提供黄热病疫苗接种证明。

黄热病疫苗推荐：是

疟疾：疟疾风险包括恶性疟原虫（40%），间日疟原虫（58%）和混合感染（2%）。近年来风险逐渐降低。该国沿海热带草原区以外的内陆地区全年存在风险，风险最高的地区主要位于东部边境和黄金开采区。在 Paramaribo 市和其他 7 个沿海地区，传播的风险低或可以忽略不计。报道过恶性疟原虫对氯喹和磺胺多辛-乙胺嘧啶耐药。另据报道一些地区对奎宁的药敏度下降。

危险地区推荐预防措施：Ⅳ类

斯威士兰

黄热病

国家要求：来自有黄热病传播风险国家的旅行者需提供黄热病疫苗接种证明。

黄热病疫苗推荐：否

疟疾：风险主要来自恶性疟原虫，全国全年存在风险。在所有低洼地区（主要是 Big Bend，Mhlume，Simunye 和 Tshane-ni）。报告过恶性疟原虫对氯喹耐药。

危险地区推荐预防措施：Ⅳ类

瑞典

黄热病

国家要求：无

黄热病疫苗推荐：否

瑞士

黄热病

国家要求：无

黄热病疫苗推荐：否

阿拉伯叙利亚共和国

黄热病

国家要求：来自有黄热病传播风险的国家年龄 6 个月以上的旅行者，及在这些国家机场转机停留

超过 12 小时的旅行者需要提供接种证明。

黄热病疫苗推荐：否

疟疾：非常有限的疟疾风险完全来自间日疟原虫，从 5 月份到 10 月份沿北部边界，尤其是在 El Hasaka Governorate 农村地区可能存在感染风险（自 2005 年以来无当地病例报告）。

推荐预防措施：**无**

塔吉克斯坦

黄热病

国家要求：无

黄热病疫苗推荐：否

疟疾：风险主要来自间日疟原虫，从 6 月到 10 月，特别是在南部（Khatlon Region），中部一些地区（Dushanbe），西部（Gorno-Badakhshan）和北部（Leninabad Region）有感染风险。在该国的南方报告过恶性疟原虫对氯喹和磺胺多辛-乙胺嘧啶耐药。

危险地区推荐预防措施：Ⅲ类

泰国

黄热病

国家要求：来自有黄热病传播风险的国家 1 岁以上的旅行者，及在这些国家机场转机的所有旅行

者需提供黄热病疫苗接种证明。

黄热病疫苗推荐：否

疟疾：一年四季均存在感染风险。主要风险区是农村特别是森林和丘陵地区，延伸至国境边界包括最南端的省份，城市（如曼谷、清迈、芭堤雅）市区范围内，苏梅岛、普吉岛等主要旅游圣地无风险。然而在其他一些区域和岛屿有风险。报告过恶性疟原虫对氯喹和磺胺多-乙胺嘧啶耐药。在与柬埔寨和缅甸的交界区有甲氟喹和奎宁耐药报道。与缅甸交界区有青蒿素耐药报道。间日疟原虫对氯喹耐药。报道过人类诺氏疟原虫感染。

危险地区推荐预防措施：Ⅰ类；与柬埔寨和缅甸的交界地区适用Ⅳ类

前南斯拉夫共和国马其顿

黄热病

国家要求：无

黄热病疫苗推荐：否

东帝汶

黄热病

国家要求：来自有黄热病传播风险的国家1岁以上的旅行者需提供黄热病疫苗接种证明。

黄热病疫苗推荐：否

疟疾：风险主要来自恶性疟原虫，全国全年存在风险。报告过恶性疟原虫对氯喹和磺胺多辛-乙胺嘧啶耐药。

推荐预防措施：Ⅳ类

多哥

黄热病

国家要求：所有1岁以上的旅行者需提供黄热病疫苗接种证明。

黄热病疫苗推荐：是

疟疾：风险主要来自恶性疟原虫，全国全年存在风险。报告过恶性疟原虫对氯喹和磺胺多辛-乙胺嘧啶耐药。

推荐预防措施：Ⅳ类

托克劳

（新西兰的非自治领土）

要求同新西兰

汤加

黄热病

国家要求：无

黄热病疫苗推荐：否

特立尼达和多巴哥

黄热病

国家要求：来自黄热病传播风险国家所有1岁以上的旅行者需提供黄热病疫苗接种证明。

黄热病疫苗推荐：是

推荐所有前往特立尼达岛年龄 9 个月以上的旅行者接种疫苗，但以下情况除外：

一般不推荐接种[1]：旅行者的行程仅限于西班牙港口城市地区；未上岸的游轮乘客；转机途中的飞机乘客。

不推荐接种：行程仅限于多巴哥岛的旅行者接种疫苗。

突尼斯

黄热病

国家要求：来自有黄热病传播风险的国家 1 岁以上的旅行者需提供黄热病疫苗接种证明。

黄热病疫苗推荐：否

土耳其

黄热病

国家要求：无

黄热病疫苗推荐：否

疟疾：有限的疟疾风险主要来自

---

[1]前往黄热病病毒暴露的潜在风险很低的地区，一般不推荐接种黄热病疫苗。但当少数旅行者在这些地区的黄热病病毒暴露危险增加时（如长期旅行，过多接触蚊子，无法避免蚊虫叮咬），疫苗接种可能会被考虑。在考虑接种时，所有旅行者必须考量被黄热病病毒感染的风险，入境国家的要求，以及疫苗相关的严重副反应等个体风险因素（如年龄、免疫状况等）。

间日疟原虫，从 5 月到 10 月风险集中在以下省份：Diyarbakir，Mardin 和 Şanliurfa。在该国西部和西南部的主要旅游区无疟疾风险。2010 年和 2011 年有少数零星病例报告。

危险地区推荐预防措施：Ⅱ类

土库曼斯坦

黄热病

国家要求：无

黄热病疫苗推荐：否

图瓦卢

黄热病

国家要求：无

黄热病疫苗推荐：否

乌干达

黄热病

国家要求：来自有黄热病传播风险的国家所有年龄 1 岁以上的旅行者需提供黄热病疫苗接种证明。

黄热病疫苗推荐：是

疟疾：风险主要来自恶性疟原虫，整个国家包括主要城镇：Fort Portal，Jinja，Kampala，Kigezi 和 Mbale 全年都有风险。报告过恶性疟原虫对氯喹和磺胺多辛-乙胺嘧啶耐药。

推荐预防措施：Ⅳ类

乌克兰

黄热病

国家要求：无

黄热病疫苗推荐：否

阿拉伯联合酋长国

黄热病

国家要求：无

黄热病疫苗推荐：否

坦桑尼亚联合共和国（坦桑尼亚）

黄热病

国家要求：来自有黄热病传播风险的国家所有年龄1岁以上的旅行者需提供黄热病疫苗接种证明。

黄热病疫苗推荐：通常不推荐一般不推荐[1]前往坦桑尼亚的旅行者接种疫苗。

疟疾：风险主要来自恶性疟原虫，海拔低于1800米的整个地区全年存在风险。报告过恶性疟原虫对氯喹和磺胺多辛-乙胺嘧啶耐药。

推荐预防措施：Ⅳ类

英国（包括海峡群岛和开曼群岛）

黄热病

国家要求：无

黄热病疫苗推荐：否

美利坚合众国（美国）

黄热病

国家要求：无

黄热病疫苗推荐：否

乌拉圭

黄热病

国家要求：来自有黄热病传播风险国家的旅行者需提供黄热病疫苗接种证明。

黄热病疫苗推荐：否

乌兹别克斯坦

黄热病

国家要求：无

黄热病疫苗推荐：否

疟疾：有限的疟疾风险完全来自间日疟，从6月到10月该国和阿富汗、吉尔吉斯斯坦、塔吉克斯坦接壤的南部、东部地区的一些村庄有风险。

危险地区推荐预防措施：Ⅰ类

瓦努阿图

黄热病

国家要求：无

黄热病疫苗推荐：否

疟疾：低到中度的疟疾风险主要来自恶性疟原虫，全国全年存在风险。报告过恶性疟原虫对氯喹和磺胺多辛-乙胺嘧啶耐药。报告过间日疟原虫对氯喹耐药。

推荐预防措施：Ⅳ类

委内瑞拉（玻利瓦尔共和国）

黄热病

国家要求：无

黄热病疫苗推荐：否

推荐所有9月龄以上的旅行者接种疫苗，但下列情况除外：

一般不推荐[1]接种：行程仅限于以下区域：Aragua 全境，Carabobo，Miranda，Vargas，Yaracuy，Distrito Federal（见地图）。

不推荐接种：当旅行者的行程仅限于以下区域：Falcon 和 Lara 全境，Zuila 省 Paez 市的半岛区，Margarita 岛，Caracas 和 Valencia 地区的城市（见地图）。

疟疾：中到高度的疟疾风险来自间日疟原虫（75%）和恶性疟原虫（25%）。Amazonas，Anzoátegui，Bolívar 和 Amacuro 三角地带的

一些农村地区全年存在风险。低风险区包括：Apure，Monagas，Sucre 和 Zulia。恶性疟疾的风险仅限于亚马逊丛林地区的城市（Alto Orinoco，Atabapo，Atures，Autana，Manapiare）和 Bolívar（Cedeño，El Callao，Heres，Gran Sabana，Piar，Raul Leoni，Rocio，Sifontes 和 Sucre）。报告过恶性疟原虫对氯喹和磺胺多辛-乙胺嘧啶耐药。

危险地区推荐预防措施：在间日疟危险区适用Ⅱ类；在恶性疟危险区适用Ⅳ类

越南

黄热病

国家要求：来自有黄热病传播风险的国家所有年龄1岁以上的旅行者需提供黄热病疫苗接种证明。

黄热病疫苗推荐：否

疟疾：风险主要来自恶性疟原虫。全国全年存在风险，但不包括：城市中心、红河三角洲、湄公河三角洲、越南中部沿海平原地区。高风险地区包括：北纬18度以南海拔低于1500米的高原地区，特别是4个中央高原省份：Dak Lak，Dak Nong，Gia

---

[1]前往黄热病病毒暴露的潜在风险很低的地区，一般不推荐接种黄热病疫苗。但当少数旅行者在这些地区的黄热病病毒暴露危险增加时（如长期旅行，过多接触蚊子，无法避免蚊虫叮咬），疫苗接种可能会被考虑。在考虑接种时，所有旅行者必须考量被黄热病病毒感染的风险，入境国家的要求，以及疫苗相关的严重副反应等个体风险因素（如年龄、免疫状况等）。

Lai，Kon Tum，Binh Phuoc 省，沿海的 Khanh Hoa，Ninh Thuan，Quang Nam and Quang Tri 省的西部。对氯喹和磺胺多辛-乙胺嘧啶耐药。

危险地区推荐预防措施：Ⅳ类

维尔京群岛（美国）

黄热病

国家要求：无

黄热病疫苗推荐：否

复活岛

（美国领土）

黄热病

国家要求：无

黄热病疫苗推荐：否

也门

黄热病

国家要求：来自有黄热病传播风险的国家所有年龄 1 岁以上的旅行者需提供黄热病疫苗接种证明。

黄热病疫苗推荐：否

疟疾：风险主要来自恶性疟原虫，全年存在风险，但主要集中在 9 月至 2 月份位于海拔低于 2000 米的所有区域。在 Sana'a 市无风险。Socotra 岛的疟疾风险非常有限。报告过对氯喹和磺胺多辛-乙胺嘧啶耐药。

危险地区推荐预防措施：Ⅳ类；索科特拉岛适用Ⅰ类

扎伊尔　参见刚果民主共和国

赞比亚

黄热病

国家要求：来自有黄热病传播风险的国家年龄 9 个月以上的旅行者，及在这些国家机场转机停留超过 12 小时的旅行者需提供黄热病疫苗接种证明。

黄热病疫苗推荐：通常不推荐

一般不推荐[1] 去西北部和西部的所有省份的旅行者接种。

不推荐前往前文未提及区域的所有旅行者接种黄热病疫苗。

疟疾：风险主要来自恶性疟原虫，包括卢萨卡在内的全国全年存在风险。报告过恶性疟原虫对氯喹和磺胺多辛-乙胺嘧啶耐药。

推荐预防措施：Ⅳ类

---

[1]前往黄热病病毒暴露的潜在风险很低的地区，一般不推荐接种黄热病疫苗。但当少数旅行者在这些地区的黄热病病毒暴露危险增加时（如长期旅行，过多接触蚊子，无法避免蚊虫叮咬），疫苗接种可能会被考虑。在考虑接种时，所有旅行者必须考量被黄热病病毒感染的风险，入境国家的要求，以及疫苗相关的严重副反应等个体风险因素（如年龄、免疫状况等）。

津巴布韦

黄热病

国家要求：来自有黄热病传播风险国家的旅行者需提供黄热病疫苗接种证明。

黄热病疫苗推荐：否

疟疾：风险主要来自恶性疟原虫。从 11 月至第 2 年 6 月在海拔 1200 米以下的地区有风险，而 Zambezi 山谷全年都有风险。Bulawayo 和 Harare 的风险可以忽略不计。报告过对氯喹和磺胺多辛-乙胺嘧啶耐药。

危险地区推荐预防措施：Ⅳ类

（田睿 译　王康琳 校）

---

[1]前往黄热病病毒暴露的潜在风险很低的地区，一般不推荐接种黄热病疫苗。但当少数旅行者在这些地区的黄热病病毒暴露危险增加时（如长期旅行，过多接触蚊子，无法避免蚊虫叮咬），疫苗接种可能会被考虑。在考虑接种时，所有旅行者必须考量被黄热病病毒感染的风险，入境国家的要求，以及疫苗相关的严重副反应等个体风险因素（如年龄、免疫状况等）。

附录 1
具有黄热病传播风险的国家[1] 和要求接种黄热病疫苗的国家[2]

国家	具有黄热病传播风险的国家	要求来自有黄热病传播风险国家的旅行者接种黄热病疫苗的国家	要求来自所有国家的旅行者接种黄热病疫苗的国家
阿富汗		是	
阿尔巴尼亚		是	
阿尔及利亚		是[3]	
安哥拉	是		是
安圭拉岛		是[3]	
安提瓜和巴布达		是	
阿根廷	是		
澳大利亚		是[3]	
巴哈马		是[3]	
巴林		是	

[1] 本出版物中的"国家"包括国家、领土及区域。

[2] 黄热病传播风险是指当前或过去报道的黄热病以及带菌者和动物宿主所存在感染和传播黄热病的潜在风险。在《国际旅行卫生 2011》中,圣多美和普林西比、坦桑尼亚、厄立特里亚、索马里和赞比亚的特定区域被重新定义为黄热病 的"潜在黄热病暴露低风险地区"(见国家名录)

[3] 包含要求在具有黄热病传播风险的国家转机的旅行者接种黄热病疫苗。

国家	具有黄热病传播风险的国家	要求来自有黄热病传播风险国家的旅行者接种黄热病疫苗的国家	要求来自所有国家的旅行者接种黄热病疫苗的国家
孟加拉国		是	
巴巴多斯		是[3]	
伯利兹		是	
贝宁	是		是
不丹		是[3]	
玻利维亚	是	是	
博茨瓦纳		是[3]	
巴西	是		
文莱		是[3]	
布基纳法索	是		是
布隆迪	是		是
柬埔寨		是[3]	
喀麦隆	是		是
佛得角		是	
中非共和国	是		是
乍得	是	是	
中国		是[3]	
圣诞岛		是	
哥伦比亚	是		
刚果	是		是
哥斯达黎加		是[3]	
加蓬共和国	是		是
朝鲜民主主义人民共和国		是	

附录 1　具有黄热病传播风险的国家和要求接种黄热病疫苗的国家

国家	具有黄热病传播风险的国家	要求来自有黄热病传播风险国家的旅行者接种黄热病疫苗的国家	要求来自所有国家的旅行者接种黄热病疫苗的国家
刚果民主共和国	是		是
吉布提		是	
多米尼加		是[3]	
厄瓜多尔	是	是	
埃及		是	
萨尔瓦多		是	
赤道几内亚	是	是	
厄立特里亚		是	
埃塞俄比亚	是	是	
斐济		是[3]	
法属圭亚那	是		是
加蓬	是		是
冈比亚	是	是	
加纳	是		是
格林纳达		是[3]	
哥德洛普		是	
危地马拉		是	
几内亚	是	是	
几内亚比绍	是		是
圭亚那	是	是	
海地		是	
洪都拉斯		是[3]	
印度		是	
印度尼西亚		是	

国家	具有黄热病传播风险的国家	要求来自有黄热病传播风险国家的旅行者接种黄热病疫苗的国家	要求来自所有国家的旅行者接种黄热病疫苗的国家
伊朗		是	
伊拉克		是	
牙买加		是[3]	
约旦		是	
哈萨克斯坦		是	
肯尼亚	是	是	
基里巴斯		是	
吉尔吉斯斯坦		是[3]	
老挝人民民主共和国		是	
黎巴嫩		是	
莱索托		是[3]	
利比里亚	是		是
利比亚		是	
马达加斯加		是	
马拉维		是[3]	
马来西亚		是[3]	
马尔代夫		是	
马里	是		是
马耳他		是	
马提尼克		是	
毛里塔尼亚	是	是	
毛里求斯		是[3]	
马约特岛		是	

附录 1 具有黄热病传播风险的国家和要求接种黄热病疫苗的国家

国家	具有黄热病传播风险的国家	要求来自有黄热病传播风险国家的旅行者接种黄热病疫苗的国家	要求来自所有国家的旅行者接种黄热病疫苗的国家
蒙特塞拉特岛		是	
莫桑比克		是	
缅甸		是[3]	
纳米比亚		是	
瑙鲁		是	
尼泊尔		是	
荷属安的列斯群岛		是	
新喀里多尼亚		是	
尼加拉瓜		是	
尼日尔	是		是
尼日利亚	是	是	
纽埃		是	
阿曼		是	
巴基斯坦		是[3]	
巴拿马	是	是	
巴布亚新几内亚		是	
巴拉圭	是	是	
秘鲁	是		
菲律宾		是[3]	
皮特凯恩岛		是	
留尼旺岛		是	
卢旺达	是		是
圣赫勒拿		是	
圣基茨和尼维斯		是[3]	

国家	具有黄热病传播风险的国家	要求来自有黄热病传播风险国家的旅行者接种黄热病疫苗的国家	要求来自所有国家的旅行者接种黄热病疫苗的国家
圣卢西亚		是	
圣文森特和格林纳丁斯		是	
萨摩亚		是	
圣多美和普林西比民主共和国			是
沙特阿拉伯		是	
塞内加尔	是	是[3]	
塞舌尔		是[3]	
塞拉利昂	是		是
新加坡		是[3]	
所罗门群岛		是	
索马里		是	
南非		是[3]	
南苏丹	是		
斯里兰卡		是	
苏丹	是	是	
苏里南	是	是	
斯威士兰		是	
叙利亚		是[3]	
泰国		是[3]	
东帝汶		是	
多哥	是		是
特立尼达和多巴哥	是（只有特立尼达）	是	
突尼斯		是	

附录1　具有黄热病传播风险的国家和要求接种黄热病疫苗的国家

国家	具有黄热病传播风险的国家	要求来自有黄热病传播风险国家的旅行者接种黄热病疫苗的国家	要求来自所有国家的旅行者接种黄热病疫苗的国家
乌干达	是	是	
坦桑尼亚		是	
乌拉圭		是	
委内瑞拉	是		
越南		是	
也门		是	
赞比亚		是[3]	
津巴布韦		是	

附录 2
国际卫生条例

　　传染病从世界的一个地方传播到另外一个地方并不是一个新的现象，但近几十年来，许多因素突出了这样的事实：一个国家的传染病流行事件有可能威胁全世界。这些因素包括：旅游、移民或灾害导致的日益增长的人口流动；国际食品贸易的增长；与城市化相关联的生物、社会和环境改变；森林砍伐；气候变化；以及食品加工方法、配送和消费习惯的变化。因此，为了保障全球卫生安全的国际合作变得越来越重要。

　　《国际卫生条例（IHR）》，1969 年正式通过，1973 年及 1981[1] 年分别进行了修正，2005[2] 年进行了全面修订，为开展国际合作提供了法律框架。制定条例的目的是为了提供公共卫生应对措施来预防、防范、控制以相应方式在国际间传播的疾病，降低公共卫生风险，并避免对国际交通和贸易不必要的干扰。

　　主要目的是确保：①适当应用常规的预防措施（例如：在港口和机场），和所有国家使用国际认可的文件（例如：疫苗接种证书）；②将可能构成受国际关注的公共卫生突发事件的通知送达世界卫生组织；③发生突发事件时，执行世界卫生组织总干事决定的临时性建议。除了新的通知和报告要求以外，《国际卫生条例（2005）》还专注于：向受影响的国家提供支持，避免受感染国家名誉受到伤害，以及避免对国际旅行和贸易产生不必要的负面影响。

---

[1]　国际卫生条例（1969 年）：第三注解版. 日内瓦，世界卫生组织，1983 年

[2]　国际卫生条例（2005 年）：www. who. int/ihr

　　《国际卫生条例（2005）》于 2007 年 6 月 15 日开始实施。它考虑到了当前国际交通和贸易量、当前传染病流行病学的趋势，以及其他新出现的和再现的健康风险。

　　《国际卫生条例（2005）》中有两条特别应用条款与旅行者最具关联：某些国家对黄热病的预防接种要求（见第 6 章和国家名录）；为防止病媒输入对航空器实施灭虫措施（见第 2 章）[3]。

　　疫苗接种要求和杀虫措施，旨在帮助防止国际旅行中疾病的跨国传播，并将对旅行者在国际旅行时造成的不便减少到最小。这需要在检测、减少或消除感染源方面开展国际合作。

　　最终，一个国家的流行病学和公共卫生管理能力的质量，特别是对健康和疾病的日常国内监测、检测，实施及时有效的控制措施的能力，决定了传染源在一个国家能够构成的威胁有多大。据此提出国家建立最低限度能力的要求，如果得以实施，就能为访客和当地人群提供更好的健康安全保障。

（盛鸿颖 译　王冰 校）

---

[3]　Hardiman M.，Wilder-Smith A. 修订的《国际卫生条例》和与旅游相关的中医部分。旅行医学杂志，2007，14（3）：141 - 144.